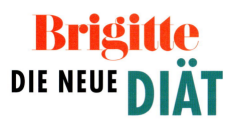

Die Autorinnen **Susanne Gerlach,** geboren 1954 in Kehl am Rhein, Diplom-Volkswirtin, arbeitete nach dem Studium und einer journalistischen Ausbildung mehrere Jahre als Redakteurin in Hamburg. 1988 wechselte sie zur BRIGITTE. Dort ist sie seit 1995 zuständig für Ernährung und Diät. 1996 erhielt sie den Journalistenpreis der Deutschen Gesellschaft für Ernährung.

Marlies Klosterfelde-Wentzel, geboren 1945, entwickelt seit über 20 Jahren die Rezepte und Pläne der BRIGITTE-Diät. Nach einer Hotelfachlehre hat sie sich auf den Food-Journalismus spezialisiert; sie war unter anderem an der Konzeption der Zeitschrift „essen & trinken" beteiligt und produziert seit 1980 fast jede Woche die Rezepte der STERN-Küche.

Fotos A. Deimling (1); C. Eichner (35); K. Elmers (1); Ch. Giesen (9); J. Klemme (1); Ch. March (1); L. Matzen (2); O. Möller (9); Th. Neckermann (82 plus Titel); R. Nüttgens (1); S. Rothe: (Titel); W. Schardt (18)

Styling der Rezeptfotos Regine Alberts, Kirsten Schmidt

Gestaltung Barbara Saniter

Gesamtherstellung Naumann & Göbel Verlagsgesellschaft mbH, Köln

Herausgeberin Anne Volk

Lektorat Christine Tsolodimos

Schlussredaktion Karin Schanzenbach

BRIGITTE Edition in der
Naumann & Göbel Verlagsgesellschaft mbH, Köln
Copyright Gruner + Jahr AG & Co., Hamburg
ISBN: 3-625-10250-1

Brigitte
DIE NEUE DIÄT

von Susanne Gerlach
und Marlies Klosterfelde-Wentzel

Brigitte Edition

NAUMANN & GÖBEL

DIE NEUE BRIGITTE-DIÄT

INHALT

Wenn meine schlanken Söhne zum Essen kommen und meine gute Küche loben, sagen sie oft anschließend: „Mama, es war wieder mal köstlich. War es Brigitte-Diät?"

„Als ich Ihre Ideal-Diät sah, wusste ich, dass ich es diesmal schaffen würde. Es war alles so logisch und einfach."

Zwei von vielen Urteilen unserer Leserinnen über die BRIGITTE-Diät.

Egal ob Sie zehn oder 100 Pfund abnehmen wollen (eine Leserin schaffte sogar 150 Pfund!): Mit der BRIGITTE-Diät sind Sie wirklich gut bedient. Denn sie ist kein kurzlebiges „Schlankheitswunder" und auch keine „Crash-Diät", sondern eine fettarme, ausgewogene Ernährungsform und – das ist der springende Punkt – ein Einstieg in eine dauerhafte Ernährungsumstellung. Das Konzept wurde 1969 gemeinsam von der Redaktion und Ärzten des Hamburger Universitätskrankenhauses Eppendorf entwickelt.

Wenn man erfolgreich abnehmen und das Gewicht dann auch halten möchte, ist es nicht damit getan, eine Zeit lang weniger zu essen. Man muss zum Beispiel auch wissen, was man außerdem für seine Gesundheit tun kann und wie es nach der Diät weitergehen soll. Auch diese Informationen gehören zur BRIGITTE-Diät – deshalb wird sie von Fachleuten ausdrücklich empfohlen.

Trotz ihrer mittlerweile 33 Lebensjahre ist die BRIGITTE-Diät kein alter Hut. Sie wurde regelmäßig auf den aktuellen wissenschaftlichen Stand gebracht und dem Zeitgeist und Geschmack angepasst. Einige Leserinnen müssen sich zunächst an den Gedanken gewöhnen, „so viel zu kochen". Umso mehr freuen wir uns, wenn sie trotz Zeitnot oder anderer Widrigkeiten nicht aufgeben, sondern die Diät als Anregung verstehen, ihren eigenen Weg zu finden. So wie die Leserin, die mit der BRIGITTE-Diät innerhalb von neun Monaten 25 Kilo verloren hat und uns dann schrieb:

„Jahrelang habe ich es nicht geschafft abzunehmen, weil es bei meinen Arbeitszeiten schwierig ist, sich an Tagespläne zu halten. Bei Ihrer Diät ist es möglich, den Ablauf selbst zu gestalten – und nachdem ich dieses Prinzip verstanden hatte, war plötzlich alles ganz einfach!"

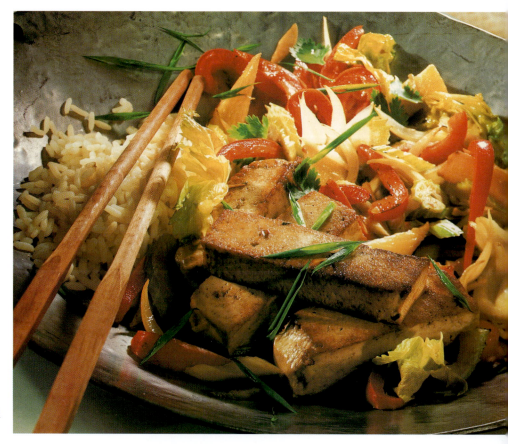

12 4 WOCHEN IDEAL-DIÄT

Klassisch, gründlich und für jeden Geschmack

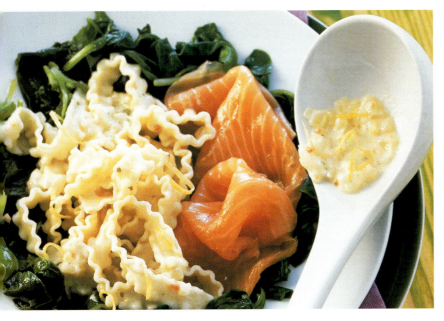

58 2 WOCHEN GENIESSER-DIÄT
Das Kurzprogramm für alle, die gern kochen

84 2 WOCHEN JOB-DIÄT
Das Kurzprogramm für Leute mit wenig Zeit

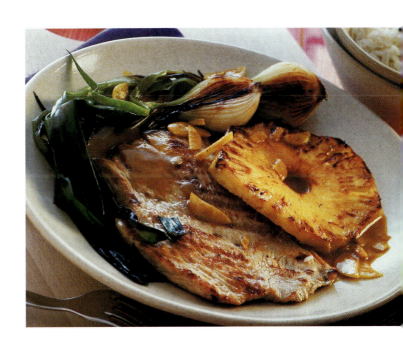

110 REZEPTE ZUM AUSSUCHEN
Essen nach Lust und Laune – 66-mal Genuss!

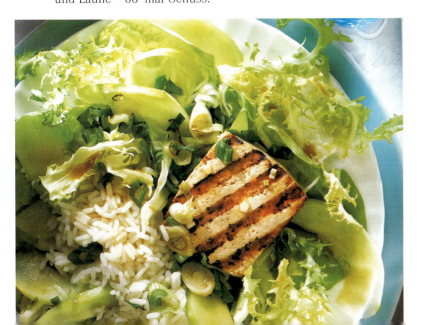

6	So wird die Diät ein Erfolg für Sie
8	Abnehmen mit der BRIGITTE-Diät
150	Gesund essen und genießen
152	Mit Sport läuft's noch besser
154	Das Jogging-Walking-Programm
156	Das Mini-Programm für Bauch, Rücken und Taille
158	Register

VORWEG

SO WIRD DIE DIÄT

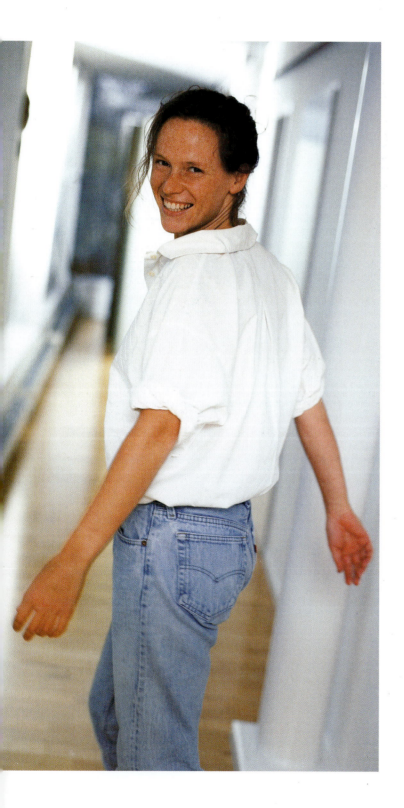

Sind Sie wirklich zu dick? Oder finden das nur die anderen? Wollen Sie unbedingt wieder in Größe 38 passen – oder hat vielleicht Ihre Familie, haben Ihre Freunde Ihnen diese Idee in den Kopf gesetzt? Es gibt viele Beweggründe abnehmen zu wollen, doch nicht alle sind geeignet, um eine Diät durchzuhalten und danach bei den neuen Ernährungsgewohnheiten zu bleiben. Studien beweisen: Von den Abnehmwilligen haben diejenigen die besten Chancen, die weniger an ihre Figur denken, sondern zum Beispiel erreichen wollen, dass sie sich körperlich und seelisch wieder besser fühlen, beweglicher werden, Spaß am Sport haben.

Übergewicht – was heißt das?

Vielleicht haben Sie dieses Buch gekauft, weil Sie Ihr „Idealgewicht" erreichen möchten. Vielleicht wollen Sie auch wieder auf das Gewicht kommen, das Sie mit 20 oder 30 hatten. Bitte vergessen Sie diese Vorsätze ganz schnell! Es gibt kein allgemein gültiges Ideal- oder Normalgewicht, und die Figur verändert sich im Lauf des Lebens.
Ob das Körpergewicht im Normbereich liegt oder nicht, wird heute vor allem anhand des „Body Mass Index" (BMI) ermittelt, der das Verhältnis zwischen Körpergewicht und Körpergröße angibt. Liegt der BMI zwischen 19 und unter 25, sind Sie normalgewichtig. Ein BMI von 25 bis unter 30 bedeutet leichtes, ein BMI über 30 deutliches Übergewicht. Im letzten Fall drohen (oder bestehen bereits) gesundheitliche Beeinträchtigungen.
Ob Sie – medizinisch gesehen – zu viel wiegen oder nicht, ergibt sich auch aus Ihrem (ungefähren) Körperfettanteil (siehe Diagramm Seite 7). Er steigt mit dem Alter und ist bei Frauen höher als bei Männern. Zu viel Fett im Körper ist gesundheitlich riskant.
So gelten bei Frauen im Alter von 20 bis 39 Jahren Werte von 33–38 Prozent als erhöht, bei 40- bis 59-Jährigen Werte von 34–39 Prozent. Bei über 60-Jährigen liegt der Bereich bei 36–41 Prozent. Bei Männern gelten für dieselben Altersgruppen folgende Zahlen: 20–24 Prozent; 22–27 Prozent und 25–29 Prozent. Falls Sie Ihren Wert ganz genau wissen möchten: Es gibt Ärzte, die Fettmessungen vornehmen.

EIN ERFOLG FÜR SIE

Ihr Ziel – und wie Sie es erreichen können

Vielleicht haben Sie gerade festgestellt, dass Sie gar nicht unbedingt abnehmen müssen, weil Sie erst an der Schwelle zum leichten Übergewicht stehen. Dann sollten Sie trotzdem weiterlesen. Denn Sie sind ja unzufrieden: Sie wollen sich künftig möglichst gesund ernähren und mehr bewegen. Wie das geht, erfahren Sie in diesem Buch.

Die Rezepte für leckere, fettarme Mahlzeiten und Snacks machen Lust aufs Kochen und Genießen. Und der Spaß an der Bewegung kommt ganz von allein, wenn Sie unsere Programme für draußen und drinnen (Seite 154–157) ausprobieren.

Alle, die übergewichtig sind und schlanker werden wollen oder aus gesundheitlichen Gründen Gewicht verlieren müssen, können das mit der BRIGITTE-Diät auch schaffen. Doch bevor Sie damit anfangen, überlegen Sie bitte, ob der Zeitpunkt für Sie richtig ist. Wenn im Alltag alles einigermaßen „rund läuft", wenn Sie die Ruhe und Lust haben, sich auf etwas Neues einzulassen, wenn ein paar Menschen in Ihrer Umgebung Ihnen Mut machen, dann stehen die Chancen gut. Falls Sie aber gerade eine Stressphase durchleben und kaum Zeit für sich haben, könnte eine Diät Sie zusätzlich belasten, und Sie sollten lieber noch warten.

Sie sind fest entschlossen? Ganz wichtig: Nehmen Sie sich nichts vor, was Sie nicht erreichen können. Zehn Kilo in zehn Tagen – diese Rechnung geht nie und nimmer auf! Zudem hat diese Diät vor allem ein Ziel: Ihnen zu zeigen, dass gesunde, fettarme Ernährung und leckeres Essen keinen Widerspruch bilden. Wenn Sie dabei ans Abnehmen denken, tun Sie's bitte in kleinen Schritten: erst ein Kilo, dann das nächste und so weiter. Das ist der sicherste Weg zum Erfolg.

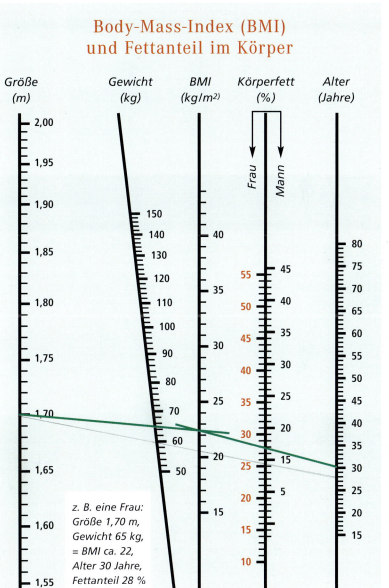

Body-Mass-Index (BMI) und Fettanteil im Körper

z. B. eine Frau: Größe 1,70 m, Gewicht 65 kg, = BMI ca. 22, Alter 30 Jahre, Fettanteil 28 %

Nomogramm aus Hauner/Hauner, Wirksame Hilfe bei Adipositas, TRIAS, 2001.

BMI und Körperfettanteil auf einen Blick:
Ziehen Sie eine Linie von Ihrer Größe auf der senkrechten Linie (links) zu Ihrem Gewicht und dann weiter bis zur dritten Linie. Dort können Sie Ihren BMI ablesen. Jetzt verbinden Sie diesen Punkt mit Ihrem Alter (rechts). So ermitteln Sie auf der vierten Linie Ihren Körperfettanteil. Er ist bei Frauen (linke Spalte) höher als bei Männern.

WICHTIG ZU WISSEN

ABNEHMEN MIT DER

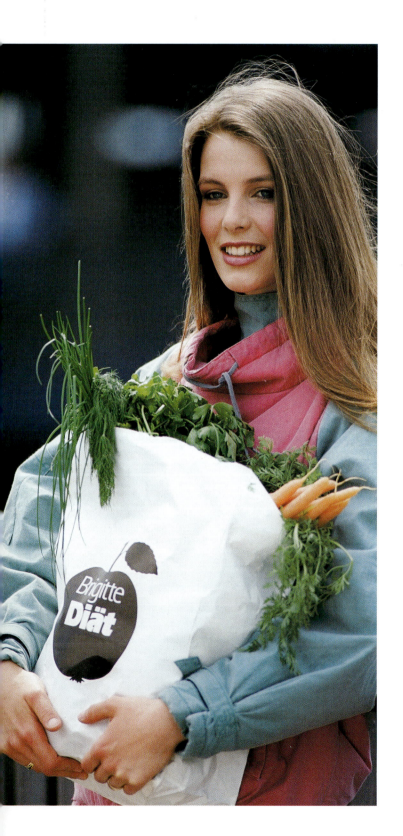

Auch wenn Sie schon mal eine BRIGITTE-Diät gemacht haben sollten – bitte lesen Sie diese „Gebrauchsanweisung", bevor Sie starten. Die Tipps und Hinweise basieren auf aktuellen Erkenntnissen und sind zudem wichtig, damit Sie sich während Ihrer Diät wohl fühlen.

Vier Wochen oder zwei?

Wenn Sie etwas mehr abnehmen und Ihre Ernährung grundlegend umstellen möchten, ist die vierwöchige Ideal-Diät (ab Seite 12) für Sie genau richtig. Mit diesem Programm lernen Sie das fettarme Kochen und Zubereiten sozusagen nebenbei und können später Ihre eigenen Rezepte entsprechend abwandeln.
Sollten Sie nach den vier Wochen mit Ihrem Gewicht noch nicht zufrieden sein, können Sie das Programm einfach wiederholen. Oder Sie probieren eine der beiden Zwei-Wochen-Diäten aus: Die Genießer-Diät (ab Seite 58) und die Job-Diät (ab Seite 84) sind jede für sich auch gut geeignet, wenn nur mal ein paar Pfunde runter sollen.

Die Tagespläne

*Das Allerwichtigste bei der BRIGITTE-Diät: Nicht die Kalorien sind entscheidend, nur die Fettmenge zählt! Deshalb ist bei jeder Mahlzeit der Fettgehalt angegeben. Pro Tag nehmen Sie etwa 30 Gramm Fett zu sich. Diese Menge ist ideal, um abzunehmen, und Sie können sich daran orientieren, wenn Sie eigene Tagespläne zusammenstellen. Natürlich dürfen es auch mal einige Gramm mehr sein – Hauptsache, die Richtung stimmt.
Wir geben den Fettgehalt deshalb auch nicht auf die Kommastelle genau an, sondern runden auf oder ab. Nur bei extrem fettarmen Zwischenmahlzeiten, wie zum Beispiel Obst, werden Sie detailliertere Angaben finden, weil die aufgerundete Zahl viel zu hoch wäre.*

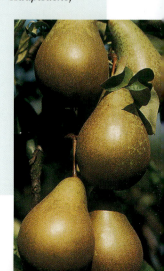

BRIGITTE-DIÄT

WANN IST VORSICHT ANGEBRACHT?

Die BRIGITTE-Diäten werden nach aktuellen ernährungswissenschaftlichen und medizinischen Erkenntnissen zusammengestellt und sind deshalb auch unter Fachleuten anerkannt. Trotzdem ist in bestimmten Fällen Vorsicht angebracht:

- *Wer normalgewichtig ist, sollte keine Diät machen; wer trotz Untergewicht noch schlanker werden will, riskiert ernste, bleibende Gesundheitsschäden.*

- *Während Schwangerschaft und Stillzeit sind Diäten grundsätzlich nicht erlaubt.*

- *Übergewichtige Kinder sowie Jugendliche, die noch wachsen, dürfen nur mit ärztlicher Unterstützung eine Diät machen. Für den erhöhten Nährstoffbedarf in diesem Alter reicht die kalorienreduzierte Kost nicht aus. Die BRIGITTE-Diät kann möglicherweise in ein medizinisch betreutes Therapieprogramm einbezogen werden; sprechen Sie darüber mit dem behandelnden Team.*

- *Für Diabetiker/-innen (Typ I und Typ II) ist die BRIGITTE-Diät unbedenklich. Sie entspricht sogar den neuesten Empfehlungen für Diabetiker: wenig Fett, mäßig Eiweiß, reichlich komplexe Kohlenhydrate und Ballaststoffe, Zucker in Maßen – und mehrere kleine Mahlzeiten am Tag.*

Essen, wann es Ihnen passt

Jeder Tagesplan enthält fünf Mahlzeiten. Der Grund: Wer alle paar Stunden etwas isst, bekommt nicht so schnell wieder Hunger. Sie können auch nur drei oder vier Mahlzeiten einplanen – aber bitte nichts weglassen!
Wann Sie welche Mahlzeit essen, ist unwichtig. Für ganztags Berufstätige ist es sicher praktischer, den Imbiss mittags und das warme Hauptgericht abends zu essen. Alle Imbisse können Sie schon am Vorabend bzw. morgens zubereiten und dann in einem gut schließenden Plastikgefäß oder Glas mit Twist-off-Deckel an den Arbeitsplatz mitnehmen.

Die Einkaufs- und Vorratslisten

Jede Diät beginnt an einem Sonntag – damit Sie am Samstag in Ruhe einkaufen können. Hilfreich für Ihre Planung sind die Einkaufs- und Vorratslisten mit allen wichtigen Angaben zu den Lebensmitteln wie zum Beispiel Menge, Packungsgröße und Fettgehalt. Bei Gemüse, Obst und Kartoffeln, die so gut wie kein Fett enthalten, spielt die Menge keine Rolle. Sie sind also ganz frei zu entscheiden, wie viel Sie essen möchten.

Nicht satt geworden?

Vor allem zu Beginn der Diät kann es passieren, dass Ihnen nach einer Mahlzeit noch der Magen knurrt. Dann sollten Sie auf keinen Fall hungern! Essen Sie zusätzlich rohes Gemüse oder Obst. Oder erhöhen Sie die Zutatenmengen; Hinweise dazu stehen unter „Wenn's etwas mehr sein soll". Sie müssen dann nur daran denken, etwas mehr einzukaufen.

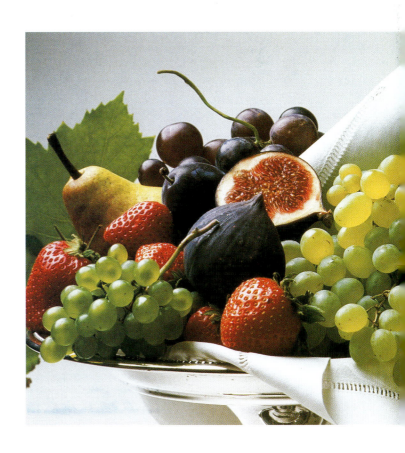

WICHTIG ZU WISSEN

ABNEHMEN MIT DER

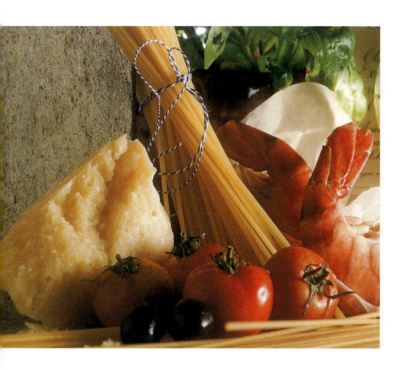

Vorkochen und Zeit sparen

Oft lohnt es sich, für einen anderen Wochentag Zutaten aufzuheben oder vorzukochen, z. B. Kartoffeln, Nudeln oder Reis. Die Hinweise dazu finden Sie am Ende des Rezepts. Im Rezept selbst steht aber immer nur die Menge, die Sie für die jeweilige Mahlzeit brauchen.

Wenn Sie also vorkochen möchten, müssen Sie diese Zutatenmenge hinzurechnen. Das Gleiche gilt für die Tipps unter „Wenn's etwas mehr sein soll".

Ein Beispiel: Am ersten Tag der Job-Diät (Sonntag) brauchen Sie für das Hauptgericht 50 Gramm rohen Reis. Wenn Sie die Menge aufstocken wollen, kommen 10 Gramm dazu. Für den Imbiss am nächsten Tag (Montag) können Sie Reis vorkochen – macht weitere 30 Gramm. Insgesamt würden Sie also am Sonntag 90 Gramm rohen Reis kochen.

Werden gekochte Lebensmittel wie z. B. Nudeln, Kartoffelpüree oder Reis verwendet, sind die Gramm-Angaben immer nur Richtwerte; je nach Sorte nehmen sie beim Kochen unterschiedlich viel Wasser auf.

Für andere mitkochen

Alle Rezepte sind **für eine Person** berechnet. Die Diäten sind aber ausbaufähig: Für Familienmitglieder oder Gäste, die nicht abnehmen wollen, stocken Sie einfach die Mengen auf. Stellen Sie für Ihre Mit-Esser außerdem Olivenöl zum Darüberträufeln auf den Tisch, Butter für Kartoffelpüree und Parmesan-Käse für Nudelgerichte. Statt fettreduzierter Zutaten (Würstchen, Joghurt, Käse) können Sie Produkte mit normalem Fettgehalt nehmen und noch einen kleinen Salat und ein Dessert anbieten.

Vegetarisch essen

Sehr viele unserer Rezepte enthalten weder Fleisch noch Fisch. An allen anderen Tagen gibt es vegetarische Alternativen. Die Zutaten dieser Gerichte sind in den Einkaufslisten allerdings nicht enthalten.

Die Rubrik „Wenn's etwas mehr sein soll" bezieht sich meist auf Gemüse, Kartoffeln, Reis oder Brot. Deshalb haben wir auf spezielle Hinweise zu den vegetarischen Alternativen verzichtet. Sie können sich aber an den Tipps für die Fleischgerichte orientieren und entsprechend größere Portionen, z. B. an Sojaprodukten oder Käse, zubereiten.

Wie viel ist eigentlich?

1 Tasse	→	125 ml
1 Becher	→	200 ml
1 TL Öl	→	5 g
1 EL Öl	→	10 g
1 EL Reis (roh)	→	15 g
1 EL Mais (roh)	→	10 g
1 EL Couscous (roh)	→	10 g
1 EL kleine Linsen (roh)	→	10 g
1 EL Kartoffelpüreeflocken	→	5 g
1 EL Magerquark	→	20 g

NACH DEM KOCHEN WIEGEN

+ *Bulgur und Hirse etwa doppelt so viel;*
+ *Nudeln, Grünkern und Couscous etwa zweieinhalbmal so viel;*
+ *Reis etwa dreimal so viel wie vorher.*

BRIGITTE-DIÄT

Gemüse und Obst nach Saison

Weil die meisten Menschen gern zu Jahresbeginn abnehmen möchten, sind alle drei Diäten auf das Gemüse- und Obstangebot im Winter abgestimmt. Falls Sie zu einem anderen Zeitpunkt starten, nehmen Sie die Gemüse- und Obstsorten, die gerade zu haben sind. Es wäre purer Unsinn, im Sommer nach Clementinen zu fahnden oder teure Tiefkühlkost zu kaufen. Bei vielen Rezepten sind Alternativen aufgeführt.

Rezepte austauschen

Es kann natürlich sein, dass Sie bestimmte Gerichte nicht so gern mögen oder nicht vertragen oder dass Sie eine frische Zutat gerade nicht bekommen. Vielleicht möchten Sie auch längere Zeit Diät machen oder wünschen sich mehr Abwechslung. Dann suchen Sie sich aus dem Kapitel „Rezepte zum Aussuchen" (ab Seite 110) etwas Passendes heraus.

Ganz wichtig: viel trinken!

Während einer Diät braucht der Organismus noch mehr Flüssigkeit als sonst: mindestens zwei Liter am Tag. Ideal sind Mineralwasser, Früchte- und Kräutertees. Schwarzer Tee und Kaffee zählen nicht, denn diese Getränke entziehen dem Körper Flüssigkeit.
Alkohol bremst den Fettabbau im Körper. Gegen das eine oder andere Glas zu einem besonderen Anlass ist aber nichts einzuwenden, und Sie sollten es auch mit Genuss trinken.

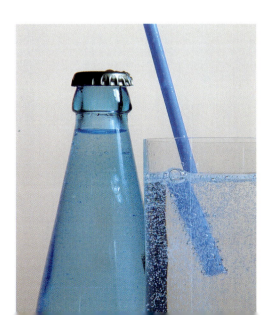

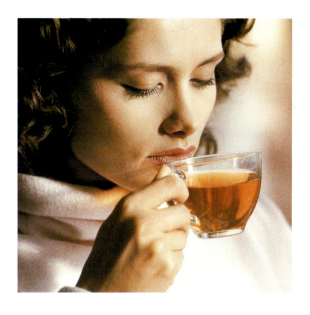

Nicht süß genug?

Wenn Sie nachsüßen möchten, nehmen Sie möglichst Honig oder nur wenig Zucker. Zucker in Maßen ist übrigens kein Dickmacher. Dass Süßstoff beim Abnehmen helfen soll, ist bisher nicht bewiesen.

Gewichtskontrolle

Besonders zu Anfang werden Sie auch auf der Waage ablesen wollen, wie Sie schlanker werden, und das ist nur zu verständlich. Wer aber jeden Tag Erfolge erwartet, könnte enttäuscht werden, weil wir nicht unbedingt im 24-Stunden-Takt abnehmen. Bei Frauen kommen die ganz natürlichen Schwankungen des Monatszyklus dazu – das Gewicht kann also schon mal stehen bleiben oder wieder steigen, obwohl Sie sich ganz penibel an die Pläne gehalten haben. Am besten, Sie wiegen sich nur einmal pro Woche.

Zum Thema BSE

Die BRIGITTE-Diät bietet eine abwechslungsreiche Mischkost, deshalb gehört auch Rindfleisch dazu. Nach den bisherigen Erkenntnissen ist das BSE-Risiko bei Öko-Fleisch am allergeringsten. Es lohnt sich also, den höheren Preis zu zahlen und dafür den Fleischkonsum insgesamt einzuschränken.
Wer ganz auf Rindfleisch verzichten möchte, kann die Gerichte gegen andere Fleischgerichte austauschen (z. B. mit Putenschnitzel, Schweinefilet oder Hähnchenbrust) oder an dem betreffenden Tag die vegetarische Alternative wählen.

4 WOCHEN

IDEAL-DIÄT

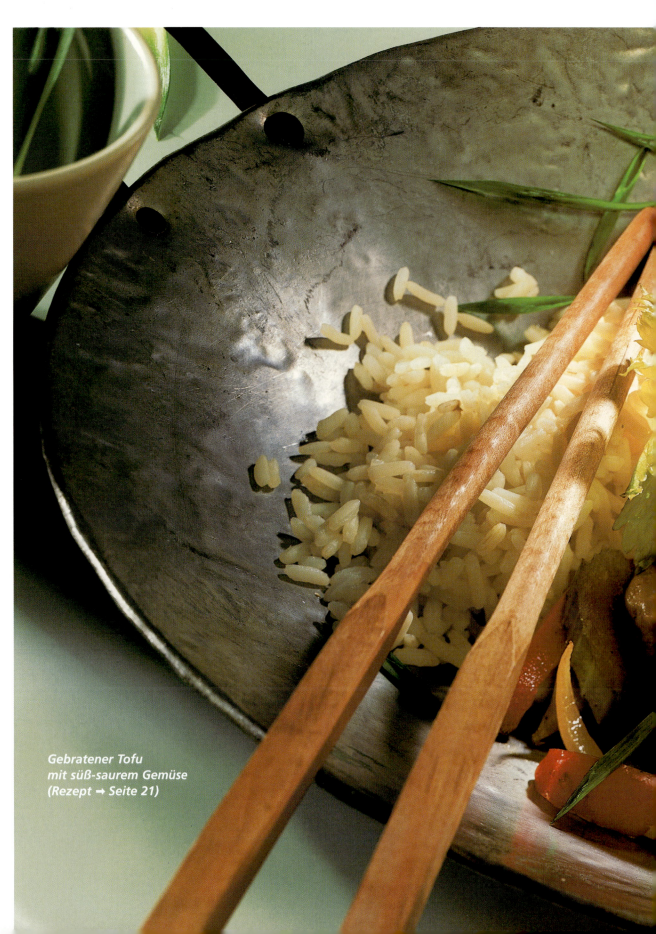

Gebratener Tofu mit süß-saurem Gemüse (Rezept → Seite 21)

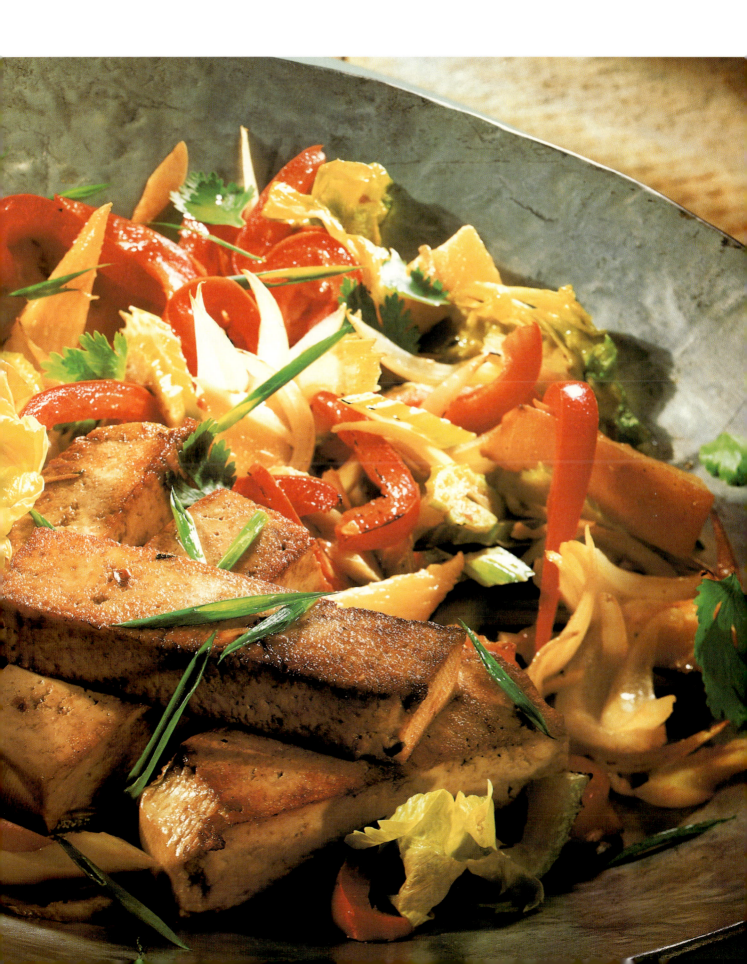

IDEAL-DIÄT / 1. WOCHE

SO

FRÜHSTÜCK
Frühstück mit Ei ✓
8 g Fett

1 Ei, 1 Scheibe Knäckebrot, 1 TL Tomatenmark, Streuwürze, gemischte Kräuter, 1 Zwieback, 1 TL Konfitüre

Das Ei weich oder hart kochen. Das Knäckebrot mit Tomatenmark bestreichen und mit Streuwürze und Kräutern bestreuen. Den Zwieback mit Konfitüre bestreichen.

ZWISCHENDURCH
Sahnezwieback ✓
2 g Fett

1 Zwieback mit 1 TL Crème fraîche bestreichen.

HAUPTGERICHT
Kräuterfilet mit Bohnengemüse und Kartoffeln
8 g Fett

3 Kartoffeln*, Salz,
etwas Rosmarin, Thymian und Salbei
(getrocknet), 125 g Schweinefilet**,
frisch gemahlener Pfeffer, 1 Tomate,
200 g TK-Grüne Bohnen***,
1–2 Knoblauchzehen, 1 1/2 TL Olivenöl,
etwas Petersilie, Schnittlauch oder Bohnenkraut

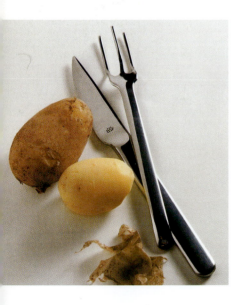

1. Die Kartoffeln mit Schale in Salzwasser weich kochen und pellen.
2. Inzwischen die Alufolie mit den getrockneten Kräutern bestreuen. Das Fleisch mit Salz und Pfeffer einreiben, auf Alufolie legen, fest einwickeln und in kochendes Wasser geben. Im geschlossenen Topf 5 Minuten kochen. Die Tomate zugeben. Topf vom Herd nehmen und das Fleisch 10 Minuten durchziehen lassen.

3. Die Bohnen mit 2 Tassen Salzwasser bissfest kochen, abgießen und knapp 1 Tasse Kochwasser auffangen. Den Knoblauch klein schneiden und im Bohnenwasser 1 Minute garen. Öl und Bohnen zugeben, kurz schwenken, kräftig mit Pfeffer würzen und mit gehackten frischen Kräutern bestreuen.
4. Das Filet vorsichtig auswickeln, die Kräuter abstreifen und den ausgetretenen Fleischsaft zu den Bohnen gießen. Fleisch, Bohnen und Kartoffeln anrichten.

* **Kartoffeln:** Kochen Sie drei mehr für das Hauptgericht am Dienstag (Seite 18).
** **Schweinefilet:** Garen Sie 45 g mehr für den Imbiss heute und den Imbiss am Montag (Seite 17).
*** **Bohnen:** Garen Sie alle Bohnen aus der Packung. Sie brauchen 150 g für den Imbiss am Montag (Seite 17) und 100 g für das Hauptgericht am Dienstag (Seite 18).

ZWISCHENDURCH
Grapefruit-Apfel-Salat ✓
4 g Fett

Das Fruchtfleisch von 1/2 Grapefruit klein schneiden, mit 1 geraspelten Apfel mischen und etwas durchziehen lassen. 2 TL Crème fraîche dazugeben.

Tipp: Mit etwas geriebenem Ingwer und Melisseblättern würzen.

IMBISS
Bunter Feldsalat auf Vollkornbrot
6 g Fett

1/2 Grapefruit, Salz,
frisch gemahlener Pfeffer, 1 TL Olivenöl,
25 g gekochtes Schweinefilet
(oder gekochter Schinken),
50 g Feldsalat, etwas Schnittlauch,
1 Scheibe Weizenvollkornbrot

Das Fruchtfleisch der Grapefruit auslösen, klein schneiden und mit Salz, Pfeffer und Öl verrühren. Das Fleisch in Streifen schneiden; den Salat waschen und trocknen. Beides mit Grapefruit und Soße mischen. Schnittlauchröllchen darüber streuen. Getoastetes Brot dazu essen.

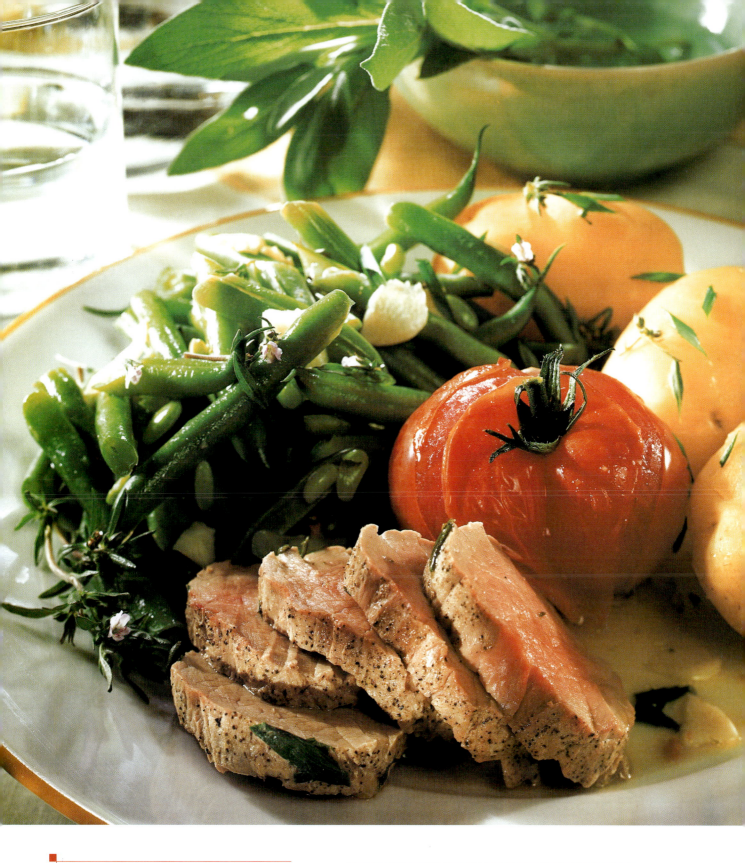

WENN'S ETWAS MEHR SEIN SOLL:

+ *Hauptgericht:* Nehmen Sie 25 g Schweinefilet und 1 Kartoffel mehr.
+ *Zwischendurch:* Geben Sie 1 TL Konfitüre und 1 klein geschnittene Kiwi in den Grapefruit-Apfel-Salat.

Vegetarische Alternativen

HAUPTGERICHT: Erhitzen Sie 1 Gemüsebratling (ca. 100 g) mit Kräutern in der Folie. Er braucht nicht mit Salz und Pfeffer gewürzt zu werden.

IMBISS: Statt Schweinefilet nehmen Sie 1 EL körnigen Frischkäse.

IDEAL-DIÄT / 1. WOCHE

MO

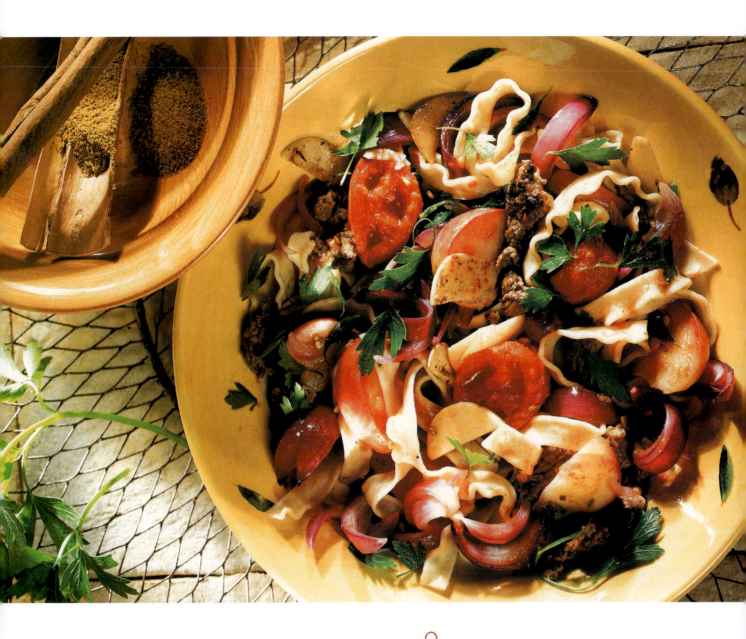

WENN'S ETWAS MEHR SEIN SOLL:

+ *Frühstück:* Geben Sie 1 TL Ahornsirup ins Müsli.
+ *Zwischendurch:* Belegen Sie das Knäckebrot mit 1 Scheibe Schnittkäse.
+ *Hauptgericht:* Nehmen Sie 50 g Hack mehr für die Nudelsoße.
+ *Zum Imbiss oder zwischendurch:* 1 Banane und 1 Clementine zusätzlich

Kräuter

■ *Wenn Sie die Wahl haben, nehmen Sie glatte statt krauser Petersilie, sie schmeckt intensiver. Frische Kräuter immer erst zum Schluss in den Kochtopf geben. Sie sollten nicht mitgekocht werden, denn ihre Aromastoffe und Vitamine sind hitzeempfindlich. Ganz anders getrocknete Kräuter: Die sollten Sie mitkochen, damit sie quellen können und ihr Aroma entfalten. Wenn Sie Salate am Vortag zubereiten, legen Sie die gehackten Kräuter nur obendrauf, damit sie frisch bleiben, und mischen Sie sie erst kurz vor dem Essen darunter.*

FRÜHSTÜCK
Bananenmüsli ✓
9 g Fett

1 Banane, 1 Becher Joghurt,
1 EL Leinsamen, 1/2 EL Kürbiskerne

Die Banane zerdrücken, mit Joghurt, Leinsamen und Kürbiskernen mischen.

Tipp: Mit Zimt oder abgeriebener Orangenschale würzen.

ZWISCHENDURCH
Knäckebrot und Möhren ✓
2 g Fett

1 Scheibe Knäckebrot mit 2 TL Salatcreme bestreichen und 2 Möhren dazu essen.

Tipp: Brot mit frischen Kräutern und Pfeffer würzen.

HAUPTGERICHT
Orientalische Nudeln
12 g Fett

60 g Nudeln*, Salz, 1 große Zwiebel,
1 Knoblauchzehe, 1 Apfel,
1 1/2 TL Olivenöl, 50 g Beefsteakhack,
je 1 Messerspitze Zimt, Kumin, Nelken,
Cayennepfeffer und frisch gemahlener Pfeffer,
1/2 Dose geschälte Tomaten**, etwas Petersilie

1. Die Nudeln nach Packungsanweisung in Salzwasser kochen und abgießen.
2. Inzwischen Zwiebel und Knoblauch abziehen, Apfel vierteln, Kerngehäuse entfernen, alles klein schneiden.
3. Eine kleine Pfanne erhitzen, mit etwas Öl einpinseln und das Hack krümelig braun anbraten. Zwiebel, Knoblauch und Apfelstücke zufügen und 1 Minute unter Rühren braten. Gewürze zugeben und mit anrösten. Tomaten mit etwas Saft zugeben, die Soße mit Salz abschmecken und 3 Minuten bei geringer Hitze kochen.
4. Petersilienblätter abzupfen, mit dem restlichen Öl unterheben und mit den abgetropften Nudeln auf einem Teller anrichten.

Tipp: Mit Currypulver oder Ras el-hanout (gibt es in orientalischen Geschäften) würzen.

* **Nudeln:** Kochen Sie 30 g mehr für den Imbiss am Dienstag (Seite 18).
** **Dosentomaten:** Den Rest für das Hauptgericht am Dienstag (Seite 18) aufbewahren.

ZWISCHENDURCH
1 Birne
0,5 g Fett

IMBISS
Brot mit Bohnensalat
7 g Fett

1 kleine Zwiebel, 1/2 Tasse Gemüse-Hefebrühe,
1 EL Essig, frisch gemahlener Pfeffer,
150 g gekochte grüne Bohnen, etwas Petersilie,
1 TL Olivenöl, 1 Scheibe Vollkornbrot,
2 TL Tomatenmark, 20 g gekochtes Schweinefilet (oder gekochter Schinken), Streuwürze

Die Zwiebel klein schneiden, in der Brühe kochen und die Flüssigkeit etwas einkochen lassen. Essig zufügen und mit Pfeffer würzen. Abkühlen lassen und die Soße mit den gekochten Bohnen mischen. Petersilienblätter abzupfen und mit dem Olivenöl zum Salat geben (erst kurz vor dem Servieren untermischen).
Das Brot mit Tomatenmark bestreichen, mit dem Schweinefilet belegen und mit Streuwürze und Pfeffer bestreuen.

Tipp: Den Salat zusätzlich mit Bohnenkraut würzen.

Vegetarische Alternativen

HAUPTGERICHT: Statt Fleisch nehmen Sie für die Nudelsoße 1/2 Tofubratling, den Sie klein gehackt ohne Öl anbraten. Geben Sie dann insgesamt nur 1 TL Öl an die Nudeln.

IMBISS: Legen Sie 1 Scheibe Soja-Mortadella auf das Brot und geben Sie nur 1/2 TL Olivenöl in den Salat.

IDEAL-DIÄT / 1. WOCHE

DI

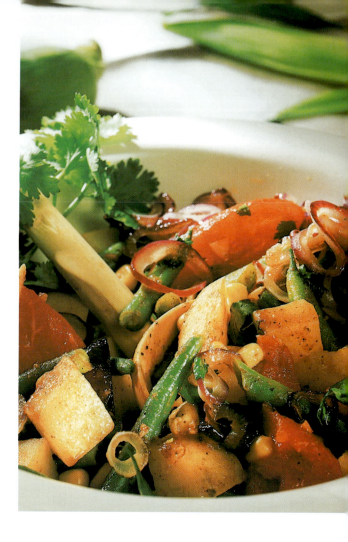

FRÜHSTÜCK
Konfitürenbrot ✓
6 g Fett

1 Scheibe Vollkornbrot,
1 TL Butter oder Margarine, 1 TL Konfitüre,
1 TL Leinsamen (→ Seite 22)

Das Brot mit Butter oder Margarine und Konfitüre bestreichen und mit Leinsamen bestreuen.

ZWISCHENDURCH
Butterzwieback ✓
6 g Fett

2 Zwiebäcke mit 1 TL Butter oder Margarine bestreichen.

HAUPTGERICHT
Mexikanischer Gemüsetopf ✓
12 g Fett

1–2 Knoblauchzehen,
1/2 Dose geschälte Tomaten,
1 knappe Tasse Gemüse-Hefebrühe,
1 TL Chili-con-carne-Gewürzmischung,
3 gekochte Kartoffeln,
100 g gekochte grüne Bohnen,
knapp 1/3 Dose Gemüsemais*, Salz,
1 große Zwiebel, 2 TL Olivenöl,
etwas glatte Petersilie oder Koriandergrün

1. Den Knoblauch hacken, mit geschälten Tomaten, Brühe und Chili-con-carne-Gewürzmischung in einen Topf geben und aufkochen.
2. Die Kartoffeln klein schneiden, mit den Bohnen und dem Mais zufügen, salzen. Im geschlossenen Topf bei mittlerer Hitze 5 Minuten kochen.
3. Die Zwiebel in Ringe schneiden, in einer heißen Pfanne mit 1 TL Öl leicht bräunen und mit dem restlichen Öl und den Kräutern in den Eintopf geben.

> * **Mais:** Den Rest brauchen Sie für den Imbiss am Mittwoch (Seite 19) und den Imbiss am Freitag (Seite 22).

ZWISCHENDURCH
1 Becher Fruchtjoghurt
2 g Fett

IMBISS
Nudelsalat ✓
6 g Fett

5 TL Salatcreme, 5 Gewürzgurken, Salz,
Cayennepfeffer, 2 Möhren, 2 Tomaten,
70 g gekochte Nudeln (30 g Rohgewicht),
etwas Petersilie

Salatcreme mit 1 EL Gurkenwasser, Salz und Cayennepfeffer verrühren. Die Möhren raspeln, die Tomaten und Gurken klein schneiden, mit den gekochten Nudeln in die Soße geben, durchziehen lassen. Abgezupfte Petersilienblätter kurz vor dem Essen untermischen.

WENN'S ETWAS MEHR SEIN SOLL:

+ *Zwischendurch: 1 Becher Fruchtjoghurt zusätzlich.*
+ *Imbiss: Nehmen Sie 50 g gekochte Nudeln (20 g Rohgewicht) mehr.*

IDEAL-DIÄT / 1. WOCHE
MI

FRÜHSTÜCK
Apfelmüsli ✓
9 g Fett

1 Apfel, 1 Becher Joghurt, 1 TL Leinsamen,
1 EL Haferflocken, 1 EL Kürbiskerne

Den Apfel raspeln und mit den restlichen Zutaten vermischen. Einige Minuten quellen lassen.

Tipp: Haferflocken, Leinsamen und Kürbiskerne in einer Pfanne ohne Fett anrösten und mit etwas abgeriebener Clementinen- oder Orangenschale würzen.

ZWISCHENDURCH
4 Clementinen
1 g Fett

HAUPTGERICHT
Petersilien-Ananas-Kraut mit Würstchen
16 g Fett

1 Tasse Gemüse-Hefebrühe,
1 kleines Lorbeerblatt, 1 Messerspitze Kümmel,
2–3 Wacholderbeeren, 250 g Sauerkraut*,
120 g Ananas**, 2 Würstchen, etwas Petersilie,
Salz, 7 EL Kartoffelpüreeflocken,
1 Messerspitze Rosenpaprika

1. Die Brühe mit Lorbeerblatt, Kümmel und Wacholderbeeren aufkochen. Sauerkraut zugeben und zugedeckt 5 Minuten kochen. Ananas in Stücke schneiden, zugeben und 3–4 Minuten weiterkochen. Die Würstchen auf das Kraut legen und weitere 4 Minuten bei niedriger Hitze zugedeckt garen. Gehackte Petersilie unterheben. Mit Salz abschmecken.

2. 180 ml Salzwasser erhitzen, Kartoffelpüreeflocken und Paprikapulver hineinrühren. Das Püree mit den Würstchen und dem Kraut auf einem vorgewärmten Teller anrichten.

* **Sauerkraut:** Den Rest für den Imbiss am Samstag (Seite 24) aufheben.

** **Ananas:** Die Reste brauchen Sie am Donnerstag fürs Hauptgericht (Seite 21), am Freitag für Frühstück und Imbiss (Seite 22) und am Samstag für zwischendurch (Seite 24).

ZWISCHENDURCH
1 Becher Fruchtjoghurt
2 g Fett

IMBISS
Frischkäsebrot und Maissalat ✓
3 g Fett

1 Scheibe Vollkornbrot, 1 EL Frischkäse,
Streuwürze, 1 Messerspitze Chili-con-carne-Gewürzmischung, knapp 1/3 Dose Gemüsemais,
etwas Zitronensaft, Salz, Cayennepfeffer,
etwas Petersilie, Schnittlauch oder Kresse

Das Brot mit Frischkäse bestreichen und mit Streuwürze und Chili-con-carne-Gewürz bestreuen. Den Mais mit Zitronensaft, Salz und Cayennepfeffer würzen und durchziehen lassen. Gehackte Kräuter erst kurz vor dem Essen unterheben.

WENN'S ETWAS MEHR SEIN SOLL:

+ *Frühstück: Geben Sie 1 TL Ahornsirup ins Müsli.*
+ *Zwischendurch: 2 Scheiben Knäckebrot mit 1 Ecke Schmelzkäse bestrichen und 1 Kiwi zusätzlich.*

Vegetarische Alternative

HAUPTGERICHT: Legen Sie 2 Soja-Knackwürstchen (à 40 g; die restlichen frieren Sie für später ein) auf das Kraut.

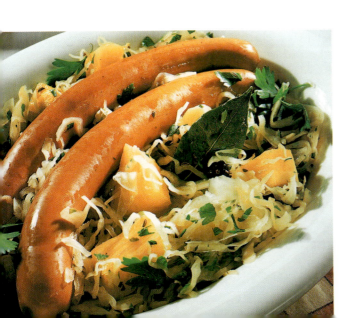

IDEAL-DIÄT / 1. WOCHE

DO

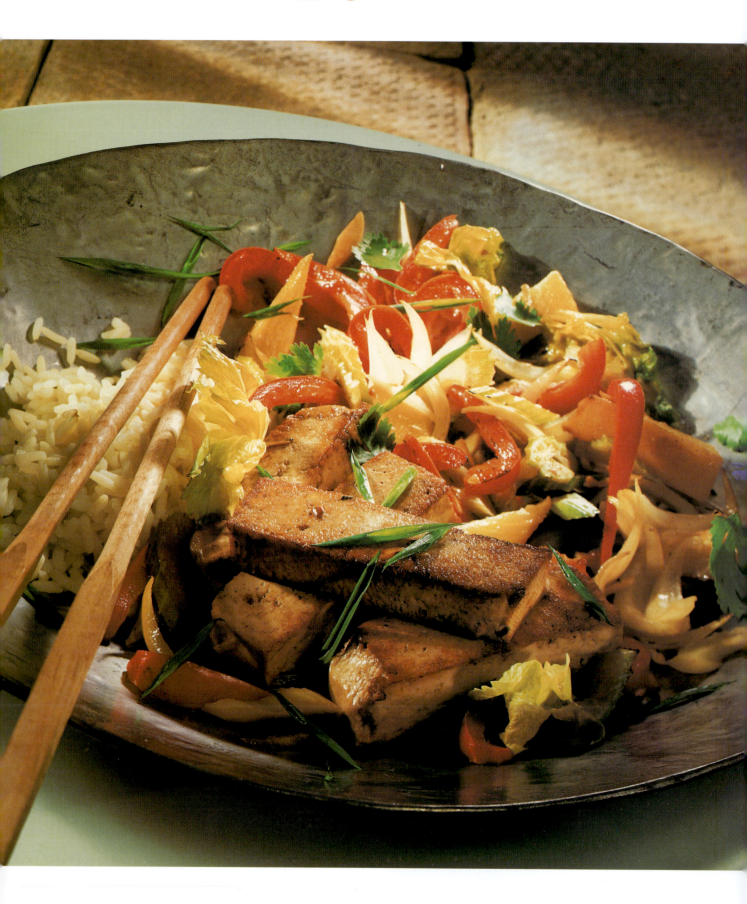

FRÜHSTÜCK
Frischkäseknäcke, süß und pikant ✓
5 g Fett

2 Scheiben Knäckebrot, 3 EL Frischkäse,
1 TL Konfitüre, etwas Kresse, Petersilie oder Dill,
Streuwürze, frisch gemahlener Pfeffer

Die Knäckebrote mit Frischkäse bestreichen. Auf das eine die Konfitüre geben, das andere mit Kräutern, Streuwürze und Pfeffer würzen.

ZWISCHENDURCH
Clementinenjoghurt ✓
2 g Fett

1 Becher Joghurt mit 1 klein geschnittenen Clementine verrühren.

HAUPTGERICHT
Gebratener Tofu mit süß-saurem Gemüse ✓
13 g Fett

1 Knoblauchzehe, 1 kleines Stück Ingwer,
1 Messerspitze Chiligewürz, 1 EL Zitronensaft,
3 EL Sojasoße, 125 g Tofu*, 45 g Reis**,
Salz, 1 kleine Zwiebel, 1 rote Paprikaschote,
1–2 Stangen Staudensellerie,
100 g Ananas, 1 1/2 TL Öl,
etwas Schnittlauch, Koriander oder Petersilie

1. Den Knoblauch abziehen, den Ingwer schälen. Beides fein hacken und mit Chiligewürz, Zitronensaft und Sojasoße in einem tiefen Teller verrühren. Tofu in fingerdicke Streifen schneiden und mindestens 10 Minuten in der Soße marinieren, zwischendurch wenden (noch besser schmeckt der Tofu, wenn Sie ihn am Vortag zubereiten).
2. Den Reis nach Packungsanweisung in Salzwasser kochen. Flüssigkeit offen verdampfen lassen.
3. Zwiebel, Gemüse und Ananas klein schneiden.
4. Eine große Pfanne erhitzen und mit Öl einpinseln. Tofustreifen abtropfen lassen und rundherum braun braten. Mit dem Reis auf einem vorgewärmten Teller warm halten.
5. Restliches Öl in der Pfanne erhitzen. Das Gemüse hineingeben, wenig salzen und bei starker Hitze etwa 1 Minute unter Rühren braten. 1/2 Tasse Wasser zugießen, Flüssigkeit etwas verdampfen lassen, dann die Tofumarinade zugeben, kurz aufkochen und das Gemüse zu Reis und Tofu anrichten. Mit Kräutern bestreuen.

* **Tofu:** Den Rest für den Imbiss in der 4. Woche am Donnerstag (Seite 52) aufbewahren.
** **Reis:** Kochen Sie 75 g (Rohgewicht) mehr für das Hauptgericht und den Imbiss am Freitag (Seite 22).

ZWISCHENDURCH
Tomatenknäcke mit Salatcreme ✓
4 g Fett

2 Scheiben Knäckebrot mit 3 TL Salatcreme bestreichen und mit 1 Tomate belegen. Mit Pfeffer und Kräutern würzen.

IMBISS
Käsebrot mit Staudensellerie ✓
7 g Fett

1 Scheibe Vollkornbrot, 1 Ecke Schmelzkäse,
1 EL Kürbiskerne, 1–2 Stangen Staudensellerie

Das Brot mit Schmelzkäse bestreichen und mit Kürbiskernen bestreuen. Staudensellerie dazu essen.

WENN'S ETWAS MEHR SEIN SOLL:

+ *Hauptgericht:* Nehmen Sie 45 g gekochten Reis (15–20 g Rohgewicht) mehr.

+ *Zwischendurch:* Bestreichen Sie das Brot statt mit Salatcreme mit Butter oder Margarine und belegen Sie es mit 1 Scheibe Schnittkäse. Essen Sie 1 Möhre und 2 Zwiebäcke zusätzlich.

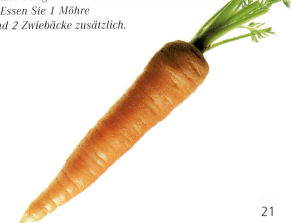

IDEAL-DIÄT / 1. WOCHE

FR

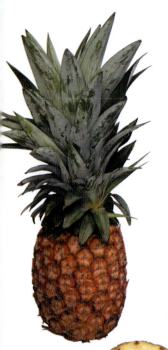

FRÜHSTÜCK
Ananasmüsli ✓
9 g Fett

100 g Ananas, 1/2 Becher Joghurt*,
1 EL Leinsamen, 1 EL Haferflocken,
1 EL Kürbiskerne, 1 TL Ahornsirup

Die Ananas klein schneiden und mit den restlichen Zutaten mischen.

Tipp: *Mit geriebenem Ingwer oder Zimt würzen.*

* **Joghurt:** Den Rest brauchen Sie am Montag zum Frühstück (Seite 28).

ZWISCHENDURCH
Tomatenknäcke ✓
5 g Fett

2 Scheiben Knäckebrot mit 1 TL Butter oder Margarine und 1 TL Tomatenmark bestreichen. Mit Streuwürze und Pfeffer würzen, dick mit Kresse belegen und zusammenklappen.

HAUPTGERICHT
Fischfilet mit Gemüsereis
10 g Fett

2 Möhren, 2 EL Zitronensaft,
3/4 Tasse Gemüse-Hefebrühe,
125 g Champignons, 125 g Seefischfilet, Salz,
Cayennepfeffer, knapp 2 TL Pesto,
etwa 150 g gekochter Reis (60 g Rohgewicht)

1. Die Möhren klein schneiden und mit dem Zitronensaft in der Brühe 3 Minuten kochen. Dann Champignons (eventuell klein schneiden) zugeben und weitere 2 Minuten garen.
2. Das Fischfilet mit Salz und Cayennepfeffer einreiben und mit 1 TL Pesto bestreichen. Restliches Pesto in das Gemüse rühren, Fisch darauf setzen und 3 Minuten zugedeckt dünsten.
3. Den gekochten Reis zugeben, mit erwärmen und kurz vor dem Servieren unter das Gemüse mischen.

Tipps: *TK-Fisch braucht etwas länger als frischer, er ist nach etwa 10 Minuten gar. Geben Sie den gefrorenen Fisch gleich zu Beginn mit den Möhren in den Topf.*

Das Pesto können Sie durch eine andere Kräuter-Öl-Mischung ersetzen, zum Beispiel eine mit Petersilie.

ZWISCHENDURCH
1 Banane
0 g Fett

IMBISS
Curry-Mais-Salat ✓
6 g Fett

50 g Ananas, 1 kleine Stange Staudensellerie,
ca. 40 g gekochter Reis (15 g Rohgewicht),
gut 1/3 Dose Gemüsemais (der Rest),
5 TL Salatcreme, 1 EL Zitronensaft,
1 Messerspitze Currypulver, Salz,
etwas Petersilie oder Schnittlauch

Ananas und Sellerie klein schneiden, mit Reis, Mais plus Gemüsewasser, Salatcreme, Zitronensaft und Currypulver mischen, mit Salz abschmecken und gut durchziehen lassen. Kräuter erst kurz vor dem Essen unterheben.

Leinsamen

■ *Die braunen Körner bringen nicht nur die Verdauung in Schwung. Sie enthalten zum Beispiel auch Lignane, ein pflanzliches Östrogen, das Wechseljahrsbeschwerden lindern und das Krebsrisiko senken soll. Doch der Körper kann die Wirkstoffe nur herauslösen, wenn Leinsamen geschrotet oder fein aufgebrochen ist. Dabei wird die Hülle jedes Samenkorns leicht eingeritzt, so dass die Inhaltsstoffe besser in den Körper gelangen können. Außerdem wichtig: Leinsamen immer gut kauen!*

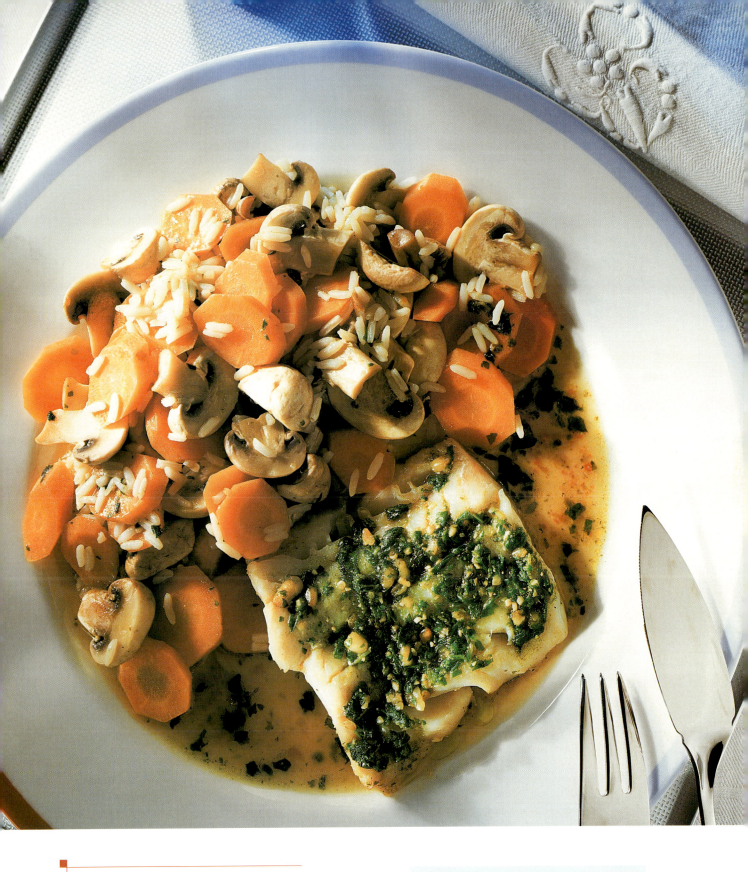

WENN'S ETWAS MEHR SEIN SOLL:

+ *Zwischendurch:* Belegen Sie das Tomatenknäckebrot mit 1 Scheibe Schnittkäse.
+ *Hauptgericht:* Nehmen Sie ca. 50 g Seefischfilet mehr.
+ *Imbiss:* Verdoppeln Sie die Menge beim Reis.

 Vegetarische Alternative

HAUPTGERICHT: Verrühren Sie 1 1/2 TL Pesto mit Salz, Cayennepfeffer und 6 EL körnigem Frischkäse (120 g) und erwärmen Sie das Ganze auf dem Gemüse für ca. 1–2 Minuten.

IDEAL-DIÄT / 1. WOCHE

SA

FRÜHSTÜCK
Frischkäsebrötchen, süß und pikant ✓
5 g Fett

1 Vollkornbrötchen, 2 EL Frischkäse,
20 g Lachsschinken, 1 TL Ahornsirup

Beide Brötchenhälften mit Frischkäse bestreichen, die eine mit Lachsschinken belegen und die andere mit Sirup beträufeln.

ZWISCHENDURCH
Konfitürenzwieback ✓
5 g Fett

1 Zwieback mit 1 TL Butter oder Margarine und ½ TL Konfitüre bestreichen.

HAUPTGERICHT
Hähnchenleber mit Spinat
12 g Fett

50 g Grünkern* (→ Seite 125), Salz,
1 Paket TK-Blattspinat**,
80 g Hähnchenleber (oder Putenleber),
frisch gemahlener Pfeffer, frischer Thymian,
1 große Zwiebel, 2 Knoblauchzehen,
2 Tomaten, 1½ TL Olivenöl,
1 Messerspitze Edelsüßpaprika,
1 TL Tomatenmark

1. Den Grünkern in der dreifachen Menge Salzwasser etwa 35 Minuten weich kochen und abgießen (wurde er am Vorabend eingeweicht, braucht er nur 20 Minuten).
2. Inzwischen den Spinat nach Packungsanweisung garen. Sobald er aufgetaut ist, ⅓ davon für die Spinatsuppe am Sonntag beiseite stellen.
3. Die Leber putzen, mit Salz, Pfeffer und Thymianblättchen würzen. Zwiebel und Knoblauch klein schneiden, Tomaten achteln.
4. Eine große Pfanne erhitzen, Öl hineingeben und die Leber etwa 3-4 Minuten bei mittlerer Hitze unter häufigem Wenden braten, gleichzeitig den Knoblauch und die Zwiebel am Pfannenrand mit erhitzen. Leber herausnehmen und warm stellen.
5. Die Zwiebel mit Paprika bestäuben, Tomatenmark, Tomaten und 2 EL Wasser unterrühren und so lange kochen, bis die Flüssigkeit verdampft ist.
6. Abgetropften Spinat in die Pfanne geben, alles miteinander mischen, mit Salz, Pfeffer und Paprika abschmecken und zu Leber und Grünkern anrichten.

* **Grünkern:** Sie brauchen ca. 115 g gekochten Grünkern (50 g Rohgewicht) mehr – 25 g für die Zwischenmahlzeit am Sonntag (Seite 27) und 90 g für den Imbiss am Montag (Seite 28); für die Suppe heben Sie zusätzlich das Grünkernkochwasser auf.
** **Spinat:** Sie brauchen ca. 150 g für die Zwischenmahlzeit am Sonntag (Seite 27).

ZWISCHENDURCH
Obstsalat ✓
1 g Fett

100 g Ananas, 1 Apfel und 1 Clementine klein schneiden oder raspeln und mischen.

IMBISS
Sauerkrauteintopf
9 g Fett

160 g Sauerkraut,
1 kleine Stange Staudensellerie,
1 rote Paprikaschote,
je 1 Messerspitze Edelsüßpaprika,
Rosenpaprika und Kümmel,
1 TL Instant-Gemüse-Hefebrühe,
2 EL Kartoffelpüreeflocken,
4 TL Crème fraîche,
etwas Petersilie, Schnittlauch oder Dill,
20 g Lachsschinken, 1 Scheibe Knäckebrot

Das Sauerkraut grob hacken, Staudensellerie und Paprika fein würfeln und alles mit 250 ml Wasser in einem Topf erhitzen. Mit Edelsüß- und Rosenpaprika, Kümmel und Gemüse-Hefebrühe würzen und etwa 7 Minuten kochen. Kartoffelpüreeflocken hineinrühren, Crème fraîche zugeben, aufkochen und abschmecken. Mit gehackten Kräutern und gewürfeltem Schinken bestreuen. Das Knäckebrot dazu essen.

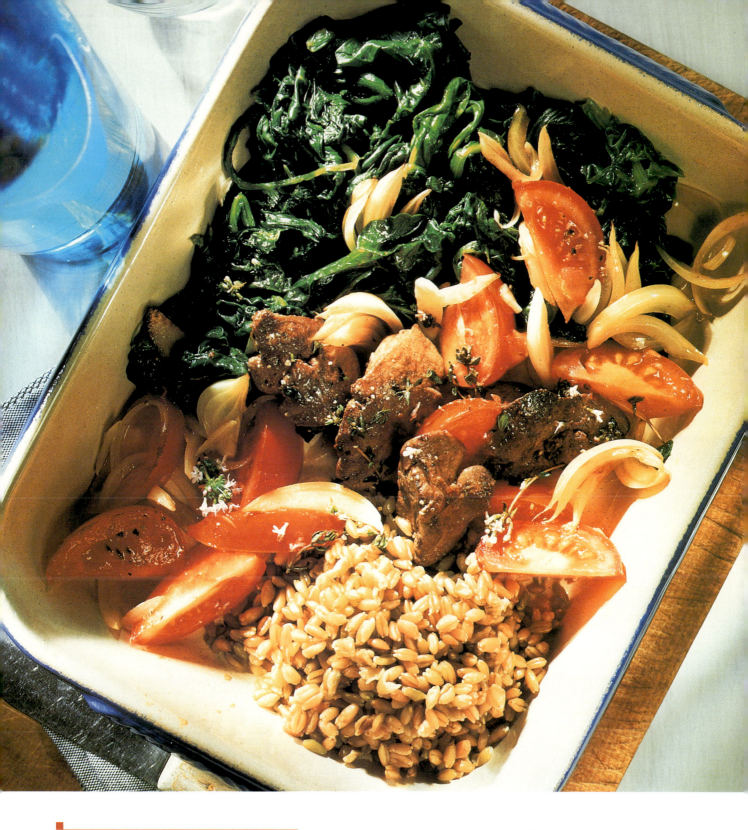

WENN'S ETWAS MEHR SEIN SOLL:

+ *Hauptgericht:* Nehmen Sie 1 EL Grünkern und 45 g Hähnchenleber mehr.
+ *Imbiss:* 10 g Lachsschinken und 1 Knäckebrot mehr.
+ *Zwischendurch:* Noch 1 Zwieback mit 1 TL Konfitüre bestrichen.

Vegetarische Alternativen

HAUPTGERICHT: Statt der Leber schneiden Sie 1 1/2 Soja-Bratwürstchen (75 g) in Stücke und braten sie in nur 1 TL Öl; sparsam würzen.

IMBISS: Für den Sauerkrauteintopf würfeln Sie 1/2 Soja-Würstchen (25 g) fein, rösten es in einer Pfanne ohne Fett und geben es auf den Eintopf. Fügen Sie dann nur 3 TL Crème fraîche dazu.

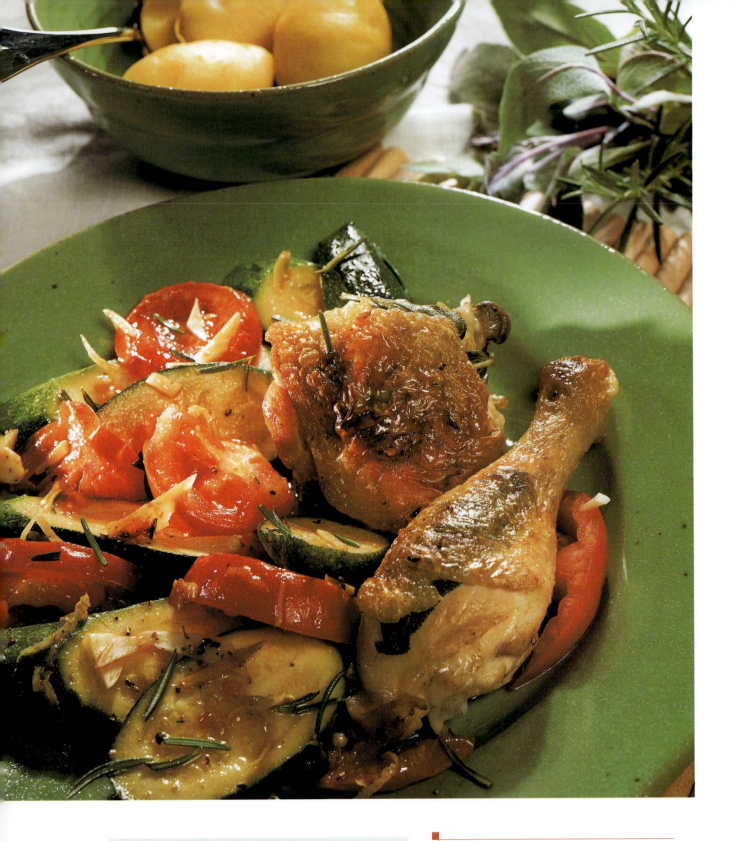

 Vegetarische Alternativen

FRÜHSTÜCK: Nehmen Sie statt Streichfett und Lachsschinken 25 g vegetarische Pastete mit Pilzen.

HAUPTGERICHT: Braten Sie 1 Tofubratling mit Käse (100 g).

IMBISS: Nehmen Sie 20 g klein geschnittene Soja-Jagdwurst und nur 1 TL Öl in den Salat.

WENN'S ETWAS MEHR SEIN SOLL:

+ *Zwischendurch:* Bestreuen Sie die Spinatsuppe mit 1 EL geriebenem Parmesan-Käse.

+ *Hauptgericht:* Kochen Sie 1 Kartoffel mehr.

+ *Imbiss:* Nehmen Sie 20 g Lachsschinken mehr und statt Knäckebrot 1 Scheibe Weizenvollkornbrot.

IDEAL-DIÄT / 2. WOCHE

SO

FRÜHSTÜCK
Schinken- und Konfitürentoast
6 g Fett

1 Scheibe Weizenvollkornbrot,
1 TL Butter oder Margarine, 10 g Lachsschinken,
1 EL Frischkäse, 1/2 TL Konfitüre

Das Vollkornbrot toasten und halbieren. Eine Hälfte mit Butter oder Margarine bestreichen und mit Lachsschinken belegen, die zweite mit Frischkäse und Konfitüre.

ZWISCHENDURCH
Spinatsuppe ✓
4 g Fett

Grünkernkochwasser (vom Samstag),
1 Messerspitze Instant-Gemüse-Hefebrühe,
1 TL Zitronensaft, frisch gemahlener Pfeffer,
frisch geriebene Muskatnuss,
ca. 150 g gegarter Blattspinat,
etwa 25 g gekochter Grünkern
(10 g Rohgewicht), 2 TL Crème fraîche

Das Grünkernkochwasser auf 200 ml auffüllen, die Instantbrühe hineinrühren (oder gleich die entsprechende Menge Gemüse-Hefebrühe nehmen), mit Zitronensaft, Pfeffer und Muskat würzen und den Spinat und den Grünkern darin erhitzen. Crème fraîche zufügen und pürieren.

HAUPTGERICHT
Salbeihähnchen mit Tomaten-Zucchini-Gemüse
15 g Fett

3 Kartoffeln*, 1 Zucchini, 1 Hähnchenkeule,
Salz, Cayennepfeffer, 4 Salbeiblätter,
2 Tomaten, 1–2 Knoblauchzehen,
1 Zweig Rosmarin, frisch gemahlener Pfeffer,
etwas abgeriebene Zitronenschale

1. Kartoffeln gut abspülen und weich kochen. Die ganze Zucchini zugeben und etwa 7 Minuten mitkochen, herausnehmen. Kartoffeln abgießen, pellen und warm halten.
2. Inzwischen die Hähnchenkeule im Gelenk halbieren. Die Haut etwas ablösen und Salz, Cayennepfeffer und Salbeiblätter zwischen Haut und Fleisch schieben. Die Keule in eine kalte Pfanne legen, 2 EL Wasser zugeben und zugedeckt unter häufigem Wenden bei mittlerer Hitze etwa 25 Minuten braten.
3. Zucchini, Tomaten und Knoblauch in Scheiben schneiden. Mit Salz und Rosmarinnadeln würzen.
4. Nach etwa 18 Minuten Bratzeit das Fett aus der Pfanne abgießen. Das Gemüse und den Knoblauch mit 2 EL Wasser zur Keule geben und zugedeckt weitere 5 Minuten braten, zwischendurch wenden.
5. Hähnchenkeule, Gemüse und Kartoffeln anrichten. 3–4 EL Wasser in die Pfanne gießen, unter Rühren den Bratsatz lösen, mit Pfeffer und Zitronenschale würzen und die Soße über das Fleisch gießen.

> *** Kartoffeln:** Kochen Sie 6 mehr; 4 für das Hauptgericht am Montag (Seite 28) und 2 für den Imbiss am Dienstag (Seite 29).

ZWISCHENDURCH
1 Grapefruit
0 g Fett

IMBISS
Salat mit geröstetem Knäckebrot
9 g Fett

1–2 Knoblauchzehen, 1 kleine Zwiebel,
2–3 EL Zitronensaft, Salz, Cayennepfeffer,
1 1/2 TL Olivenöl, 3 Tomaten, 100 g Salatgurke,
1 Chicorée, 20 g Lachsschinken,
etwas Schnittlauch, Petersilie oder Kresse,
1 Scheibe Knäckebrot

Den Knoblauch durchpressen, die Zwiebel fein hacken. Mit Zitronensaft, Salz und Cayennepfeffer würzen und mit Öl in einem tiefen Teller verrühren. Tomaten klein schneiden und in der Soße leicht zerdrücken. Die Gurke hineinraspeln, Chicorée- und Schinkenstreifen sowie gehackte Kräuter zugeben und mischen. Knäckebrot im Toaster kurz rösten und über den Salat bröseln.

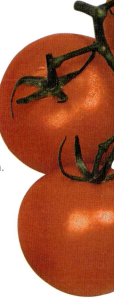
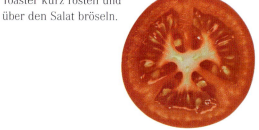

IDEAL-DIÄT / 2. WOCHE

MO

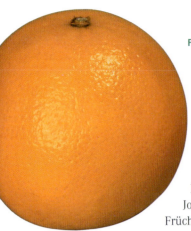

FRÜHSTÜCK
Fruchtmüsli ✓
9 g Fett

1 EL Haferflocken,
1 EL Leinsamen,
1/2 Becher Joghurt, 1 Orange,
1/2 Apfel, 1 EL Kürbiskerne

Haferflocken und Leinsamen mit Joghurt verrühren. Klein geschnittene Früchte und Kürbiskerne zugeben.

ZWISCHENDURCH
1 Banane
0 g Fett

HAUPTGERICHT
Brühkartoffeln mit Ei und Salat ✓
13 g Fett

4 gekochte Kartoffeln,
1/2 Tasse Gemüse-Hefebrühe, 1 Ei,
1 Möhre, 100 g Salatgurke, 1/2 Apfel,
1 Stange Staudensellerie,
Salz, frisch gemahlener Pfeffer,
1–2 EL Zitronensaft,
1 schwach gehäufter TL Pesto, 1 Chicorée,
etwas Kresse, Petersilie oder Schnittlauch

1. Die gekochten Kartoffeln halbieren oder vierteln und zugedeckt in der Brühe langsam erwärmen.
2. Das Ei wachsweich oder hart kochen.
3. Für den Salat Möhre, Gurke, den halben Apfel und Sellerie in einen tiefen Teller raspeln. Mit Salz, Pfeffer, Zitronensaft und Pesto vermischen.
4. Chicoréeblätter auf dem Teller sternförmig anordnen, darauf den Salat häufen; Eihälften und Kartoffeln dazu anrichten. Mit Kräutern bestreuen.

WENN'S ETWAS MEHR SEIN SOLL:

+ *Hauptgericht:* Geben Sie 2 EL Parmesan-Käse über die Brühkartoffeln.
+ *Imbiss:* Nehmen Sie ca. 25 g gekochten Grünkern (10 g Rohgewicht) mehr.
+ *Zwischendurch:* 1 Birne zusätzlich.

ZWISCHENDURCH
1 Becher Fruchtjoghurt
2 g Fett

IMBISS
Gurken-Grünkern-Salat ✓
7 g Fett

100 g Salatgurke, 3 Gewürzgurken, 2 Tomaten, Salz, frisch gemahlener Pfeffer, 1 TL Olivenöl, 1 EL Zitronensaft, etwa 90 g gekochter Grünkern (40 g Rohgewicht), etwas Kresse, Schnittlauch oder Petersilie

Die Gurken in einen tiefen Teller raspeln, Tomaten fein würfeln. Alles mit Salz und Pfeffer würzen und mit Öl und Zitronensaft mischen. Grünkern untermengen und den Salat gut durchziehen lassen. Kräuter erst kurz vor dem Essen unterheben.

Tipp: Würzen Sie auch mal mit 1 Prise Kreuzkümmel und etwas Minze.

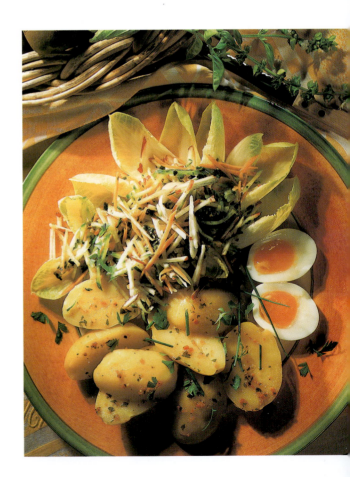

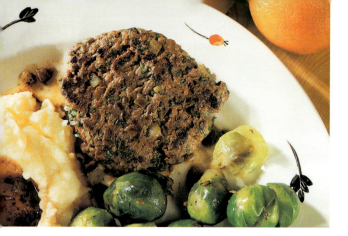

IDEAL-DIÄT / 2. WOCHE

DI

** **Beefsteakhack:** Sie bereiten aus der angegebenen Menge 2 Frikadellen zu, 1 für den Imbiss am Mittwoch (Seite 30).

FRÜHSTÜCK
Frischkäsebrot ✓
6 g Fett

1 Scheibe Vollkornbrot, 2 EL Frischkäse,
1 TL Konfitüre, 1 schwach gehäufter TL Pesto

Das Brot mit Frischkäse bestreichen und halbieren. Auf eine Hälfte Konfitüre, auf die zweite Pesto geben.

ZWISCHENDURCH
2 Äpfel
1 g Fett

HAUPTGERICHT
Rosenkohl mit Frikadelle und Kartoffelbrei
12 g Fett

200 g TK-Rosenkohl*, 1 Messerspitze Kümmel,
Salz, 2 Gewürzgurken,
etwas Schnittlauch oder Petersilie,
2 TL Tomatenmark, frisch gemahlener Pfeffer,
100 g Beefsteakhack**, 1 1/2 TL Olivenöl,
7 EL Kartoffelpüreeflocken, Rosenpaprika,
1 Clementine

1. Den Rosenkohl nach Packungsanweisung mit Kümmel in Salzwasser kochen.
2. Die Gewürzgurken und Kräuter fein hacken, mit Tomatenmark, Salz und Pfeffer zum Hack geben und alles gut verkneten. 2 flache Frikadellen formen. Eine Pfanne erhitzen, mit wenig Öl einpinseln und die Frikadellen auf jeder Seite etwa 1–2 Minuten braten. 1 Frikadelle für morgen beiseite stellen.
3. Inzwischen 180 ml Salzwasser erhitzen und die Püreeflocken hineinrühren. Alles auf einem Teller anrichten. Bratsatz mit restlichem Öl und etwas Wasser und Rosenpaprika verrühren und darüber gießen.
Dessert: 1 Clementine

* **Rosenkohl:** Kochen Sie das ganze TK-Paket. Sie brauchen den Rest inklusive Kochwasser für den Imbiss am Donnerstag (Seite 31).

ZWISCHENDURCH
Knäckebrot mit Tomatenmark und Salatcreme ✓
3 g Fett

2 Scheiben Knäckebrot, 2 TL Salatcreme,
1 TL Tomatenmark, 3 Gewürzgurken

Die Knäckebrote mit Salatcreme und Tomatenmark bestreichen. Die Gurken dazu essen.

IMBISS
Kartoffel-Petersilien-Salat mit Lachsschinken
7 g Fett

4 EL Gemüse-Hefebrühe,
frisch gemahlener Pfeffer, 1 EL Essig,
1 TL Olivenöl, 2 gekochte Kartoffeln,
30 g Lachsschinken, 1 Möhre,
1 kleines Bund Petersilie, 100 g Salatgurke, Salz

Brühe mit Pfeffer, Essig und Öl verrühren. Kartoffeln klein schneiden. Den Lachsschinken in Streifen schneiden, die Möhre raspeln, Petersilienblätter abzupfen, Gurke fein hobeln, salzen. Alles mischen und durchziehen lassen.

WENN'S ETWAS MEHR SEIN SOLL:

+ *Hauptgericht: Nehmen Sie 25 g Hack mehr.*
+ *Imbiss: Nehmen Sie 1 Kartoffel und 10 g Lachsschinken zusätzlich.*
+ *Zwischendurch: 1 Banane zusätzlich.*

 Vegetarische Alternativen

HAUPTGERICHT: Das Hack ersetzen Sie durch 2 Soja-Frikadellen (ca. 80 g) oder 3 vegetarische Cevapcici (ca. 85 g). Braten Sie sie in einer Pfanne ohne Fett, aber mit 1 EL Wasser, und lassen Sie die Flüssigkeit verdampfen.

IMBISS: Statt Lachsschinken mischen Sie 2 EL körnigen Frischkäse in den Salat.

IDEAL-DIÄT / 2. WOCHE

MI

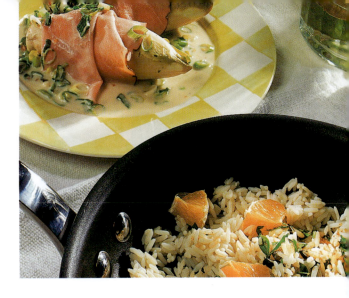

FRÜHSTÜCK
Knäckebrot mit Leinsamen und Konfitüre ✓
7 g Fett

2 Scheiben Knäckebrot, 1 EL Frischkäse,
1 TL Konfitüre, 1 TL Butter oder Margarine,
1/2 EL Leinsamen,
etwas Kresse, Dill oder Petersilie, Streuwürze

1 Knäckebrot mit Frischkäse und Konfitüre bestreichen, auf die zweite Scheibe Butter oder Margarine, Leinsamen, Kräuter und Streuwürze geben.

ZWISCHENDURCH
1 Birne
0,5 g Fett

HAUPTGERICHT
Chicorée mit Schinken und Käsesoße
10 g Fett

60 g Reis*, Salz,
1 knappe Tasse Gemüse-Hefebrühe,
Zitronensaft, frisch gemahlener Pfeffer,
2 Chicorée, 2 Scheiben gekochter Schinken,
2 Ecken Schmelzkäse, 1 Lauchzwiebel,
1 Clementine, 1 EL Kürbiskerne,
etwas Petersilie, 1 Messerspitze Currypulver

1. Den Reis nach Packungsanweisung in Salzwasser kochen. Die Flüssigkeit zum Schluss offen verdampfen lassen.
2. Die Brühe mit etwas Zitronensaft und Pfeffer in einer Pfanne aufkochen. Den Chicorée etwa 3 Minuten in der Brühe garen, aus dem Sud heben, mit Schinken umwickeln und auf einem Teller warm halten.
3. Den Käse in der Brühe zerdrücken und cremig einkochen. Die Lauchzwiebel in feine Ringe schneiden und kurz mitkochen. Mit Zitronensaft abschmecken.
4. Chicorée mit Käsesoße übergießen. Warm halten.
5. Die Clementine klein schneiden. Kürbiskerne und Petersilie hacken, mit Curry bestäuben und mit dem Reis in die Pfanne geben. 1 EL Wasser zugießen, alles mischen und zum Chicorée anrichten.

* Reis: Kochen Sie 90 g (Rohgewicht) mehr für das Hauptgericht am Donnerstag (Seite 31) und den Imbiss am Freitag (Seite 32).

ZWISCHENDURCH
Knäckebrot mit Gurke und Möhre ✓
4 g Fett

1 Scheibe Knäckebrot, 3 TL Salatcreme,
Streuwürze, ca. 100 g Salatgurke, 1 Möhre

Das Knäckebrot mit Salatcreme bestreichen, mit Streuwürze würzen und das Gemüse dazu essen.

IMBISS
Brot mit Frikadelle
5 g Fett

1 Scheibe Vollkornbrot, 1 TL Senf,
1 Frikadelle (vom Dienstag), 2 Tomaten

Das Brot mit Senf bestreichen. Die Frikadelle und die Tomaten dazu essen.

Tipp: Das Brot mit Petersilie, Schnittlauch oder Koriandergrün würzen.

WENN'S ETWAS MEHR SEIN SOLL:

+ *Hauptgericht: Streuen Sie 1 EL geriebenen Parmesan-Käse auf die Käsesoße.*

+ *Zwischendurch: Statt Knäckebrot 1 Scheibe Vollkornbrot und 1 Becher Fruchtjoghurt zusätzlich.*

✗ Vegetarische Alternativen

HAUPTGERICHT: Wickeln Sie den Chicorée in 1 Scheibe Soja-Mortadella (20 g).

IMBISS: Bestreichen Sie das Brot mit Senf und belegen Sie es mit 1 Scheibe Soja-Mortadella. Geben Sie 1/2 EL körnigen Frischkäse darauf und würzen Sie gut. Dazu essen Sie die Tomaten.

IDEAL-DIÄT / 2. WOCHE
DO

FRÜHSTÜCK
Bananen-Joghurt-Müsli ✓
8 g Fett

1 Banane, 1 Becher Joghurt, 1/2 EL Haferflocken, 2 TL Crème fraîche, 1 EL Leinsamen

Die Banane zerdrücken und mit den übrigen Zutaten mischen.

Tipp: Würzen Sie mit abgeriebener Zitronen-, Orangen- oder Clementinenschale.

ZWISCHENDURCH
3 Zwiebäcke
2 g Fett

HAUPTGERICHT
Gemüse-Reis-Pfanne ✓
12 g Fett

1/2 TL Korianderkörner,
1 Messerspitze Rosenpaprika,
1 Packung TK-Pfannengemüse (z. B. „Italienisch"),
etwa 150 g gekochter Reis (60 g Rohgewicht),
Zitronensaft, etwas Schnittlauch,
Petersilie oder Kresse

1. Die Korianderkörner zerdrücken und mit Rosenpaprika und dem Gemüse in einer Pfanne ca. 4 Minuten anbraten.
2. Das Gemüse etwas zur Seite schieben, den gekochten Reis und 2 EL Wasser in die Pfanne geben und ca. 4 Minuten bei geringer Hitze erwärmen.
3. Zum Schluss alles miteinander mischen, mit Zitronensaft würzen, mit gehackten Kräutern bestreuen.

ZWISCHENDURCH
1 Becher Fruchtjoghurt
2 g Fett

IMBISS
Marinierter Rosenkohl ✓
6 g Fett

1 TL Olivenöl,
Rosenkohlkochwasser (vom Dienstag),
frisch gemahlener Pfeffer, 1 EL Zitronensaft,
250 g gekochter Rosenkohl,
1/2 Bund Petersilie, 1 Scheibe Vollkornbrot

Öl mit 2–3 EL Rosenkohlkochwasser, Pfeffer und Zitronensaft mischen, über den Rosenkohl gießen und gut durchziehen lassen. Petersilienblätter erst kurz vor dem Essen unterheben. Das Brot dazu essen.

Tipp: Bei Zimmertemperatur schmeckt dieses Gericht am besten.

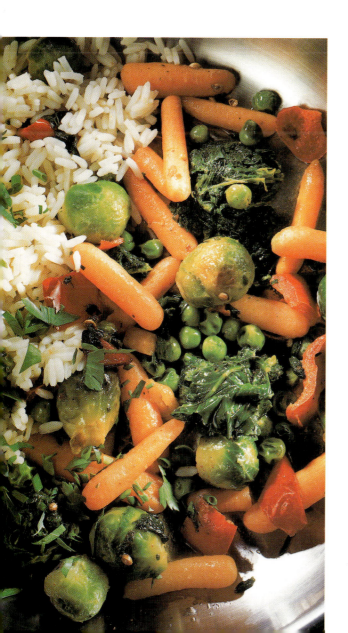

WENN'S ETWAS MEHR SEIN SOLL:

+ *Hauptgericht:* Nehmen Sie ca. 45 g gekochten Reis (15 g Rohgewicht) mehr für die Reispfanne.
+ *Imbiss:* Geben Sie 1 Scheibe gewürfelten Schnittkäse zu.
+ *Zwischendurch:* 1 Banane zusätzlich.

IDEAL-DIÄT / 2. WOCHE

FR

FRÜHSTÜCK
Käse- und Konfitürenbrot ✓
6 g Fett

1 Scheibe Vollkornbrot, 1 TL Butter oder Margarine, 1 TL Konfitüre, 1/2 Ecke Schmelzkäse

Das Brot halbieren. Eine Hälfte mit Butter oder Margarine und Konfitüre bestreichen, die andere mit Schmelzkäse.

ZWISCHENDURCH
2 Äpfel
1 g Fett

HAUPTGERICHT
Fischfilet auf Tomaten-Lauch
13 g Fett

Salz, 1 TL getrockneter Estragon,
7 EL Kartoffelpüreeflocken, etwas Petersilie,
2 Lauchzwiebeln, 4 Tomaten, 1 EL Kürbiskerne,
125 g Seefischfilet, frisch gemahlener Pfeffer,
1 TL Senf, 4 TL Crème fraîche

1. 180 ml Salzwasser mit dem Estragon sehr langsam erhitzen (dann entfaltet sich das Kräuteraroma besser). Kurz vor dem Essen die Kartoffelpüreeflocken hineinrühren und die gehackte Petersilie untermengen.
2. Inzwischen die Lauchzwiebeln in Ringe und die Tomaten in Scheiben schneiden. Die Kürbiskerne hacken. Einen Topf erhitzen, die Lauchzwiebeln hineingeben, salzen und 1 Minute rühren. Dann die Tomaten zufügen und zugedeckt 1–2 Minuten dünsten.
3. Den Fisch mit Salz und Pfeffer einreiben. Eine Seite mit Senf und Crème fraîche bestreichen und den Fisch mit dieser Seite nach oben auf das Gemüse setzen. Mit Kürbiskernen bestreuen. Zugedeckt bei mittlerer Hitze etwa 3–4 Minuten garen.
4. Das Fischfilet herausnehmen und auf einem Teller warm stellen. Zu viel Flüssigkeit im offenen Topf einkochen. Gemüse und Püree zum Fisch anrichten.

Tipp: Bei TK-Fisch die Packungsanweisung beachten. Den gefrorenen Fisch würzen und gleich mit den Tomaten in den Topf geben; er ist bei mittlerer Hitze nach etwa 10 Minuten gar.

ZWISCHENDURCH
Knäckebrot mit Käse und Gewürzgurke ✓
2 g Fett

2 Scheiben Knäckebrot mit 1/2 Ecke Schmelzkäse und 1 TL Tomatenmark bestreichen. 3 Gewürzgurken dazu essen.

IMBISS
Kürbis-Reis-Salat ✓
6 g Fett

1 Lauchzwiebel, 50 g eingelegter Kürbis*,
1 Möhre, 1/3 Becher Joghurt**,
1 TL Öl, Cayennepfeffer, Salz,
1 Messerspitze Korianderkörner,
ca. 80 g gekochter Reis (30 g Rohgewicht),
etwas Petersilie oder Koriandergrün

Die Lauchzwiebel in hauchdünne Ringe schneiden, den Kürbis grob hacken und die Möhre raspeln. Den Joghurt mit Öl, Cayennepfeffer, Salz und dem zerdrückten Koriander verrühren, gekochten Reis unterheben und mit dem Gemüse mischen.
Gut durchziehen lassen. Kräuter hacken und erst kurz vor dem Essen zugeben.

* **Kürbis:** Den Rest brauchen Sie für den Imbiss am Samstag (Seite 35) sowie in der 4. Woche für das Hauptgericht am Montag (Seite 48) und den Imbiss am Samstag (Seite 54).
** **Joghurt:** Den Rest für die Zwischenmahlzeit am Samstag (Seite 35) aufheben.

✗ Vegetarische Alternative
HAUPTGERICHT: Statt Fisch erwärmen Sie 80 g Feta-Käse auf dem Gemüse. Lassen Sie Kürbiskerne, Senf und Crème fraîche weg. Essen Sie 1 Apfel zum Dessert.

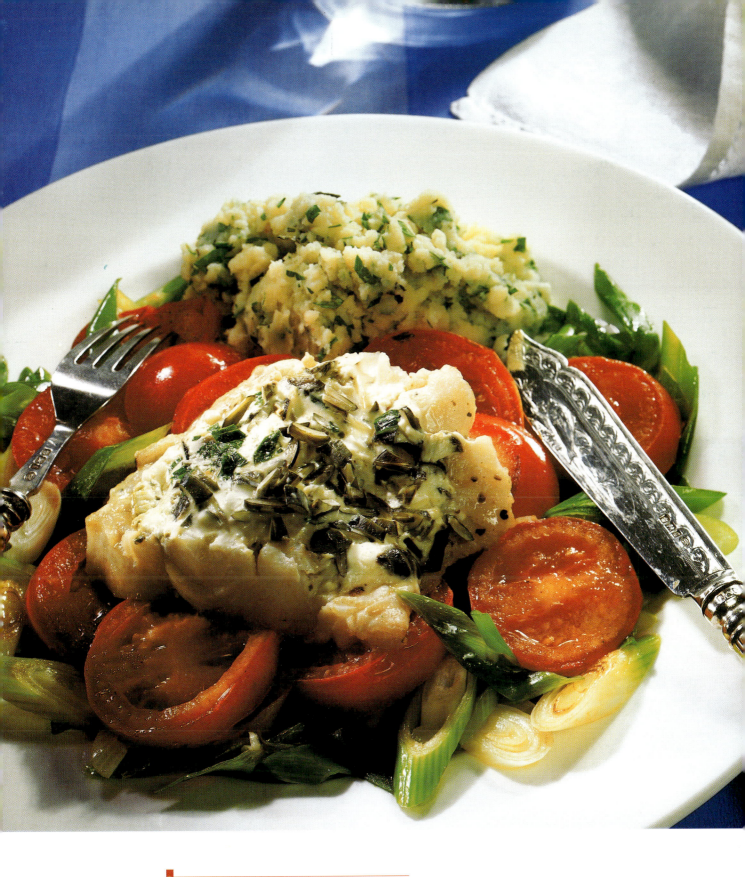

WENN'S ETWAS MEHR SEIN SOLL:

+ *Hauptgericht:* Garen Sie 75 g mehr Fisch.

+ *Zwischendurch:* Nehmen Sie statt der Knäckebrote 1 Scheibe Vollkornbrot und streuen Sie 1 EL Kürbiskerne darauf.

+ *Imbiss:* Nehmen Sie 45 g gekochten Reis (15 g Rohgewicht) mehr, und geben Sie 1/2 TL Öl zusätzlich in die Salatsoße.

IDEAL-DIÄT / 2. WOCHE

SA

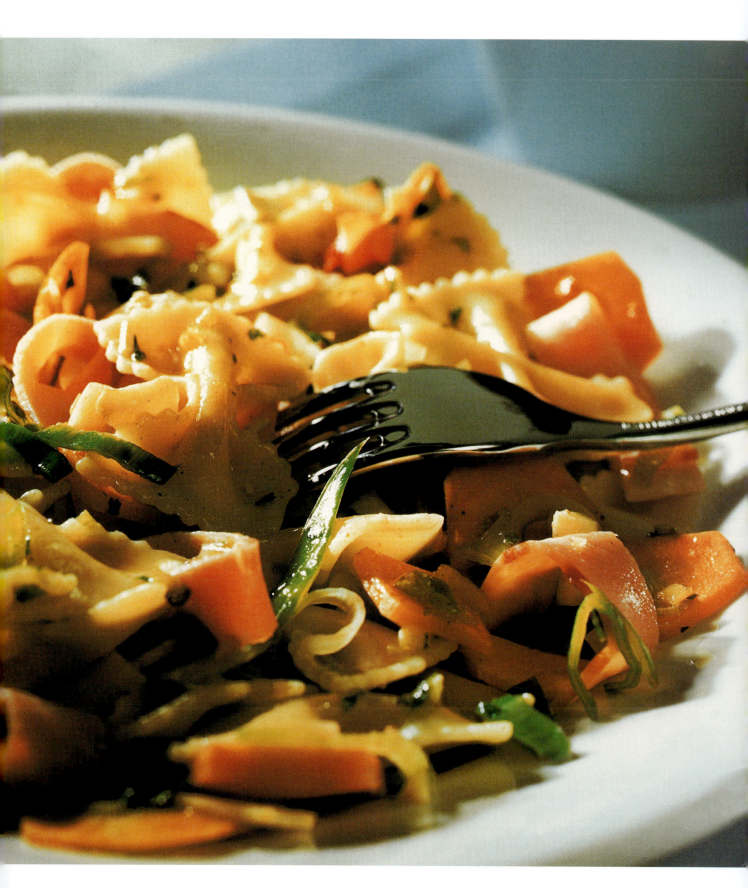

FRÜHSTÜCK
Schinkenbrötchen
6 g Fett

1 Vollkornbrötchen, 1 TL Butter oder Margarine,
2 TL Tomatenmark,
1 Scheibe gekochter Schinken,
etwas Kresse oder Basilikum

Das Brötchen mit Butter oder Margarine und Tomatenmark bestreichen, danach mit Schinken und Kräutern belegen.

ZWISCHENDURCH
Apfeljoghurt ✓
2 g Fett

1 Apfel raspeln und mit $2/3$ Becher Joghurt und 2 TL Ahornsirup verrühren.

Tipp: Würzen Sie den Joghurt mit Zimt.

HAUPTGERICHT
Gemüse-Schinken-Nudeln
14 g Fett

60 g Nudeln*, Salz, $1/2$ Bund Suppengrün**,
1–2 Knoblauchzehen, 1 Tasse Gemüse-Hefebrühe,
2 Scheiben gekochter Schinken,
2 gehäufte TL Pesto, frisch gemahlener Pfeffer

1. Die Nudeln nach Packungsanweisung in Salzwasser kochen.
2. Inzwischen das Suppengrün putzen, den Knoblauch abziehen, alles klein schneiden.
3. Eine Pfanne erhitzen, das Gemüse hineingeben, leicht salzen und unter Rühren anrösten, bis es aromatisch duftet. Dann die Brühe und 1 knappe Tasse Wasser zugießen und etwa 5 Minuten zugedeckt kochen.
4. Den Schinken in Streifen schneiden und mit Pesto unterheben. Mit Pfeffer würzen. Gemüse und Nudeln auf einem vorgewärmten Teller anrichten.

* **Nudeln:** Bereiten Sie 250 g gekochte Nudeln (100 g Rohgewicht) mehr zu – jeweils die Hälfte für die Hauptgerichte am Sonntag (Seite 36) und Montag (Seite 38).
** **Suppengrün:** Den Rest für den Imbiss am Sonntag (Seite 36) aufbewahren.

ZWISCHENDURCH
Konfitürenzwieback ✓
2 g Fett

2 Zwiebäcke mit 1 TL Konfitüre bestreichen.

IMBISS
Süß-saurer Feldsalat mit Käseknäcke ✓
11 g Fett

ca. 100 g Feldsalat, $1/2$ EL Kürbiskerne,
1 kleine Zwiebel,
50 g eingelegter Kürbis,
1 TL Olivenöl, 1 TL Essig, Salz,
frisch gemahlener Pfeffer,
1 Scheibe Knäckebrot,
1 TL Tomatenmark,
1 Scheibe Schnittkäse

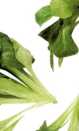

Den Feldsalat waschen und trocknen. Die Kürbiskerne hacken. Zwiebel und Kürbis fein würfeln. 2-3 EL Kürbiswasser, Öl, Essig, Salz und Pfeffer verrühren und mit den übrigen Zutaten mischen. Das Knäckebrot mit Tomatenmark bestreichen und mit Käse belegen.

WENN'S ETWAS MEHR SEIN SOLL:

+ *Hauptgericht: Nehmen Sie 2 Scheiben gekochten Schinken mehr.*
+ *Imbiss: Nehmen Sie statt Knäckebrot 1 Scheibe Vollkornbrot.*
+ *Zwischendurch: 1 Banane zusätzlich.*

Vegetarische Alternativen

FRÜHSTÜCK: Das Brötchen bestreichen Sie mit nur $1/2$ TL Butter oder Margarine und mit 25 g vegetarischer Pastete mit Pilzen. Dazu gibt es 1 Tomate.

HAUPTGERICHT: Schneiden Sie 40 g Soja-Jagdwurst klein und fügen Sie dann nur 1 TL Pesto hinzu.

IDEAL-DIÄT / 3. WOCHE

SO

FRÜHSTÜCK
Käsetoast und Konfitürenzwieback ✓
6 g Fett

1 Scheibe Weizenvollkornbrot,
1 TL Tomatenmark, 1 Scheibe Schnittkäse,
1 Zwieback, 1 TL Crème fraîche,
1/2 TL Konfitüre

Das Brot toasten, mit Tomatenmark bestreichen und mit Käse belegen. Den Zwieback mit Crème fraîche und Konfitüre bestreichen.

ZWISCHENDURCH
Obstsalat ✓
1 g Fett

1 Banane, 1 Clementine und 1/2 Apfel* klein schneiden, mit etwas Zitronensaft beträufeln und kurz durchziehen lassen.

* Apfel: Den Rest brauchen Sie für den Imbiss heute.

HAUPTGERICHT
Putenschnitzel auf Feldsalat mit Orangen-Pesto
13 g Fett

1 Orange, 50 g Feldsalat,
80 g Putenschnitzel*, Salz, Cayennepfeffer,
1/2 TL Öl, frisch geriebene Muskatnuss,
1/2 Tasse Gemüse-Hefebrühe,
etwa 125 g gekochte Nudeln (50 g Rohgewicht),
1 schwach gehäufter TL Pesto

1. Etwas Orangenschale abreiben, Orange halbieren, eine Hälfte auspressen, die zweite schälen und klein schneiden. Den Feldsalat waschen, trocknen und auf einem Teller ausbreiten.
2. Das Putenschnitzel eventuell etwas flach klopfen und mit Salz und Cayennepfeffer würzen. Eine Pfanne erhitzen, mit Öl einpinseln und das Fleisch, je nach Dicke, auf jeder Seite etwa 2 Minuten braten und warm stellen.
3. Den Orangensaft mit der abgeriebenen Orangenschale, etwas Muskat und Gemüse-Hefebrühe in der Pfanne aufkochen, Nudeln zufügen und erhitzen, Flüssigkeit dabei etwas verdampfen lassen. Pesto und Orangenstückchen unterheben und mit dem Fleisch auf dem Feldsalat anrichten.

* Putenschnitzel: Braten Sie 30 g mehr für den Imbiss heute.

ZWISCHENDURCH
Sahnezwieback ✓
2 g Fett

1 Zwieback mit 1 TL Crème fraîche bestreichen.

IMBISS
Scharfe Gemüsesuppe
8 g Fett

1/2 Bund Suppengrün, 1/2 Apfel,
1–2 Knoblauchzehen, 1 kleines Stück Ingwer,
Salz, 1 TL Öl, 1 Tasse Gemüse-Hefebrühe,
1 Messerspitze Chiligewürz,
30 g gebratenes Putenschnitzel,
2 EL Kartoffelpüreeflocken,
etwas Koriandergrün, Petersilie,
Schnittlauch oder Kresse

Suppengrün und Apfel klein schneiden oder raspeln. Knoblauch und Ingwer hacken. Einen Topf erhitzen, Suppengrün und Apfel hineingeben, leicht salzen und unter Rühren etwas anrösten. Das Öl zugeben und kurz weiterbraten. Brühe, Chiligewürz, Knoblauch und Ingwer zugeben und zugedeckt 5 Minuten kochen. Das Putenschnitzel klein schneiden und zum Schluss mit den Kartoffelpüreeflocken unter die Suppe rühren. Mit Kräutern bestreuen.

WENN'S ETWAS MEHR SEIN SOLL:

+ *Hauptgericht oder Imbiss: Braten Sie 45 g Putenschnitzel mehr und erhitzen Sie 50 g gekochte Nudeln (20 g Rohgewicht) zusätzlich.*

+ *Zwischendurch: 1 weiterer Zwieback, mit 1 TL Crème fraîche und 1 TL Konfitüre bestreichen.*

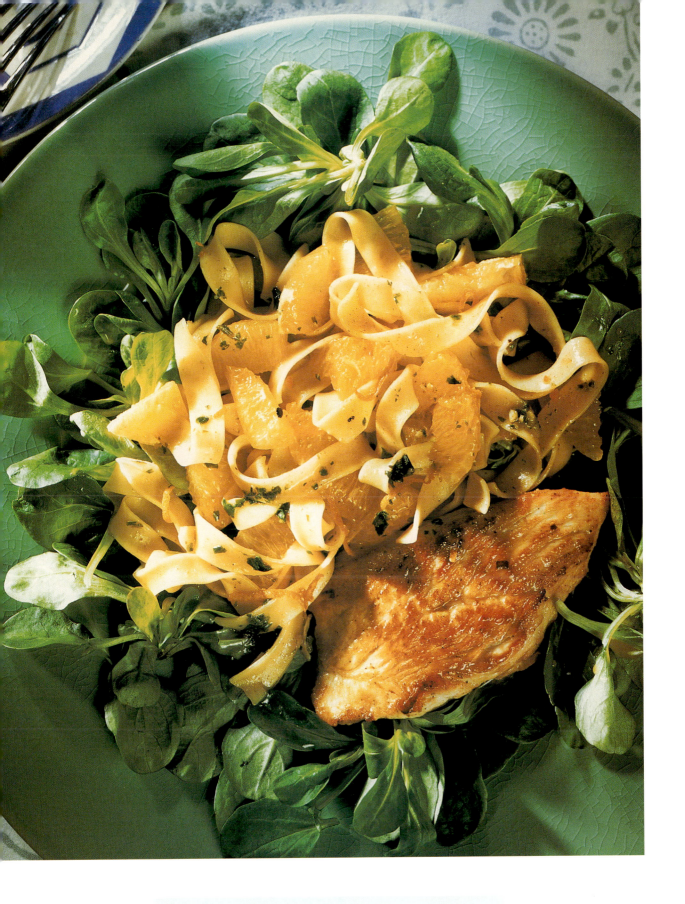

Vegetarische Alternativen

HAUPTGERICHT: Statt Pute nehmen Sie 60 g Sojaschnitzel.

IMBISS: Geben Sie 20 g gewürfelte Soja-Jagdwurst oder -Mortadella in die Suppe.

IDEAL-DIÄT / 3. WOCHE

MO

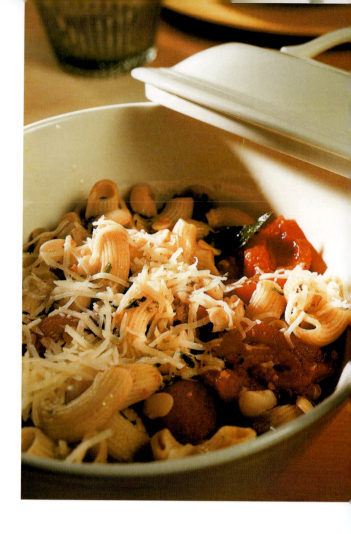

FRÜHSTÜCK
Clementinenmüsli ✓
9 g Fett

2 Clementinen, 1 Becher Joghurt,
1 TL Crème fraîche, 1 TL Ahornsirup,
1 EL Haferflocken, 1 EL Leinsamen,
1/2 EL Kürbiskerne

Die Clementinen klein schneiden, Joghurt mit Crème fraîche und Sirup verrühren. Clementinenstücke und restliche Zutaten zufügen. Müsli etwas quellen lassen.

Tipp: Mit etwas frisch geriebenem Ingwer würzen.

ZWISCHENDURCH
Tomatenknäckebrot und Möhren ✓
1 g Fett

2 Scheiben Knäckebrot mit je 1 TL Tomatenmark bestreichen und mit etwas Pfeffer würzen. 2 Möhren dazu essen.

HAUPTGERICHT
Italienischer Bohnen-Tomaten-Topf ✓
14 g Fett

1–2 Knoblauchzehen, gut 1/2 Dose weiße Bohnen*,
ca. 1/4 Dose geschälte Tomaten**,
1/2 Tasse Gemüse-Hefebrühe,
1 kleines Lorbeerblatt, frisch gemahlener Pfeffer,
etwa 125 g gekochte Nudeln (50 g Rohgewicht),
1 1/2 gehäufte TL Pesto, Salz,
2 gehäufte EL geriebener Parmesan-Käse

1. Den Knoblauch hacken und mit den Bohnen, den Tomaten, der Brühe und dem Lorbeerblatt in einen heißen Topf geben. Mit Pfeffer würzen. Bei kleiner Hitze etwa 3 Minuten zugedeckt kochen.
2. Die Nudeln zufügen und einmal kurz aufkochen. Pesto unterrühren, nicht mehr kochen und mit Salz abschmecken. Mit Parmesan-Käse bestreuen.

> * **Dosenbohnen:** Den Rest für den Imbiss am Donnerstag (Seite 41) aufheben.
> ** **Dosentomaten:** Den Rest für die Hauptgerichte am Dienstag (Seite 39) und Donnerstag (Seite 41) aufheben.

ZWISCHENDURCH
1 Birne
0,5 g Fett

IMBISS
Käsebrot, Gurken und Brühe ✓
8 g Fett

1 Scheibe Vollkornbrot,
1 TL Butter oder Margarine,
1 Scheibe Schnittkäse, 3 Gewürzgurken,
1 TL Instant-Gemüse-Hefebrühe

Das Brot mit Butter oder Margarine bestreichen und mit Käse belegen. Dazu die Gurken essen und 1 Tasse Brühe trinken.

Tipp: Ein paar Kräuter geben Brot und Brühe zusätzlich Würze.

WENN'S ETWAS MEHR SEIN SOLL:

+ *Zwischendurch:* Statt der Knäckebrote essen Sie 1 Scheibe Vollkornbrot, die Sie zusätzlich mit 1 TL Butter oder Margarine bestreichen.

+ *Hauptgericht:* Nehmen Sie 50 g gekochte Nudeln (20 g Rohgewicht) mehr.

IDEAL-DIÄT / 3. WOCHE

DI

FRÜHSTÜCK
Käseknäcke und Konfitürenzwieback ✓
10 g Fett

1 Scheibe Knäckebrot, 1 TL Tomatenmark,
1 Scheibe Schnittkäse, 1 EL Kürbiskerne,
1 Zwieback, 1 TL Crème fraîche, 1/2 TL Konfitüre

Das Knäckebrot mit Tomatenmark bestreichen, mit Käse belegen und mit Kürbiskernen bestreuen. Zwieback mit Crème fraîche und Konfitüre bestreichen.

ZWISCHENDURCH
1 Banane
0 g Fett

HAUPTGERICHT
Zucchini-Tomaten-Gemüse mit Hirse und Lamm
11 g Fett

50 g Hirse*, Salz, 1 Zucchini, 1 Möhre,
1 kleine Zwiebel, 1 Knoblauchzehe,
1/2 Dose geschälte Tomaten,
je 1 Messerspitze Chiligewürz, Kreuzkümmel,
Zimt und Koriander,
2 dünne Lammkoteletts
ohne Fett (oder Lammfilet),
frisch gemahlener Pfeffer, 1 TL Olivenöl

1. Die Hirse mit gut der doppelten Menge Salzwasser zugedeckt zum Kochen bringen und bei geringer Hitze 20 Minuten quellen lassen. Zu viel Flüssigkeit in den letzten Minuten offen verdampfen lassen.
2. Zucchini, Möhre und Zwiebel klein schneiden, den Knoblauch hacken, mit Tomaten, Gewürzen und etwas Salz in einem Topf bei geringer Hitze 7–10 Minuten kochen.
3. Das Lammfleisch mit Salz und Pfeffer würzen. Eine Pfanne erhitzen, Öl hineingeben und die Koteletts auf jeder Seite etwa 2 Minuten braten.
4. Das Fleisch herausnehmen und warm halten. Das Gemüse kurz in der Pfanne schwenken, eventuell nachwürzen und mit der Hirse zum Fleisch anrichten.

> * **Hirse:** Kochen Sie 50 g (Rohgewicht) mehr für das Hauptgericht am Donnerstag (Seite 41).

ZWISCHENDURCH
2 Orangen
0,5 g Fett

IMBISS
Brötchen mit Sülze und rote Bete
5 g Fett

1 Vollkornbrötchen, 3 TL Salatcreme,
1 Scheibe Rindfleisch- oder Geflügelsülze,
100 g eingelegte rote Bete*

Das Brötchen mit Salatcreme bestreichen und mit Sülze belegen. Rote Bete dazu essen.

> * **Rote Bete:** Den Rest brauchen Sie in der 4. Woche für den Imbiss am Dienstag (Seite 49) und für die Zwischenmahlzeit am Samstag (Seite 54).

WENN'S ETWAS MEHR SEIN SOLL:

+ *Hauptgericht:* Nehmen Sie 10 g Hirse (Rohgewicht) und 45 g Lammfleisch zusätzlich.
+ *Zum Imbiss oder zwischendurch:* noch 1 Scheibe Käseknäcke (siehe Frühstück) und 1 Apfel.

Vegetarische Alternativen

HAUPTGERICHT: Braten Sie 1 Soja-Frikadelle (ca. 40 g) in einer Pfanne ohne Fett, aber mit 1 EL Wasser; lassen Sie die Flüssigkeit dabei verdampfen.

IMBISS: Statt Sülze nehmen Sie 1 Scheibe Soja-Mortadella (20 g) und ersetzen 1 TL Salatcreme durch 1 TL Tomatenmark.

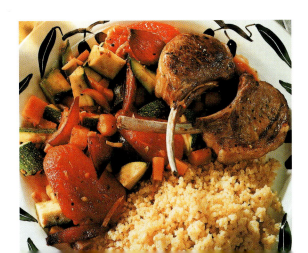

IDEAL-DIÄT / 3. WOCHE

MI

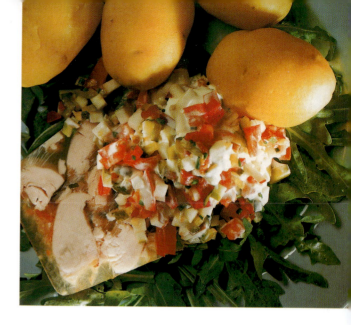

FRÜHSTÜCK
Apfel-Clementinen-Müsli ✓
8 g Fett

1/2 Apfel*, 2 Clementinen, 1 EL Kürbiskerne,
1 EL Haferflocken, 2/3 Becher Joghurt*,
1/2 EL Leinsamen

Den halben Apfel raspeln, die Clementinen klein schneiden, die Kürbiskerne hacken und mit den übrigen Zutaten mischen.

> * Apfel und Joghurt: Die Reste brauchen Sie für das Hauptgericht heute.

ZWISCHENDURCH
3 Zwiebäcke
2 g Fett

HAUPTGERICHT
Sülze mit Pellkartoffeln und Remouladensoße
8 g Fett

4 Kartoffeln*, 1/3 Becher Joghurt,
5 TL Salatcreme, 2 Gewürzgurken,
1 Tomate, 1/2 Apfel, etwas Schnittlauch,
Salz, frisch gemahlener Pfeffer,
50 g Rauke oder anderer Blattsalat, Zitronensaft,
3 Scheiben Rindfleisch- oder Geflügelsülze

1. Kartoffeln gar kochen und pellen.
2. Inzwischen für die Soße Joghurt und Salatcreme verrühren. Gurken, Tomate und Apfel fein würfeln, Schnittlauch hacken. Alles miteinander mischen und mit Salz und Pfeffer abschmecken.
3. Die Salatblätter waschen, trocknen und auf einen Teller legen. Mit etwas Zitronensaft beträufeln und mit wenig Salz würzen. Darauf die Soße und die Sülze geben. Pellkartoffeln dazu anrichten.

> * Kartoffeln: Kochen Sie 5 mehr, 4 für das Hauptgericht und 1 für die Zwischenmahlzeit am Freitag (Seite 42).

ZWISCHENDURCH
1 Becher Fruchtjoghurt
2 g Fett

IMBISS
Sülze-Knäcke und Möhrensalat
9 g Fett

2 Möhren, 1 Tomate, 1 EL Zitronensaft,
1 gehäufter TL Pesto,
Salz, frisch gemahlener Pfeffer,
etwas Basilikum, glatte Petersilie,
Schnittlauch oder Kresse, 2 Scheiben Knäckebrot,
2 TL Salatcreme, 1 TL Tomatenmark,
1 Scheibe Rindfleisch- oder Geflügelsülze

Für den Salat die Möhren raspeln und die Tomate fein würfeln. Mit Zitronensaft, Pesto, Salz und Pfeffer mischen und durchziehen lassen. Gehackte Kräuter kurz vor dem Essen unterheben.
Die Knäckebrote mit Salatcreme und Tomatenmark bestreichen, mit Sülze belegen und zusammenklappen.

WENN'S ETWAS MEHR SEIN SOLL:

+ *Hauptgericht:* Nehmen Sie 40 g Sülze und 1 Kartoffel mehr.
+ *Imbiss:* Statt der Knäckebrote essen Sie 1 Vollkornbrötchen zum Salat.
+ *Zwischendurch:* 1 Orange und 1 Banane zusätzlich.

Vegetarische Alternativen

HAUPTGERICHT: Statt Sülze essen Sie 2 Scheiben Soja-Mortadella (40 g). Für die Soße würfeln Sie 1 Apfel, verrühren ihn mit 100 g Joghurt, dafür verzichten Sie auf die Salatcreme.

IMBISS: Statt Sülze verteilen Sie 2 EL körnigen Frischkäse auf die mit Salatcreme und Tomatenmark bestrichenen Brote und würzen eventuell nach.

IDEAL-DIÄT / 3. WOCHE
DO

FRÜHSTÜCK
Birnenmüsli ✓
4 g Fett

1 Birne, 1 EL Kürbiskerne, 1/2 Becher Joghurt*,
1 EL Haferflocken,

Die Birne klein schneiden, die Kürbiskerne hacken und mit den übrigen Zutaten mischen.

> * Joghurt: Den Rest brauchen Sie für das Hauptgericht heute.

ZWISCHENDURCH
Käsebrot und Möhre ✓
4 g Fett

1/2 Scheibe Vollkornbrot, 1/2 Ecke Schmelzkäse,
1/2 EL Kürbiskerne, 1 Möhre

Das Vollkornbrot mit Schmelzkäse bestreichen und mit Kürbiskernen bestreuen. Die Möhre dazu essen.

HAUPTGERICHT
Möhrenplinsen mit Tomatensoße ✓
17 g Fett

1 kleine Zwiebel, 1 Knoblauchzehe,
1 Möhre, etwas Schnittlauch und Thymian,
1 EL Leinsamen,
ca. 140 g gekochte Hirse (50 g Rohgewicht),
1 Ei, Salz, frisch gemahlener Pfeffer, 1 TL Öl,
ca. 1/4 Dose geschälte Tomaten (der Rest),
Chili-con-carne-Gewürzmischung,
1/2 Becher Joghurt,
etwas Petersilie oder Schnittlauch

1. Zwiebel und Knoblauch hacken oder durchpressen, in einer Pfanne ohne Fett bei kleiner Hitze andünsten.

2. Die Möhre in einen tiefen Teller raspeln, Zwiebel-Knoblauch-Mischung, gehackten Schnittlauch, Thymianblättchen, Leinsamen, Hirse und das Ei zufügen, mit Salz und Pfeffer würzen. Alles gut mischen.

3. Eine große Pfanne erhitzen und mit etwas Öl einpinseln. Aus dem Hirseteig mit einem Esslöffel etwa 10 Plinsen abteilen und bei mittlerer Hitze braten. Sobald sie auf der Unterseite leicht gebräunt sind, restliches Öl in die Pfanne geben, Plinsen wenden und fertig braten. Warm stellen.

4. Die Tomaten in der Pfanne erhitzen, etwas zerdrücken und mit Chili-con-carne-Gewürzmischung und Salz abschmecken.

5. Den Joghurt mit wenig Salz verrühren, mit der warmen Tomatensoße in einen tiefen Teller geben (oder getrennt servieren) und die heißen Plinsen darauf anrichten. Mit Kräutern bestreuen.

> **Tipp:** *Plinsen sind – in wenig Öl gebraten – ein fettarmer Imbiss für zwischendurch und schmecken auch kalt gut. Braten Sie deshalb gleich ein paar auf Vorrat, und frieren Sie sie ein.*

ZWISCHENDURCH
2 Äpfel
1 g Fett

IMBISS
Bohnensalat ✓
6 g Fett

2 Tomaten, 3 Gewürzgurken, 1 TL Olivenöl,
etwas getrockneter Majoran,
1/2 Dose weiße Bohnen, Salz,
frisch gemahlener Pfeffer, etwas Schnittlauch,
1/2 Scheibe Vollkornbrot

Tomaten und Gurken fein würfeln und mit Öl, Majoran und den abgetropften Bohnen mischen. Mit Salz und Pfeffer würzen. Gut durchziehen lassen. Den Schnittlauch kurz vor dem Essen untermengen. Das Vollkornbrot dazu essen.

> **WENN'S ETWAS MEHR SEIN SOLL:**
>
> + *Zwischendurch, Imbiss: Je 1 ganze Scheibe Vollkornbrot nehmen; für den Imbiss bestreichen Sie sie mit 2 EL Frischkäse. 2 Clementinen zusätzlich essen.*

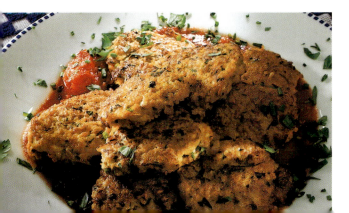

IDEAL-DIÄT / 3. WOCHE

FR

FRÜHSTÜCK
Schmelzkäseknäcke und Zwieback ✓
6 g Fett

1 Scheibe Knäckebrot, 1/2 Ecke Schmelzkäse,
1 Messerspitze Leinsamen, 2 Zwiebäcke,
2 TL Crème fraîche, 1 TL Konfitüre

Das Knäckebrot mit Schmelzkäse bestreichen und mit Leinsamen bestreuen. Die Zwiebäcke mit Crème fraîche und Konfitüre bestreichen.

ZWISCHENDURCH
1 Birne
0,5 g Fett

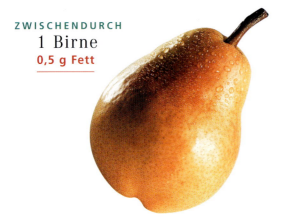

HAUPTGERICHT
Forelle mit Dillkartoffeln
12 g Fett

1 EL Essig (oder Zitronensaft), Salz,
frisch gemahlener Pfeffer, 1 kleine Zwiebel,
1 Lorbeerblatt, 1 kleine küchenfertige Forelle,
4 gekochte Kartoffeln,
1/2 Tasse Gemüse-Hefebrühe, etwas Dill,
1 1/2 TL Butter oder Margarine, 1 TL Senf

1. Für den Sud in einer großen Pfanne Wasser mit Essig, Salz, reichlich grob gemahlenem Pfeffer, der ganzen Zwiebel und dem Lorbeerblatt aufkochen und 3–5 Minuten weiterkochen.
2. Die Forelle hineingeben und zugedeckt bei kleiner Hitze gar ziehen lassen, dabei nach 2 Minuten den Fisch wenden und 5 Minuten weitergaren.
3. Inzwischen die Kartoffeln vierteln; in der Brühe offen erhitzen und die Flüssigkeit bis auf die Menge von 3 EL verdampfen lassen, den Topf zwischendurch schütteln, damit die Kartoffeln nicht festkleben. Dill hacken und zum Schluss mit der Butter oder Margarine und dem Senf unterrühren. Mit Pfeffer würzen. Kartoffeln und Forelle auf einem Teller anrichten.

ZWISCHENDURCH
Kartoffelsnack ✓
2 g Fett

1 gekochte Kartoffel, 2 TL Salatcreme, Streuwürze

Die Pellkartoffel halbieren, die Schnittflächen mit Salatcreme bestreichen und würzen.

IMBISS
Käsebrot, Radieschen und Tomatenbrühe ✓
9 g Fett

1 Scheibe Vollkornbrot,
1 TL Butter oder Margarine,
1 Scheibe Schnittkäse,
1/2 Bund Radieschen,
1 TL Instant-Gemüse-Hefebrühe,
1 TL Tomatenmark

Das Brot mit Butter oder Margarine bestreichen und mit Käse belegen.
Die Radieschen dazu essen. 1 Tasse Brühe zubereiten und das Tomatenmark hineinrühren.

> **Vegetarische Alternativen**
>
> **HAUPTGERICHT:** Essen Sie zu den Dillkartoffeln 5 EL körnigen Frischkäse und hinterher noch 1 Becher Fruchtjoghurt.

WENN'S ETWAS MEHR SEIN SOLL:

+ *Hauptgericht:* Nehmen Sie 1 gekochte Kartoffel und 1/2 TL Butter oder Margarine mehr.
+ *Zwischendurch oder zum Imbiss:* 1 Scheibe Vollkornbrot mit 2 TL Tomatenmark bestreichen und 1 Apfel zusätzlich.

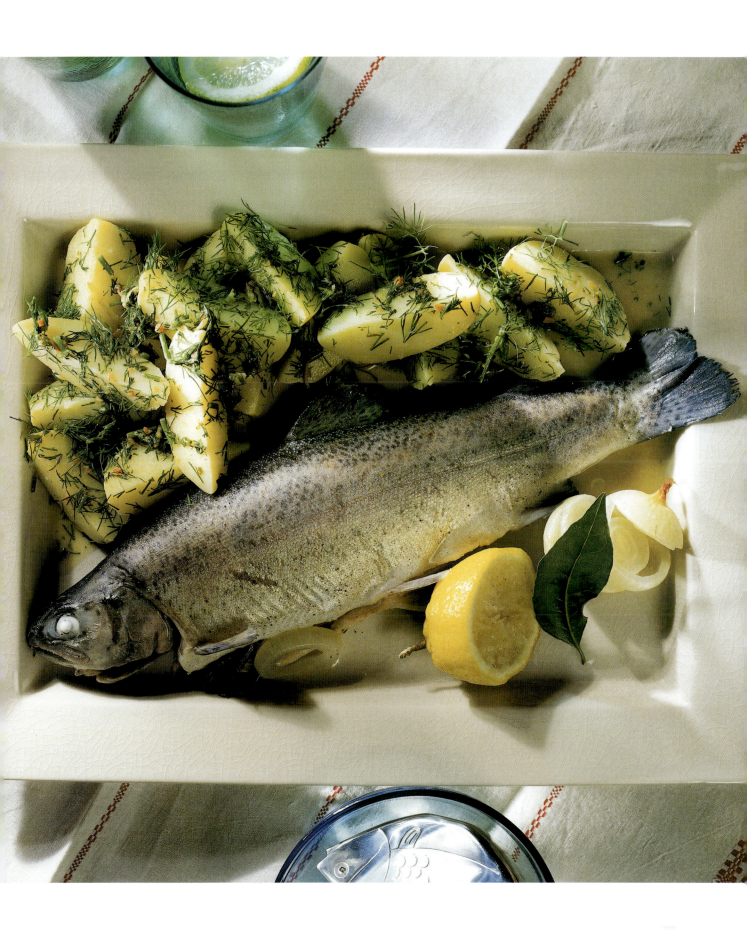

IDEAL-DIÄT / 3. WOCHE

SA

FRÜHSTÜCK
Konfitürenbrötchen und Käseknäcke ✓
8 g Fett

1/2 Vollkornbrötchen,
1 TL Butter oder Margarine, 1/2 TL Konfitüre,
1 Scheibe Knäckebrot, 1 TL Tomatenmark,
1 Scheibe Schnittkäse

Auf das halbe Brötchen Butter oder Margarine und Konfitüre geben. Das Knäckebrot mit Tomatenmark bestreichen und mit dem Käse belegen.

ZWISCHENDURCH
Grapefruit mit Crème fraîche ✓
3 g Fett

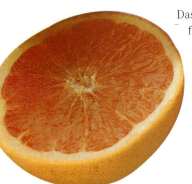

Das Fruchtfleisch von 1/2 Grapefruit* auslösen, klein schneiden und mit 2 TL Crème fraîche mischen.

* **Grapefruit:** Den Rest essen Sie zwischendurch am Sonntag (Seite 47).

HAUPTGERICHT
Rübensuppe mit Würstchen
13 g Fett

200 g geschälte Steck- oder Kohlrübe*,
1 Kartoffel, 1 Apfel, 1/2 TL Korianderkörner,
2 Tassen Gemüse-Hefebrühe, 1 Orange,
Salz, frisch gemahlener Pfeffer,
1 große Zwiebel, 1 1/2 Würstchen**,
etwas Majoran und Petersilie

1. Kohl- oder Steckrübe, Kartoffel und Apfel in kleine Stücke schneiden und mit zerdrückten Korianderkörnern in der Brühe weich kochen. Anschließend nicht zu fein pürieren. Die Orange auspressen und den Saft ins Püree gießen, nicht mehr kochen. Mit Salz und Pfeffer würzen.
2. Inzwischen die Zwiebel in Ringe und die Würstchen in Scheiben schneiden. Die Zwiebelringe und 3 EL Wasser in eine Pfanne geben und so lange kochen, bis das Wasser verdampft ist. Die Wurstscheiben zufügen und mit den Zwiebelringen braten. Majoran und Petersilie zugeben und mit Pfeffer und Salz würzen. Alles in die Suppe rühren.

Tipp: Mit Möhren schmeckt die Suppe auch super.

* **Steck- oder Kohlrübe:** Den Rest für den Imbiss am Freitag (Seite 53) und die Zwischenmahlzeit am Samstag (Seite 54) aufbewahren.
** **Würstchen:** Die andere Hälfte brauchen Sie für den Imbiss heute.

ZWISCHENDURCH
Honigbrötchen ✓
2 g Fett

1/2 Vollkornbrötchen mit 1 EL Frischkäse und 1 TL Honig bestreichen.

IMBISS
Überbackenes Wurstbrot
8 g Fett

1 Scheibe Vollkornbrot,
1 TL Tomatenmark, 1/2 Würstchen,
1 Gewürzgurke, 1 Scheibe Schnittkäse,
etwas Thymian, 100 g Salatgurke,
Salz, frisch gemahlener Pfeffer, Zitronensaft

Das Brot in eine Pfanne legen und bei kleiner Hitze 1 Minute erwärmen. Brotscheibe umdrehen und mit Tomatenmark bestreichen. Das Würstchen in dünne Scheiben schneiden, die Gewürzgurke hacken. Das Brot mit Wurst, Gurke und dem Käse belegen. Mit Thymian würzen. Einen gewölbten Deckel, der etwas kleiner als die Pfanne ist, über das Brot stülpen und etwa 3 Minuten weiter erhitzen. Die Salatgurke in Scheiben oder Stücke schneiden, mit Salz, Pfeffer und wenig Zitronensaft würzen und zum Brot essen.

WENN'S ETWAS MEHR SEIN SOLL:

+ *Hauptgericht:* Geben Sie 1 Würstchen mehr in die Suppe.
+ *Zwischendurch:* 1 Birne zusätzlich.

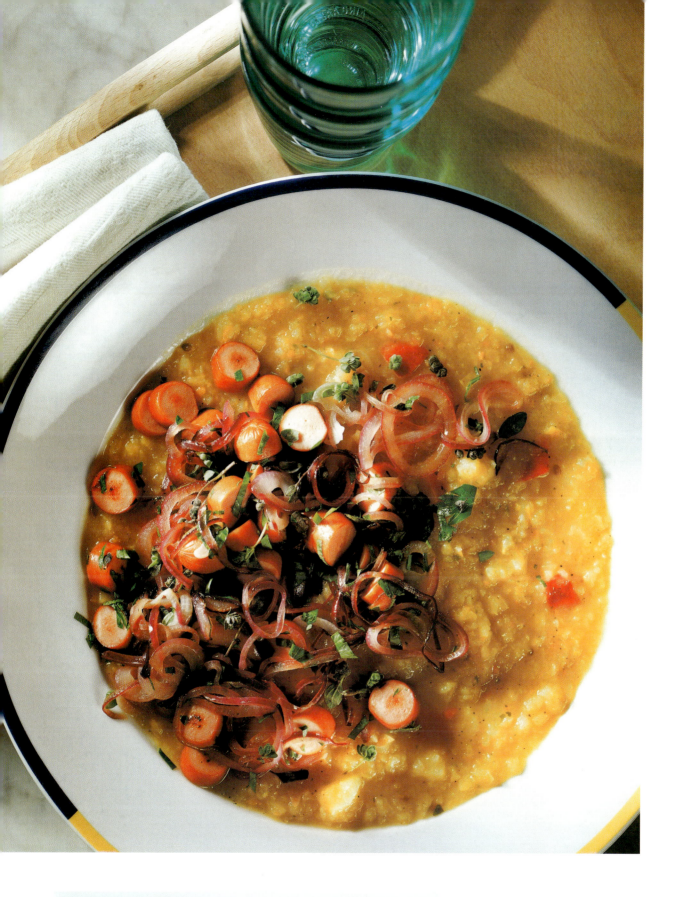

Vegetarische Alternativen

HAUPTGERICHT: Schneiden Sie 1 1/2 Soja-Knackwürstchen (60 g) in Scheiben und erhitzen Sie sie in der Suppe.

IMBISS: Belegen Sie das Brot mit 1/2 Soja-Knackwürstchen.

IDEAL-DIÄT / 4. WOCHE

SO

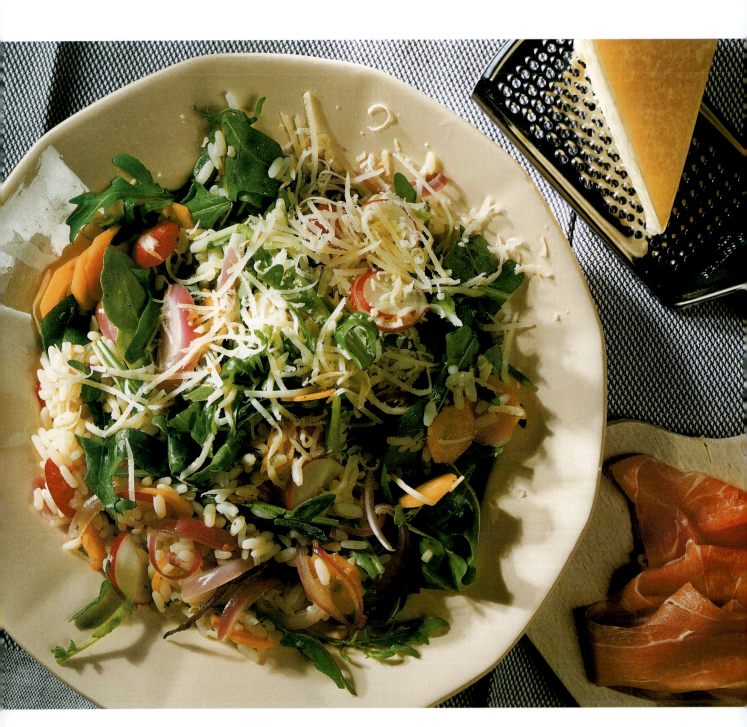

Vegetarische Alternativen

HAUPTGERICHT: Geben Sie 30 g gewürfelten Schnittkäse in den Risotto.

IMBISS: Bestreuen Sie das Spiegelei mit 1 EL geriebenem Parmesan-Käse.

WENN'S ETWAS MEHR SEIN SOLL:

+ *Hauptgericht:* Nehmen Sie 15 g Reis und 20 g Schinken mehr.
+ *Zwischendurch:* 1 Scheibe Vollkornbrot zum Salat, 1 Banane zusätzlich.

FRÜHSTÜCK
Käse- und Honigbrot ✓
8 g Fett

1 Scheibe Weizenvollkornbrot,
1/2 TL Pesto, 1 Scheibe Schnittkäse, 1 Zwieback,
1/2 EL Frischkäse, 1/2 TL Honig

Das Brot toasten, noch warm mit Pesto bestreichen und mit Käse belegen. Auf den Zwieback Frischkäse und Honig geben.

ZWISCHENDURCH
1/2 Grapefruit
0 g Fett

HAUPTGERICHT
Risotto mit Rauke
12 g Fett

60 g Reis (Rohgewicht)*, Salz,
1 große Zwiebel,
1 Möhre, 1/2 Tasse Gemüse-Hefebrühe,
2–3 Radieschen, 50 g Rauke, 1 TL Olivenöl,
frisch gemahlener Pfeffer,
2 EL geriebener Parmesan-Käse,
40 g dünn geschnittener roher Schinken
(z. B. Parmaschinken)

1. Den Reis nach Packungsanweisung in Salzwasser kochen.
2. Die Zwiebel in Streifen schneiden, die Möhre klein schneiden oder hobeln und in der Brühe bissfest kochen.
3. Die Radieschen in Scheiben und die Rauke in breite Streifen schneiden. Radieschen mit gekochtem Reis und Öl unter das Gemüse mischen. Mit Pfeffer und Salz abschmecken. Die Rauke unterheben und den Risotto sofort auf einen vorgewärmten Teller geben. Mit Parmesan-Käse bestreuen und den Schinken dazu servieren.

* **Reis:** Kochen Sie 80 g (Rohgewicht) mehr – 15 g für den Imbiss heute, 50 g für das Hauptgericht am Montag (Seite 48) und 15 g für den Imbiss am Donnerstag (Seite 52); diese Portion sollten Sie einfrieren.

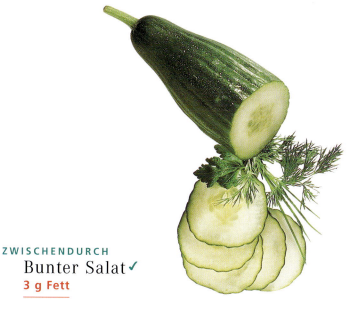

ZWISCHENDURCH
Bunter Salat ✓
3 g Fett

1 EL Gemüse-Hefebrühe, 1–2 TL Zitronensaft,
1/2 TL Olivenöl, Salz, frisch gemahlener Pfeffer,
1/2 Bund Dill*, 1/2 Apfel*, 1 Möhre,
2–3 Radieschen, 100 g Salatgurke,
3 Gewürzgurken, 1 Scheibe Knäckebrot

Brühe, Zitronensaft, Öl, Salz und Pfeffer in einem Teller verrühren. Dill fein hacken, Apfel, Möhre, Radieschen und Gurken fein würfeln oder raspeln, mit der Soße mischen und durchziehen lassen. Das Knäckebrot dazu essen.

Tipp: Den bunten Salat für den Imbiss morgen bereiten Sie am besten gleich heute mit zu, Sie brauchen dann die doppelte Menge an Zutaten.

* **Dill und Apfel:** Die Reste brauchen Sie für den Imbiss am Montag (Seite 48).

IMBISS
Spiegelei mit Reis und Tomaten
11 g Fett

2 Tomaten,
ca. 40 g gekochter Reis (15 g Rohgewicht),
Salz, frisch gemahlener Pfeffer,
etwas Thymian, 1/2 TL Olivenöl, 1 Ei,
20 g dünn geschnittener roher Schinken
(z. B. Parmaschinken)

Die Tomaten in Scheiben schneiden, kreisförmig in eine Pfanne ohne Fett legen und kurz erwärmen. Dann wenden, den Reis auf den Tomaten verteilen und mit Salz, Pfeffer und Thymian würzen. Das Öl in die Pfannenmitte geben und darin das Spiegelei braten. Mit Salz und Pfeffer würzen. Den Schinken in der Pfanne mit erwärmen.

IDEAL-DIÄT / 4. WOCHE

MO

FRÜHSTÜCK
Apfel-Clementinen-Müsli ✓
8 g Fett

1 Apfel, 1 Clementine, 1/2 EL Kürbiskerne, 1/2 EL Leinsamen, 1/2 Becher Joghurt*, 1 EL Haferflocken, 1 TL Ahornsirup

Den Apfel raspeln, die Clementine klein schneiden, die Kürbiskerne hacken. Alles mit den übrigen Zutaten mischen.

> * Den Rest brauchen Sie für das Hauptgericht heute.

ZWISCHENDURCH
1 Birne
0,5 g Fett

HAUPTGERICHT
Indisches Linsengericht ✓
9 g Fett

1 Knoblauchzehe, 1 große Zwiebel, 30 g rote Linsen, 1 Möhre, Salz, 1 Messerspitze Currypulver, 1 kleines Stück Salatgurke (50 g), 50 g eingelegter Kürbis, 1 TL Öl, ca. 125 g gekochter Reis (50 g Rohgewicht), 1/2 Becher Joghurt, 1/2 EL Kürbiskerne, etwas Koriandergrün, Petersilie oder Schnittlauch

1. Knoblauch und Zwiebel klein schneiden und mit den Linsen in einer Pfanne unter ständigem Rühren 1 Minute anrösten. Die Möhre würfeln und zufügen. Mit Salz würzen, umrühren, mit Curry bestäuben und noch einmal rühren. 1 Tasse Wasser zugießen und zugedeckt etwa 4 Minuten kochen, bei Bedarf etwas Wasser nachgießen.
2. Die Salatgurke in Scheiben schneiden oder hobeln, den Kürbis eventuell in Stücke schneiden. Beides mit etwa 2-3 EL Kürbiswasser und dem Öl unter die Linsen heben. Reis dazugeben und zugedeckt 1 Minute erwärmen.
3. Das Linsengericht mit Joghurt anrichten, mit gehackten Kürbiskernen und Kräutern bestreuen.

ZWISCHENDURCH
1 Becher Fruchtjoghurt
2 g Fett

IMBISS
Bunter Salat und Käsebrot ✓
7 g Fett

1 EL Gemüse-Hefebrühe, 1-2 TL Zitronensaft, 1/2 TL Olivenöl, Salz, frisch gemahlener Pfeffer, 1/2 Bund Dill, 1/2 Apfel, 1 Möhre, 2-3 Radieschen, 100 g Salatgurke, 3 Gewürzgurken, 1 Scheibe Vollkornbrot, 1 Scheibe Schnittkäse

Brühe, Zitronensaft, Öl, Salz und Pfeffer in einem Teller verrühren. Dill fein hacken, Apfel, Möhre, Radieschen, Salat- und Gewürzgurken würfeln oder raspeln, mit der Soße mischen und gut durchziehen lassen. Das Vollkornbrot mit Käse belegen und dazu essen.

> **WENN'S ETWAS MEHR SEIN SOLL:**
>
> + *Hauptgericht:* Nehmen Sie 1 EL Linsen (10 g) und 1/2 TL Öl mehr.
> + *Zum Imbiss oder zwischendurch:* 1 Scheibe Vollkornbrot mit 2 TL Tomatenmark bestrichen, und 1 Apfel zusätzlich.

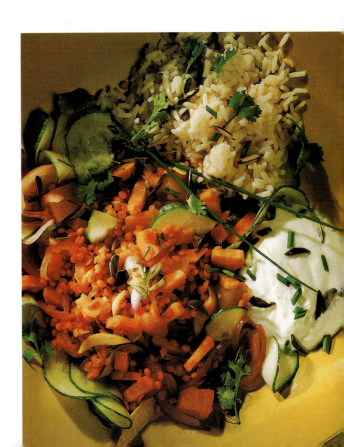

IDEAL-DIÄT / 4. WOCHE

DI

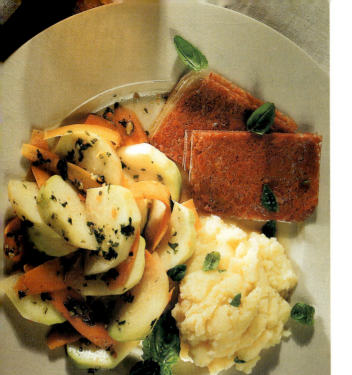

FRÜHSTÜCK
Zwieback und Pesto-Käseknäcke ✓
8 g Fett

1 Scheibe Knäckebrot, 1 1/2 EL Frischkäse,
1 schwach gehäufter TL Pesto, Salz,
frisch gemahlener Pfeffer, 1 Zwieback,
1 TL Konfitüre

Das Knäckebrot mit 1 EL Frischkäse und dem Pesto bestreichen, nach Geschmack mit Salz und Pfeffer würzen. Den Zwieback mit dem restlichen Frischkäse und der Konfitüre bestreichen.

ZWISCHENDURCH
1 Becher Fruchtjoghurt
2 g Fett

HAUPTGERICHT
Kohlrabigemüse und Corned-Beef
12 g Fett

1 Kohlrabi, 1 Möhre, 1/2 Tasse Gemüse-Hefebrühe,
1 schwach gehäufter TL Pesto, 1/2 TL Olivenöl,
frisch gemahlener Pfeffer, Salz,
7 EL Kartoffelpüreeflocken,
3 Scheiben Corned-Beef, etwas Basilikum,
Schnittlauch oder Petersilie, 2 Orangen

1. Kohlrabi und Möhre schälen, klein schneiden und in der Brühe zugedeckt bei kleiner Hitze etwa 8–10 Minuten weich kochen, den Topf zwischendurch schütteln. Zu viel Flüssigkeit zum Schluss offen verdampfen lassen. Pesto und das Öl unterheben, mit Pfeffer würzen und nicht mehr kochen.

2. 180 ml Salzwasser erhitzen, Kartoffelpüreeflocken hineinrühren. Den Brei mit Gemüse und Corned-Beef auf einem Teller anrichten und mit gehackten Kräutern bestreuen. Dessert: 2 Orangen

ZWISCHENDURCH
1 Banane und 1 Clementine
0 g Fett

IMBISS
Rote-Bete-Salat mit Corned-Beef-Brot
9 g Fett

1 Möhre, 50 g Salatgurke,
50 g eingelegte rote Bete, 1 TL Olivenöl, Salz,
frisch gemahlener Pfeffer, etwas Kresse,
Schnittlauch oder Koriandergrün,
1 Scheibe Vollkornbrot, 2 TL Salatcreme,
1 Scheibe Corned-Beef

Möhre und Gurke raspeln, rote Bete klein schneiden. Alles in einem tiefen Teller mit 2–3 EL Rote-Bete-Wasser, dem Öl, Salz und Pfeffer mischen und gut durchziehen lassen. Die Kräuter erst kurz vor dem Essen unterheben. Das Brot mit Salatcreme bestreichen und mit Corned-Beef belegen.

WENN'S ETWAS MEHR SEIN SOLL:

+ *Zwischendurch oder zum Imbiss: 1 Apfel und 1 weitere Scheibe Vollkornbrot mit 2 EL Frischkäse bestrichen.*

 Vegetarische Alternativen

HAUPTGERICHT: Statt Corned-Beef nehmen Sie 40 g Gemüsepastete (Reformhaus).

IMBISS: Belegen Sie das Brot mit 20 g Gemüsepastete.

IDEAL-DIÄT / 4. WOCHE

MI

FRÜHSTÜCK
Corned-Beef- und Konfitürenknäcke
7 g Fett

2 Scheiben Knäckebrot,
1 TL Butter oder Margarine,
1 Scheibe Corned-Beef,
1 EL Frischkäse, 1 TL Konfitüre

1 Scheibe Knäckebrot mit Butter oder Margarine bestreichen und mit Corned-Beef belegen, die zweite mit Frischkäse und Konfitüre.

ZWISCHENDURCH
1 Birne
0,5 g Fett

HAUPTGERICHT
Geschmortes Hähnchenbrustfilet auf Lauch-Tomaten-Gemüse
12 g Fett

50 g Nudeln*, Salz,
1 Hähnchenbrustfilet, Cayennepfeffer,
Thymian, 1/2 Bund Petersilie,
1 TL Öl, 2 Lauchzwiebeln,
2 Tomaten, 1 Knoblauchzehe,
je 1 Messerspitze Zimt, frisch gemahlener Pfeffer und zerdrückte Korianderkörner,
1/2 Tasse Gemüse-Hefebrühe,
2 TL Crème fraîche

1. Nudeln nach Packungsanweisung in Salzwasser kochen und abgießen.
2. Inzwischen in das Hähnchenbrustfilet eine Tasche schneiden, die Innenseiten mit Salz und Cayennepfeffer würzen, Thymian und einige Petersilienblätter hineingeben und zusammendrücken.
3. Das Öl in eine heiße Pfanne geben und das Hähnchenfilet auf beiden Seiten jeweils 1–2 Minuten braun anbraten, dann an den Rand schieben.
4. Die Lauchzwiebeln und Tomaten klein schneiden, Knoblauch hacken, alles in die Pfannenmitte geben, unter Rühren kurz andünsten und mit Zimt, Pfeffer und Koriander würzen. Die Brühe zugießen und bei kleiner Hitze zugedeckt 8–10 Minuten schmoren.
5. Die restliche Petersilie hacken, zusammen mit der Crème fraîche zum Schluss unterheben, das Gemüse mit Salz abschmecken und mit Fleisch und Nudeln auf einem Teller anrichten.

* **Nudeln:** Kochen Sie 60 g (Rohgewicht) mehr für das Hauptgericht am Freitag (Seite 53).

Tipp: Falls Sie kein kleines Hähnchenbrustfilet bekommen, kaufen Sie ein doppelt so großes und halbieren Sie es der Länge nach. Eine Hälfte können Sie für später einfrieren.

ZWISCHENDURCH
Kohlrabisalat mit Knäckebrot ✓
2 Portionen à 2 g Fett

1 Kohlrabi, 2 Clementinen, etwas Dill, Petersilie oder Schnittlauch,
2 EL Gemüse-Hefebrühe, 4 TL Salatcreme,
Zitronensaft, Salz, frisch gemahlener Pfeffer,
1 Scheibe Knäckebrot

Den Kohlrabi schälen und raspeln, die Clementinen klein schneiden und mit Kräutern, Brühe und Salatcreme mischen, mit Zitronensaft, Salz und Pfeffer abschmecken und gut durchziehen lassen.
Essen Sie die Hälfte des Salats mit dem Knäckebrot als Zwischenmahlzeit. Die andere Hälfte gibt es als Imbiss.

IMBISS
Käsebrot mit Kohlrabisalat ✓
6 g Fett

Zum Salat (➔ „Zwischendurch") 1 Scheibe Vollkornbrot mit 1 Scheibe Schnittkäse belegt essen.

WENN'S ETWAS MEHR SEIN SOLL:

+ *Imbiss: Bestreichen Sie das Vollkornbrot statt mit Salatcreme mit 1 1/2 TL Butter oder Margarine.*

+ *Zwischendurch: 1 Banane zusätzlich.*

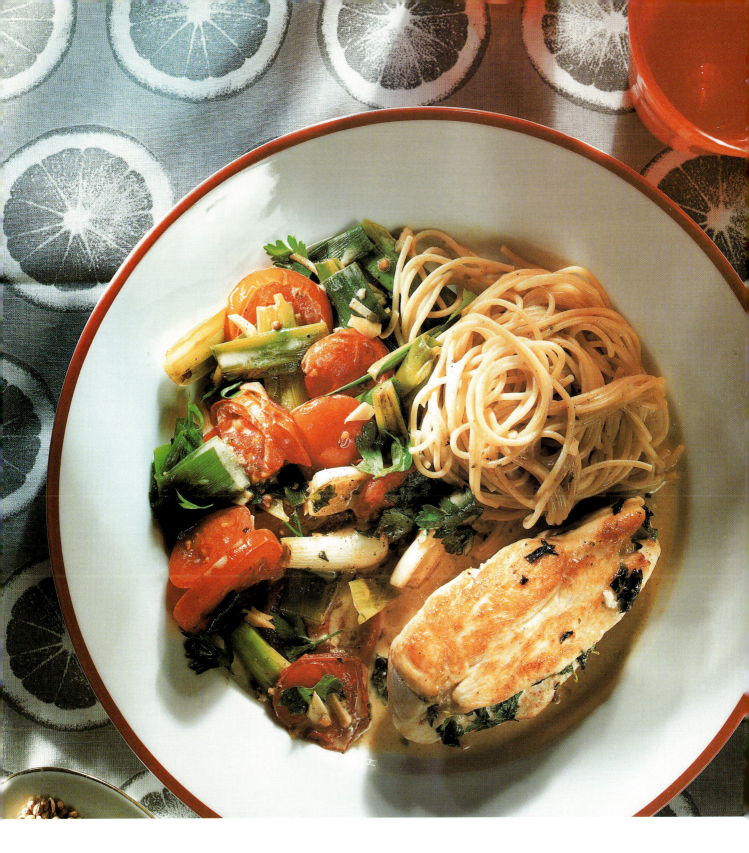

Vegetarische Alternativen

FRÜHSTÜCK: Belegen Sie das Knäckebrot mit 20 g Gemüsepastete.

HAUPTGERICHT: Statt Hähnchenbrustfilet braten Sie 1 Soja-Frikadelle (ca. 40 g) ohne Öl in 1 EL Wasser. Zum Dessert essen Sie 1 Becher fettarmen Joghurt.

IDEAL-DIÄT / 4. WOCHE
DO

FRÜHSTÜCK
Käsebrot und Clementine ✓
8 g Fett

1 Scheibe Vollkornbrot,
1 TL Butter oder Margarine,
1 Scheibe Schnittkäse, 1 Clementine

Das Brot mit Butter oder Margarine bestreichen und mit Käse und Clementinenspalten belegen.

ZWISCHENDURCH
2 Äpfel
1 g Fett

HAUPTGERICHT
Basilikum-Käse mit Kartoffeln ✓
11 g Fett

4 Kartoffeln*, Salz, 3 Tomaten,
frisch gemahlener Pfeffer, 1 Möhre,
etwas Basilikum, 1–2 EL Gemüse-Hefebrühe,
100 g Frischkäse, 1 EL geriebener Parmesan-Käse

1. Die Kartoffeln in Salzwasser kochen und pellen.
2. Inzwischen die Tomaten in Scheiben schneiden, dachziegelartig auf einen großen Teller legen und mit Salz und Pfeffer würzen.
3. Die Möhre raspeln, die Basilikumblätter in dünne Streifen schneiden, beides mit der warmen Brühe und dem Frischkäse mischen. Mit Salz und Pfeffer würzen und auf den Tomaten anrichten. Mit Parmesan-Käse bestreuen. Die Kartoffeln dazu essen.

> *** Kartoffeln:** Kochen Sie 2 mehr für die Zwischenmahlzeit am Freitag (Seite 53).

ZWISCHENDURCH
Tomatenknäckebrot und Gemüsebrühe ✓
2 g Fett

2 Scheiben Knäckebrot, 2 TL Tomatenmark,
1 große Tasse Gemüse-Hefebrühe

Die Knäckebrote mit Tomatenmark bestreichen und zusammenklappen. Die Brühe dazu trinken.

IMBISS
Tofusalat ✓
9 g Fett

2 EL Sojasoße (→ Seite 105), 1 EL Zitronensaft,
1/2 TL Öl, 1 Messerspitze Chiligewürz, 125 g Tofu,
1 Möhre, 100 g Salatgurke, etwas Schnittlauch,
Koriandergrün oder Petersilie,
ca. 45 g gekochter Reis (15 g Rohgewicht), Salz

Sojasoße, Zitronensaft, Öl und Chiligewürz in einem tiefen Teller verrühren. Den Tofu würfeln, Möhre und Gurke raspeln, Kräuter hacken und alles mit der Soße mischen. Den gekochten Reis unterheben. Den Salat gut durchziehen lassen und mit Salz abschmecken.

> **WENN'S ETWAS MEHR SEIN SOLL:**
>
> + *Hauptgericht:* Kochen Sie 1 Kartoffel mehr.
> + *Imbiss:* Nehmen Sie die doppelte Menge Reis.
> + *Zwischendurch:* 1 Banane zusätzlich.

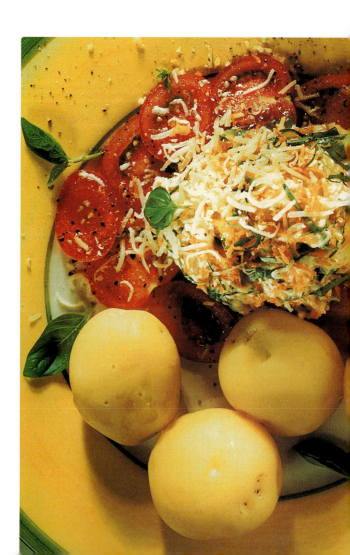

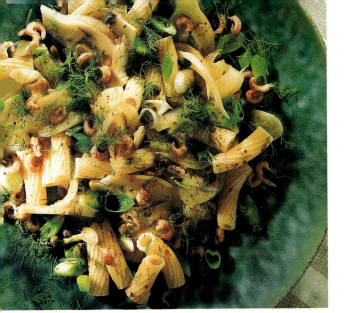

IDEAL-DIÄT / 4. WOCHE

FR

2. Petersilie oder Fenchelkraut grob hacken, mit den gekochten Nudeln, dem Tomatenmark und den Kapern in den Topf geben und einmal aufkochen.
3. Krabbenfleisch und Öl unterheben, mit Pfeffer würzen, nicht mehr kochen.

ZWISCHENDURCH
Kartoffelsnack ✓
0 g Fett

2 gekochte Kartoffeln,
1 TL Tomatenmark, Streuwürze

Die Kartoffeln pellen, halbieren, die Schnittflächen mit Tomatenmark bestreichen und würzen.

IMBISS
Rübensalat ✓
7 g Fett

1 EL Gemüse-Hefebrühe, Zitronensaft,
Salz, frisch gemahlener Pfeffer, 1 TL Olivenöl,
1 Clementine, 100 g Kohl- oder Steckrübe,
etwas Schnittlauch oder Petersilie,
2 Scheiben Knäckebrot, 1 EL Frischkäse,
2 TL Tomatenmark, Streuwürze

Brühe, Zitronensaft, Salz, Pfeffer und Öl in einem tiefen Teller verrühren. Die Clementine sehr klein schneiden, die Rübe dünn hobeln, die Kräuter hacken. Alles zufügen, mischen und gut durchziehen lassen. Die Knäckebrote mit Frischkäse und Tomatenmark bestreichen, würzen und zusammenklappen.

FRÜHSTÜCK
Orangenmüsli ✓
10 g Fett

1 Orange, 1 EL Kürbiskerne,
1 Becher Joghurt, 1 TL Ahornsirup,
1 EL Haferflocken, 1/2 EL Leinsamen

Die Orange klein schneiden, die Kürbiskerne hacken und mit den übrigen Zutaten mischen.

> *Tipp: Würzen Sie mal mit Zitronenschale und etwas frisch geriebenem Ingwer.*

ZWISCHENDURCH
Knäckebrot mit Salatcreme und Gurken ✓
3 g Fett

1 Scheibe Knäckebrot mit 3 TL Salatcreme bestreichen. Essen Sie dazu ein paar Gewürzgurken.

HAUPTGERICHT
Fenchelnudeln mit Krabbenfleisch
11 g Fett

1 Fenchel, 1 Tasse Gemüse-Hefebrühe,
1 Lauchzwiebel,
1/2 Bund Petersilie oder etwas Fenchelkraut,
ca. 140 g gekochte Nudeln (60 g Rohgewicht),
3 TL Tomatenmark, 2 EL Kapern,
50 g Krabbenfleisch, 1 1/2 TL Olivenöl,
frisch gemahlener Pfeffer

1. Den Fenchel in Streifen schneiden und 3 Minuten in der Brühe kochen. Lauchzwiebel klein schneiden, zufügen und 2 Minuten offen weitergaren, Flüssigkeit dabei etwas einkochen.

WENN'S ETWAS MEHR SEIN SOLL:

+ *Imbiss: Nehmen Sie statt der Knäckebrote 1 Vollkornbrötchen und bestreichen Sie es mit 2 EL Frischkäse.*
+ *Zwischendurch: 1 Apfel und 1 Birne zusätzlich.*

Vegetarische Alternative

HAUPTGERICHT: 2 Ecken fettreduzierten Schmelzkäse (50 g) in der Brühe mitkochen und dabei auflösen, zum Schluss lediglich 1/2 TL Olivenöl zufügen. Als Dessert essen Sie 1/2 Becher Joghurt.

IDEAL-DIÄT / 4. WOCHE

Sa

FRÜHSTÜCK
Konfitüren- und Käsebrötchen ✓
6 g Fett

1 Vollkornbrötchen, 1 TL Butter oder Margarine,
1/2 TL Konfitüre, 1/2 Ecke Schmelzkäse,
frisch gemahlener Pfeffer,
etwas Basilikum oder Kresse

1 Brötchenhälfte mit Butter oder Margarine und Konfitüre bestreichen, die zweite mit Schmelzkäse und mit Kräutern und Pfeffer würzen.

ZWISCHENDURCH
Käseknäcke und Gewürzgurken ✓
2 g Fett

2 Scheiben Knäckebrot, 1/2 Ecke Schmelzkäse,
einige Gewürzgurken

Knäckebrote mit Schmelzkäse bestreichen und zusammenklappen. Die Gurken dazu essen.

HAUPTGERICHT
Estragonmöhren mit Steak und Hirse
10 g Fett

40 g Hirse*, Salz, 4 Möhren,
1 kleine Zwiebel, 1 TL getrockneter Estragon,
1 Tasse Gemüse-Hefebrühe,
100 g Beefsteak**, 1/2 TL Öl,
Salz, frisch gemahlener Pfeffer,
2 TL Crème fraîche, etwas Petersilie,
1 Clementine

1. Die Hirse in gut der doppelten Menge Salzwasser zugedeckt zum Kochen bringen und bei kleiner Hitze 20 Minuten quellen lassen, zu viel Flüssigkeit zum Schluss offen verdampfen lassen.
2. Möhren und Zwiebel klein schneiden und mit Estragon in der Brühe bei kleiner Hitze weich kochen.
3. Eine Pfanne erhitzen. Das Fleisch dünn mit Öl einpinseln und auf jeder Seite etwa 1 Minute braten oder grillen.

4. Das Steak auf einen vorgewärmten Teller legen, mit Salz und Pfeffer würzen. Crème fraîche unter die Estragonmöhren rühren. Mit der Hirse zum Steak anrichten und mit Petersilienblättern bestreuen.
Dessert: 1 Clementine

* **Hirse:** Kochen Sie 20 g mehr für den Imbiss heute.
** **Beefsteak:** Braten Sie 25 g mehr für den Imbiss heute.

ZWISCHENDURCH
Rübencremesuppe ✓
4 g Fett

50 g Kohl- oder Steckrübe, 1/2 Apfel*,
1 Becher Gemüse-Hefebrühe,
ca. 70 g eingelegte rote Bete,
1 Messerspitze Chiligewürz,
1 TL Ahornsirup, Salz, 2 TL Crème fraîche,
etwas Schnittlauch, Kresse oder Petersilie

Kohl- oder Steckrübe und den Apfel in kleine Würfel schneiden, alles 4–5 Minuten in der Brühe weich kochen.
Die rote Bete und 3 EL von dem Rote-Bete-Wasser zufügen, erhitzen und pürieren. Chiligewürz und Ahornsirup zugeben und mit Salz abschmecken. Die Suppe in einen Teller füllen, Crème fraîche unterrühren und mit Kräutern bestreuen.

* **Apfel:** Den Rest brauchen Sie für den Imbiss heute.

IMBISS
Hirsesalat
7 g Fett

ca. 50 g eingelegter Kürbis, Salz,
1 Messerspitze Currypulver, Zitronensaft,
1 TL Olivenöl, 1 Lauchzwiebel,
25 g gebratenes Beefsteak, 1/2 Apfel,
ca. 50 g gekochte Hirse (20 g Rohgewicht)

Die Kürbisstücke eventuell klein schneiden und mit 2 EL Kürbiswasser in einen tiefen Teller geben. Salz, Curry, Zitronensaft und Öl zufügen. Die Lauchzwiebel in dünne Ringe, das Fleisch in dünne Streifen schneiden, die Apfelhälfte raspeln. Alles mit der Hirse mischen und durchziehen lassen.

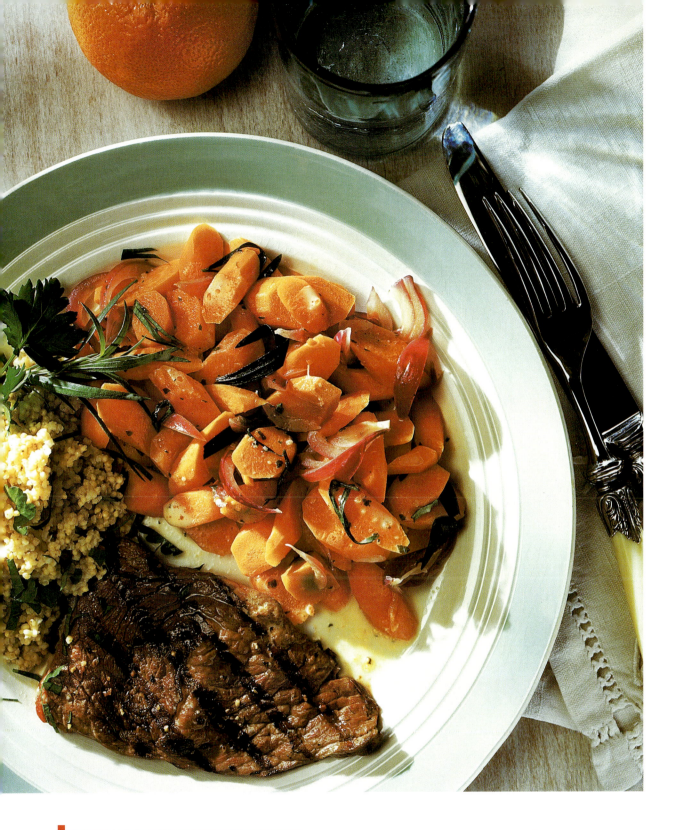

WENN'S ETWAS MEHR SEIN SOLL:

+ *Zwischendurch:* Statt Knäckebrot 1 Scheibe Vollkornbrot und noch 1 Banane zusätzlich.

+ *Hauptgericht, Imbiss:* Kochen Sie je 10 g Hirse (Rohgewicht) zusätzlich und braten Sie je 25 g mehr Beefsteak.

Vegetarische Alternativen

HAUPTGERICHT: Statt Steak braten Sie 1 Soja-Frikadelle oder 1 Tofubratling (ca. 40 g) ohne Öl in 1 EL Wasser. Die Clementine mischen Sie mit $1/2$ Becher fettarmem Joghurt.

IMBISS: In den Salat mischen Sie 2 EL körnigen Frischkäse (40 g) und geben dann nur $1/2$ TL Öl in die Soße.

IDEAL-DIÄT / EINKAUFSLISTE

FRISCHE ZUTATEN

			So	Mo	Di	Mi	Do	Fr	Sa
Fleisch – Fisch	Beefsteak (Gramm)	1. WOCHE							
	Beefsteakhack (Gramm)			50					
	Corned-Beef (Scheibe à 20 g)								
	Gekochter Schinken (Scheibe à 20 g)								
	Hähnchenbrustfilet (Stück ca. 90 g)								
	Hähnchen- oder Geflügelleber (Gramm)								80
	Hähnchenkeule (Stück ca. 200 g mit Knochen)								
	Lachsschinken (ohne Fettrand; Gramm)								40
	Lammkotelett oder -filet (Gramm)								
	Parmaschinken (Gramm)								
	Putenbrustfilet (Gramm)								
	Rindfleisch- oder Geflügelsülze (Scheibe à 20 g)								
	Schweinefilet (Gramm)		150	20					
	Würstchen (fettreduziert; Stück à 50 g)					2			
	Forelle (ca. 300 g)								
	Krabbenfleisch (Gramm)								
	Seefischfilet (Kabeljau, Lengfisch, Rotbarsch; Gramm)							125	
Eier – Milch – Brot	Eier (Gewichtsklasse M)		1						
	Fruchtjoghurt (Becher à 125–150 g, 1,5 % Fett)			1	1				
	Frischkäse (fettreduziert; Packung à 200 g)					20	60		40
	Joghurt (Becher à 150 g, 1,5 % Fett)			1		1	1	½	
	Schmelzkäse (fettreduziert; Packung mit 8 Stück à 25 g, 11 % Fett absolut)						1		
	Schnittkäse (Scheibe à 20 g, 30 % F.i.Tr.; oder 18 % Fett absolut)								
	Vollkornbrötchen								1
	Weizenvollkornbrot (Scheibe à 50 g)		1	1	1	1	1		
Obst – Gemüse	Ananas, frisch (Gramm)					120	100	150	100
	Apfel (mittelgroß)		1	1	1				1
	Banane (klein)				1			1	
	Birne (mittelgroß)				1				
	Clementine					4	1		1
	Grapefruit		1						
	Orange (unbehandelt)								
	Blattspinat (TK-Paket à 450 g)								300
	Bohnen (grüne, TK-Paket à 450 g)		200	150	100				
	Champignons (Gramm)							125	
	Chicorée								
	Feldsalat (Gramm)		50						
	Fenchel								
	Kartoffeln (mittelgroß)		3		3				
	Kohlrabi (mittelgroß)								
	Lauchzwiebeln								
	Möhren (klein)			2	2			2	
	Paprikaschote						1		1
	Pfannengemüse z. B. „Italienisch" (TK-Paket à 300 g)								
	Radieschen (Bund)								
	Rauke/Blattsalat (Gramm)								
	Rosenkohl (TK-Paket à 450 g)								
	Salatgurke (Gramm)								
	Staudensellerie (Stangen)						2–3	1	1
	Steckrübe oder Kohlrübe (Gramm)								
	Suppengrün (Bund)								
	Tomaten		1		2		1		2
	Zucchini								

2. WOCHE

So	Mo	Di	Mi	Do	Fr	Sa
		100	50			
			2			3
1						
30		30				
					125	
	1			1		
20	½	40	20	1	⅓	⅔
			2	1	1	
					1	
					1	
1	1	1	1	1		
	1	2		2	1	
	1		1			
		1				
1		1				
	1					
150						
1	1	2				
3	4	2				
	1	1	1	3		
			1	1		
			1			
		200	250			
100	200	100	100			
	2					
					½	
5	2		2	4		
1						

3. WOCHE

So	Mo	Di	Mi	Do	Fr	Sa
		80				
110						
		1	4			
						2
					1	
			1			
			1			20
	1		1	1	½	
1	1	1	½	1	1	2
				1		1
1	1		1	1	1	1
1		1	2		1	
1	1					
	1		2	1		
		1				½
1	2					1
				100		
50						
				4		5		1
	2	1	2	2		
					½	
				50		
						100
						200
½				2	2	
1						

4. WOCHE

So	Mo	Di	Mi	Do	Fr	Sa
						125
			4	1		
				1		
60						
						2
					50	
1	1	1				
10	1	30	20	100	20	
					1	1
1	1	1	1	1	1	1
½	1½			2		1
		1				
		1	1			
½	½	1	1	2	1	1
		2			1	
		1	1	4	1	1
			2		2	2
			1		1	1
2	2	2		2		4
½						
50						
100	150	50		100		
					100	50
2				2	3	

57

2 WOCHEN

GENIESSER-DIÄT

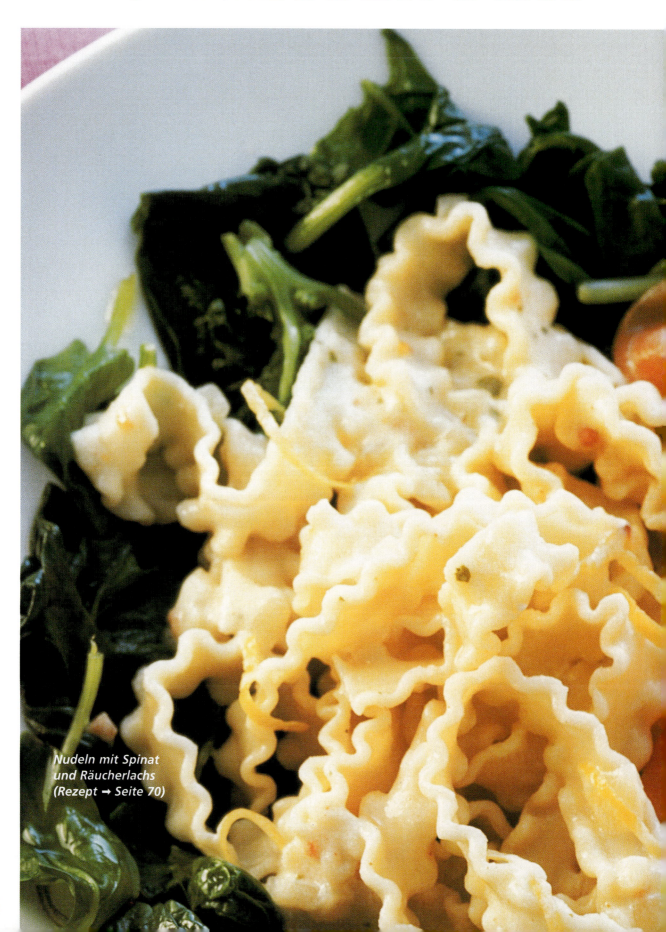

Nudeln mit Spinat und Räucherlachs (Rezept ➝ Seite 70)

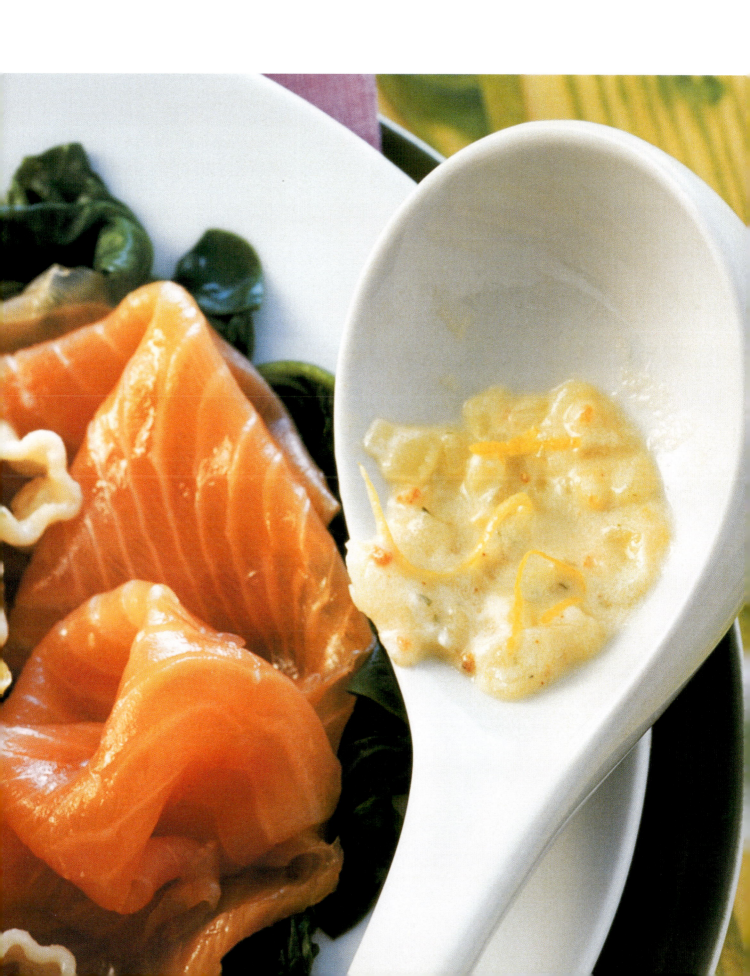

GENIESSER-DIÄT / 1. WOCHE

SO

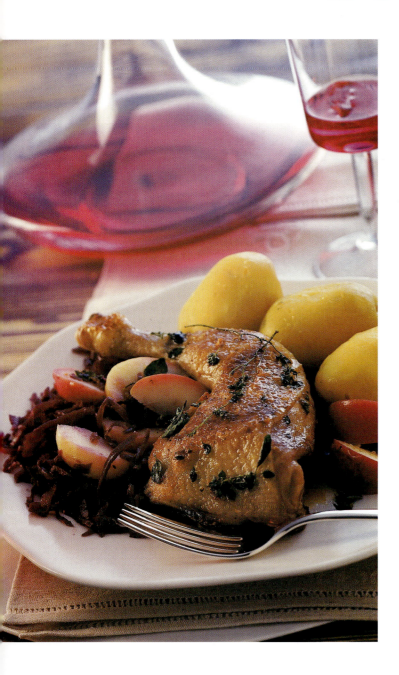

FRÜHSTÜCK
Toast mit Ei und Konfitürenzwieback ✓
9 g Fett

1 Ei, 1 Scheibe Vollkorntoast,
1 TL Paprikamark, Salz, frisch gemahlener Pfeffer,
1 Zwieback, 1 TL Fruchtaufstrich

Das Ei hart oder weich kochen. Brot toasten, mit Paprikamark bestreichen und mit Salz und Pfeffer würzen. Zwieback mit Fruchtaufstrich bestreichen.

ZWISCHENDURCH
1 Stück Beerenhefekuchen ✓
4 g Fett

Den Kuchen backen Sie am besten schon am Sonnabend. Rezept ➜ Seite 61

HAUPTGERICHT
Hähnchenkeule mit Rotkohl und Apfel
15 g Fett

3 Kartoffeln*, Salz, 1 Hähnchenkeule, Cayennepfeffer,
etwas frischer Thymian oder Majoran,
1/2 Glas Rotkohl**,
je 1 Messerspitze Nelken und Zimt (gemahlen),
1/2 Apfel***, frisch gemahlener Pfeffer

1. Die Kartoffeln mit Schale in Salzwasser kochen, abgießen und pellen.
2. Inzwischen die Hähnchenkeule mit Salz und Cayennepfeffer einreiben, mit 3 EL Wasser in eine kalte Pfanne legen und mit 2 Lagen Küchenpapier abdecken. Die Keule etwa 4 Minuten bei starker Hitze, dann bei mittlerer Hitze weiterbraten, öfter wenden und zwischendurch 2-mal 3 EL Wasser zugießen. Nach knapp 20 Minuten mit gehackten Kräutern bestreuen und weiterbraten, bis die Kartoffeln gar sind.
3. Den Rotkohl in einem Topf erhitzen. Mit Nelken und Zimt würzen. Die Apfelhälfte in Spalten schneiden, auf den Kohl legen, eventuell mit Salz und Pfeffer abschmecken (Rotkohl aus dem Glas ist meist schon gewürzt) und zugedeckt etwa 8–10 Minuten kochen.
4. Kartoffeln, Hähnchenkeule und Rotkohl auf einem Teller warm stellen. Fett abgießen, 3–4 EL Wasser in der Pfanne aufkochen, unter Rühren den Bratsatz lösen und die Soße über die Keule gießen.

Tipp: Die Hähnchenkeule wird knuspriger, wenn Sie Küchenkrepp statt eines Deckels auf die Pfanne legen. Das Papier hält die Wärme, und das Fleisch gart schneller als ohne Deckel.

* **Kartoffeln:** Kochen Sie 2 mehr für den Imbiss am Montag (Seite 63).
** **Rotkohl:** Den Rest für den Imbiss am Freitag (Seite 70) aufheben.
*** **Apfel:** Den Rest brauchen Sie für den Imbiss heute.

ZWISCHENDURCH
Milchkaffee mit Löffelbiskuits ✓
3 g Fett

100 ml Milch erhitzen und mit 1 Tasse Kaffee und 1 TL Malzkakaopulver verrühren. Dazu: 2 Löffelbiskuits

IMBISS
Fenchel-Orangen-Salat ✓
3 g Fett

1 Orange, 1/2 TL Olivenöl, Salz, Cayennepfeffer, 1/2 Apfel, 1 Möhre, 1/2 Fenchel*

Saft von 1/2 Orange mit Öl und Gewürzen verrühren. Apfel, Möhre und Fenchel hineinhobeln und die klein geschnittene Orange dazugeben.

> **Tipp:** *Die Orangenschale für den Kuchen verwenden. Am besten einen Vorrat zum Würzen anlegen: Orange heiß abspülen, Schale dünn schälen oder mit einem Zestenreißer abziehen und in einem Glas einfrieren.*
>
> *** Fenchel:** *Den Rest (mit Fenchelkraut) brauchen Sie für das Hauptgericht am Montag (Seite 63).*

ZWISCHENDURCH
Beerenhefekuchen ✓
8 Stücke à 4 g Fett

200 g Vollkorn-Dinkelmehl, Salz,
1/2 Tüte Trockenhefe (1 gestrichener TL),
abgeriebene Schale von 1/2 Orange oder Zitrone,
1 EL Honig, knapp 4 EL Öl, 100 ml Milch,
200–300 g TK-Beerenfrüchte,
2 EL brauner Zucker
(oder 2 Tütchen Vanillezucker)

1. Mehl mit 1 Prise Salz, Hefe und Zitrusschale in eine Schüssel geben.
2. Honig, Öl, lauwarme Milch und 100 ml lauwarmes Wasser mit den Knethaken des Handrührers unterrühren, den Teig 20 Minuten zugedeckt gehen lassen.
3. Ein Blech oder eine rechteckige Form mit Backpapier auslegen. Den sehr weichen Teig noch einmal gut durchkneten, auf das Papier geben und auf einer Fläche von ca. 30 x 20 cm glatt streichen. Weitere 30–40 Minuten gehen lassen.
4. Den Backofen auf 190 Grad/Umluft 160 Grad/Gas Stufe 2-3 vorheizen. Gefrorene Beeren gleichmäßig auf dem Kuchen verteilen und ihn 20-25 Minuten auf der unteren Leiste backen.
5. Den Kuchen herausnehmen, sofort mit Zucker bestreuen und abkühlen lassen. In 8 Stücke teilen und die Stücke, die nicht gleich gegessen werden, lauwarm einfrieren.

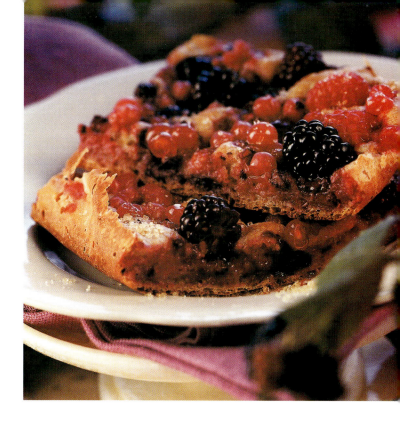

> **Tipp:** *Sie können den Kuchen auch mit Weizenmehl (Type 1050) backen. Verwenden Sie möglichst Früchtemischungen ohne Erdbeeren, weil die sehr viel Saft ziehen.*

WENN'S ETWAS MEHR SEIN SOLL:

+ *Hauptgericht:* Nehmen Sie 1 Kartoffel mehr und 1 ganzen Apfel.
+ *Imbiss:* 1 Scheibe Vollkornbrot dazu essen.

✗ Vegetarische Alternative

HAUPTGERICHT: Nehmen Sie statt der Hähnchenkeule 2 Soja-Pfefferbratlinge (125 g; Reformhaus). Tofu- bzw. Sojaprodukte sind generell fetter als Fleisch. Ausgebratenes Fett daher nicht mit auf den Teller geben.

GENIESSER-DIÄT / 1. WOCHE

MO

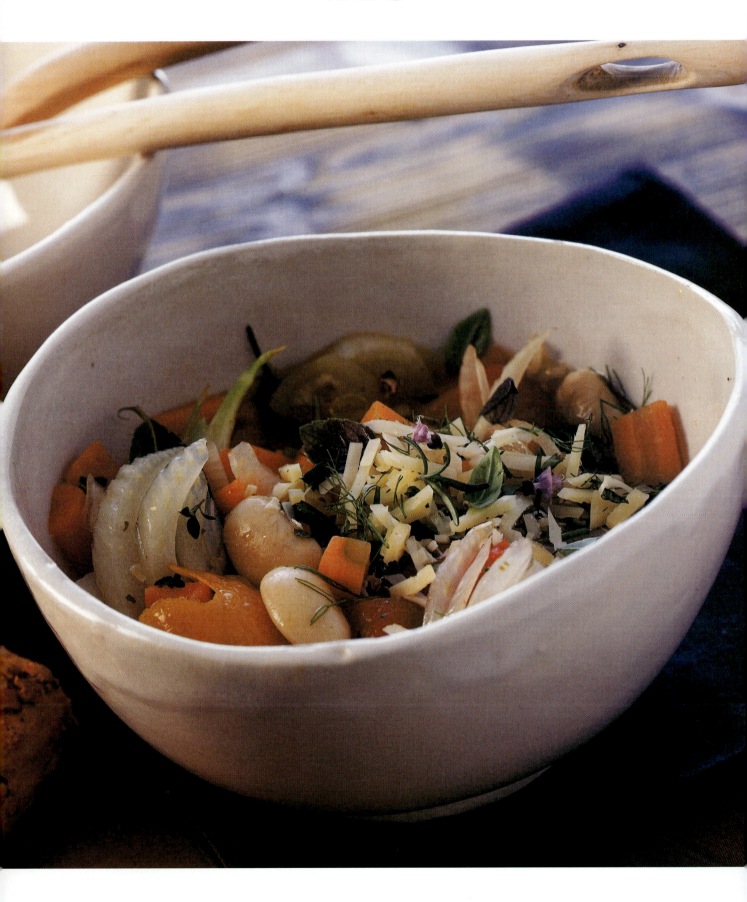

FRÜHSTÜCK
Bananenmüsli ✓
7 g Fett

1 EL Kürbiskerne, 4 EL Haferflocken,
1 Banane, 1 EL Zitronensaft,
2 TL Crème fraîche, 50 ml Milch

Die Kürbiskerne hacken und mit den Haferflocken in einer Pfanne ohne Fett rösten. Die Banane mit Zitronensaft, Crème fraîche und der Milch in einem tiefen Teller zerdrücken. Mit den gerösteten Haferflocken und Kürbiskernen bestreuen.

Tipp: Wer mag, süßt mit ein wenig Ahornsirup.

ZWISCHENDURCH
Joghurt mit Beerenfrüchten ✓
2 g Fett

50 g TK-Beerenfrüchte auftauen und mit 2 TL Ahornsirup und 1 Becher Joghurt verrühren.

HAUPTGERICHT
Spanischer Bohnentopf ✓
14 g Fett

1 Tasse Gemüse-Hefebrühe, 1 Lorbeerblatt,
1/2 Dose abgetropfte weiße Bohnen*,
2 Möhren, 1/2 Fenchel, 1 Knoblauchzehe,
1 Dosentomate** und 4 EL Tomatensaft,
etwas Orangenschale, Salz,
Harissa (oder Cayennepfeffer),
1 Roggenbrötchen,
1 Scheibe Schnittkäse,
1 Päckchen TK-Italienische Kräuter
oder TK-Kräuter der Provence (oder frische),
1 1/2 TL Olivenöl

1. Die Brühe mit dem Lorbeerblatt und den Bohnen zum Kochen bringen.
2. Möhren und Fenchel klein schneiden, Knoblauch hacken. Mit Tomate, Tomatensaft und Orangenschale zu den Bohnen geben, mit Salz und Harissa würzen und 8 Minuten kochen.
3. Das Brötchen toasten. Käse, Fenchelkraut und ggf. die frischen Kräuter hacken.
4. Den Eintopf in eine Suppenschale geben, mit der Kräuter-Käse-Mischung bestreuen und mit Öl beträufeln. Das Brötchen dazu essen.

Tipps: Gehen Sie mit Harissa sparsam um, die orientalische Würzpaste ist sehr scharf.

Bereiten Sie den Bohnentopf auch einmal mit roten Bohnen zu.

* **Bohnen:** Den Rest für den Imbiss am Dienstag (Seite 64) verwenden.
** **Dosentomaten:** Den Rest brauchen Sie für das Hauptgericht am Mittwoch (Seite 66).

ZWISCHENDURCH
Käseknäckebrot ✓
3 g Fett

1 Scheibe Knäckebrot mit 1 TL Tomatenmark bestreichen und mit 1 Scheibe Schnittkäse belegen.

IMBISS
Kartoffelsalat mit Tomatenpaprika ✓
6 g Fett

1 kleine Zwiebel, 1/2 Tasse Gemüse-Hefebrühe,
1 TL Olivenöl, 2 gekochte Pellkartoffeln,
100 g eingelegte Tomatenpaprika
mit 4 EL Marinade,
Salz, frisch gemahlener Pfeffer,
etwas Petersilie oder Basilikum

Die Zwiebel in Ringe schneiden und in der Brühe auf- und etwas einkochen. Zwiebelbrühe und Öl in einen tiefen Teller geben. Die Kartoffeln pellen, klein schneiden und mit den Tomatenpaprika und der Marinade zur Zwiebelbrühe geben. Mit Salz und Pfeffer würzen und abkühlen lassen. Gehackte Kräuter unterheben.

Tipp: Der Salat schmeckt lauwarm besonders gut.

WENN'S ETWAS MEHR SEIN SOLL:

+ *Frühstück: Geben Sie 100 ml Milch ins Müsli.*

+ *Hauptgericht: Nehmen Sie 4 (statt 2) Möhren und essen Sie danach noch 1 Banane.*

+ *Imbiss: Nehmen Sie 1 weitere gekochte Pellkartoffel.*

GENIESSER-DIÄT / 1. WOCHE

DI

FRÜHSTÜCK
Käsetoast und Konfitürenzwieback ✓
6 g Fett

1 Scheibe Vollkorntoast, 1 TL Tomatenmark,
1 Scheibe Schnittkäse, 2 Zwiebäcke,
1 TL Crème fraîche, 1 TL Fruchtaufstrich

Das Brot toasten, mit Tomatenmark bestreichen und mit Käse belegen. Die Zwiebäcke mit Crème fraîche und Fruchtaufstrich bestreichen.

ZWISCHENDURCH
Käsebrot ✓
3 g Fett

½ Scheibe Vollkornbrot mit 1 TL Paprikamark bestreichen und mit ½ Scheibe Schnittkäse belegen.

HAUPTGERICHT
Geflügelleber mit italienischem Spinat
16 g Fett

2 EL Reis*, Salz, ½ Paket TK-Blattspinat**,
100 g Puten- oder Hähnchenleber***,
1 Zwiebel, 1 Knoblauchzehe,
1½ TL Olivenöl, 1 EL Sonnenblumenkerne,
1½ EL Rosinen,
4–5 EL Gemüse-Hefebrühe,
frisch gemahlener Pfeffer

1. Den Reis nach Packungsanweisung in Salzwasser kochen, abgießen und dabei 3 EL Kochwasser auffangen.
2. Den Spinat mit 6 EL Salzwasser in einem geschlossenen Topf ca. 8 Minuten erhitzen, bis er aufgetaut ist.
3. Die Leber putzen. Die Zwiebel in dünne Ringe und den Knoblauch in Scheiben schneiden. Öl in eine heiße Pfanne geben. Leber, Zwiebelringe und Knoblauchscheiben etwa 7 Minuten braten, öfter wenden. Die Leber herausnehmen und auf einem Teller warm stellen.
4. Sonnenblumenkerne, Rosinen, Brühe und eventuell 2–3 EL von dem Reiskochwasser zu Zwiebel und Knoblauch in die Pfanne gießen, kurz aufkochen und unter Rühren den Bratsatz lösen.
5. Reis und Spinat zu der Leber anrichten, die Soße darüber geben und alles mit Pfeffer würzen.

Tipps: Wenden Sie die Leber vor dem Braten in etwas Mehl, dann klebt sie nicht in der Pfanne fest.

Reiskochwasser ist für Soßen ideal, weil es sie leicht bindet.

* **Reis:** Kochen Sie 40 g (Rohgewicht) mehr. Sie brauchen 30 g für das Hauptgericht am Donnerstag (Seite 69) und 10 g für das Hauptgericht am Samstag (Seite 71).
** **Blattspinat:** Den Rest für das Hauptgericht am Freitag (Seite 70) aufbewahren.
*** **Puten- oder Hähnchenleber:** Braten Sie 30 g mehr für den Imbiss am Mittwoch (Seite 66).

ZWISCHENDURCH
1 Birne und 2 Clementinen
1 g Fett

IMBISS
Chili-Bohnen-Mus ✓
6 g Fett

½ Dose abgetropfte weiße Bohnen,
Saft von ½ Orange, Salz, Chiligewürz,
1 kleine oder ½ Zwiebel,
1 TL Olivenöl, ½ Scheibe Vollkornbrot

Die Bohnen mit Orangensaft, Salz und Chiligewürz pürieren oder mit einer Gabel zerdrücken. Die fein gewürfelte Zwiebel und das Öl zugeben. Das Brot toasten und dazu essen.

Tipp: Noch raffinierter schmeckt das Mus mit einigen Korianderblättern und etwas Knoblauch.

WENN'S ETWAS MEHR SEIN SOLL:

+ *Zwischendurch, Imbiss:* je 1 ganze Scheibe Vollkornbrot.
+ *Hauptgericht:* Kochen Sie 1 EL Reis (15 g Rohgewicht) mehr.
+ *Zwischendurch:* 1 Clementine mehr, 1 Tomate zum Käsebrot.

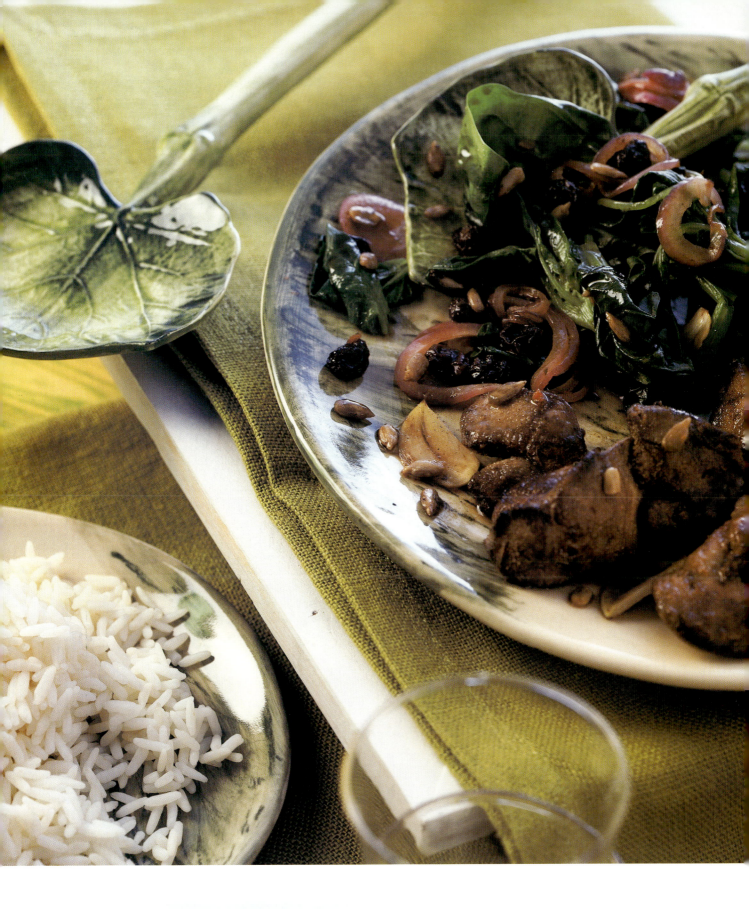

Vegetarische Alternative

HAUPTGERICHT: Schneiden Sie 80 g Tofu in Streifen, marinieren Sie ihn in 1 EL Sojasoße und braten Sie ihn in 1 TL Öl.

GENIESSER-DIÄT / 1. WOCHE

MI

FRÜHSTÜCK
Orangenporridge ✓
8 g Fett

100 ml Milch, 4 EL Haferflocken, Salz,
1 EL Sonnenblumenkerne, 1/2 Orange

Milch mit Haferflocken, Salz, Sonnenblumenkernen und etwas Orangenschale aufkochen und bei geringer Hitze dicklich einkochen lassen. Die Orange auspressen und den Saft darüber gießen.

Tipp: Raffinierter wird der Porridge mit etwas gemahlenem Koriander oder geriebenem Ingwer und 1 TL Ahornsirup.

ZWISCHENDURCH
1 Stück Beerenhefekuchen ✓
4 g Fett

(Rezept → Seite 61)

HAUPTGERICHT
Nudeln à la bolognaise
12 g Fett

60 g Nudeln*, Salz,
knapp 1 Dose geschälte Tomaten (Rest),
Cayennepfeffer, 1/2 EL Tomatenketchup,
1 Knoblauchzehe, 1 Zwiebel, 50 g Sellerie,
3 Scheiben Corned-Beef,
1 Paket TK-Italienische Kräuter
oder TK-Kräuter der Provence (oder frische),
1 1/2 TL Olivenöl, 1 Apfel

1. Die Nudeln nach Packungsanweisung in Salzwasser kochen und abgießen.
2. Die Tomaten mit Saft, Cayennepfeffer, Ketchup und wenig Salz in einem Topf zum Kochen bringen.
3. Knoblauch, Zwiebel, Sellerie und Corned-Beef würfeln, alles mit den Kräutern in den Topf geben und offen kochen, bis ein Teil der Flüssigkeit verdampft ist.
4. Das Öl unterrühren, die Soße mit Salz und Pfeffer würzen, mit den Nudeln in einen tiefen Teller geben.
Dessert: 1 Apfel

Tipps: Bereiten Sie die dreifache Menge Soße zu und frieren Sie sie portionsweise ein, sie passt auch prima zu Reis oder Kartoffelbrei.

Nehmen Sie statt Sellerie auch mal Möhren oder Petersilienwurzel für die Soße.

Statt Corned-Beef passt auch Geflügelsülze.

* Nudeln: Kochen Sie 90 g (Rohgewicht) mehr. Sie brauchen 50 g für das Hauptgericht am Freitag (Seite 70) und 40 g für den Imbiss am Samstag (Seite 71).

ZWISCHENDURCH
1 Becher Fruchtjoghurt
4–5 g Fett

IMBISS
Brot mit Leber und Chicoréesalat
6 g Fett

30 g gebratene Geflügelleber,
1 Scheibe Vollkornbrot,
1 TL Butter oder Margarine,
etwas Kresse, Schnittlauch oder Petersilie,
Salz, frisch gemahlener Pfeffer,
1 Clementine, 1 TL Senf, 1 Chicorée

Die gebratene Leber in dünne Scheiben schneiden. Das Brot mit Butter oder Margarine bestreichen und mit Kräutern und den Leberscheiben belegen, mit Salz und Pfeffer würzen. Die Clementine auspressen und den Saft mit Senf und etwas Salz in einem tiefen Teller verrühren. Den Chicorée in dünne Scheiben schneiden und mit der Soße mischen.

> **✗ Vegetarische Alternativen**
>
> **HAUPTGERICHT:** Für die Nudelsoße hacken Sie 1 Soja-Frikadelle und garen sie mit. Zum Schluss dann nur 1 TL Öl (statt 1 1/2) unterrühren.
>
> **IMBISS:** Bestreichen Sie das Brot mit Butter oder Margarine, 2 EL Magerquark und würzen Sie es kräftig.

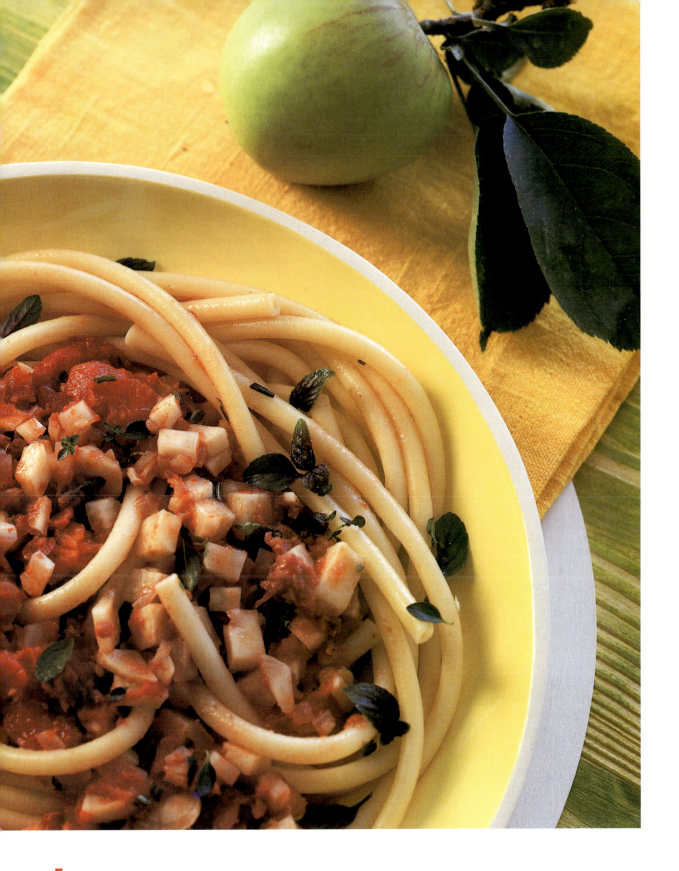

WENN'S ETWAS MEHR SEIN SOLL:

+ *Hauptgericht:* Nehmen Sie 40 g gekochte Nudeln (15 g Rohgewicht) und 50 g Sellerie mehr.

+ *Imbiss:* Geben Sie 2 klein geschnittene Tomaten mit in den Salat.

+ *Zwischendurch:* noch 1 Clementine.

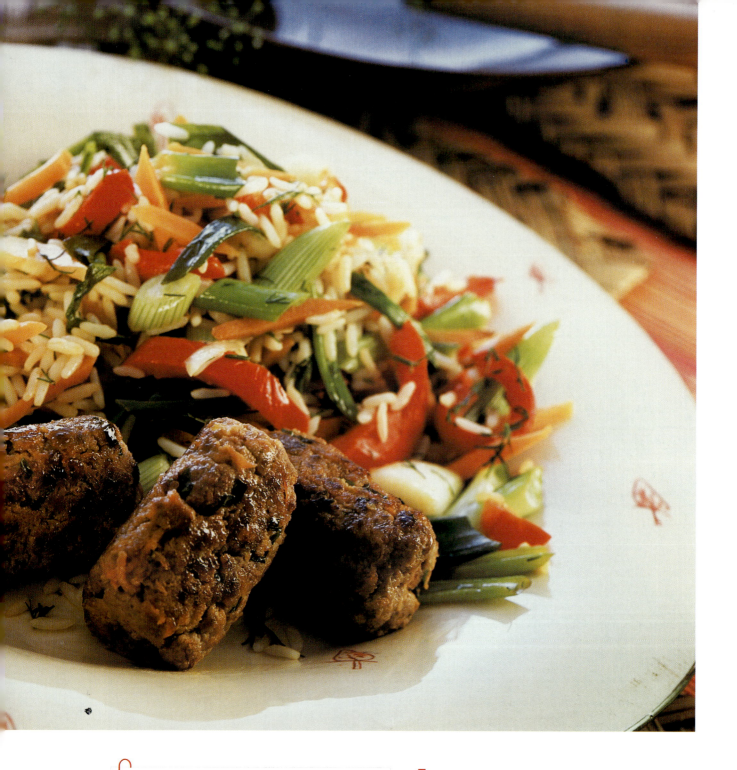

Ketchup

■ Rezepte mit Tomatenketchup? Das hätte es früher in der BRIGITTE-Diät selten gegeben. Doch die Tomatensoße aus dem Glas ist besser als ihr Ruf. In Tomaten steckt nämlich Lykopin, ein Karotinoid, das für die rote Farbe der Früchte verantwortlich ist. Lykopin wirkt als Zellschutz (Antioxidans) und kann der Krebsbildung vorbeugen, haben Studien ergeben. Doch der Körper kann es am besten aus erhitzten Tomaten aufnehmen. Deshalb sind in diesem Fall verarbeitete Produkte wie Ketchup, aber auch Tomatensoße und -mark der Rohkost klar überlegen.

WENN'S ETWAS MEHR SEIN SOLL:

+ *Hauptgericht:* Nehmen Sie zusätzlich 45 g gekochten Reis (15 g Rohgewicht), 1 Möhre und 1 Lauchzwiebel.
+ *Imbiss:* Legen Sie 1 Scheibe Vollkornbrot auf das Corned-Beef-Brot.

GENIESSER-DIÄT / 1. WOCHE

DO

FRÜHSTÜCK
Toast mit Corned-Beef und Konfitürenzwieback
5 g Fett

1 Scheibe Toastbrot, 1 TL Tomatenmark,
1 Scheibe Corned-Beef, 2 Zwiebäcke,
2 TL Crème fraîche, 1 TL Fruchtaufstrich

Das Brot toasten, mit Tomatenmark bestreichen und mit Corned-Beef belegen. Zwiebäcke mit Crème fraîche und Fruchtaufstrich bestreichen.

ZWISCHENDURCH
Milchkaffee mit Löffelbiskuits ✓
3 g Fett

100 ml warme Milch mit 1 TL Malzkakaopulver und 1 Tasse Kaffee verrühren. Dazu: 2 Löffelbiskuits

HAUPTGERICHT
Hackröllchen mit Paprika-Dill-Reis
14 g Fett

100 g Beefsteakhack, 1 Zwieback,
2 Möhren, 1/2 Bund Schnittlauch,
1 Messerspitze Harissa (oder Cayennepfeffer),
Salz, 1 EL Ketchup, 2 TL Öl,
1 Lauchzwiebel, 1 Knoblauchzehe,
65 g Tomatenpaprika mit Marinade,
ca. 90 g gekochter Reis (30 g Rohgewicht),
etwas Dill

1. Das Hack in einen tiefen Teller geben. Zwieback zerbröseln, 1/2 Möhre klein schneiden. Schnittlauchröllchen, Harissa, Salz und Ketchup zufügen. Alles verkneten und aus dem Fleischteig 4–5 Röllchen formen.
2. Öl in einer heißen Pfanne erhitzen, die Röllchen unter häufigem Wenden etwa 6 Minuten braten (die Pfanne mit Küchenpapier abdecken). Röllchen warm halten.
3. Inzwischen die Lauchzwiebel klein schneiden. Die restlichen Möhren grob raspeln, den Knoblauch hacken. Alles in die noch heiße Pfanne geben, Tomatenpaprika, 3-4 EL Marinade und 2 EL Wasser zufügen, aufkochen und mit Salz würzen. Den gekochten Reis unterrühren und erhitzen. Zuletzt Dill zufügen und alles zu den Röllchen anrichten.

Tipps: *Würzen Sie das Fleisch mit je 1 Prise Kumin und Minze.*

Braten Sie die doppelte oder dreifache Menge Hackröllchen und frieren Sie sie ein.

Heben Sie die restliche Marinade von den eingelegten Tomatenpaprika zum Würzen auf, z. B. für Salatsoßen, Gemüsebrühen und Suppen.

ZWISCHENDURCH
1 Kiwi, 1 Apfel und 1 Clementine
1 g Fett

IMBISS
Corned-Beef-Brot und Gurken-Möhren-Salat
11 g Fett

1 Scheibe Vollkornbrot,
1 TL Butter oder Margarine, etwas Kresse,
1 Scheibe Corned-Beef, 1 Möhre,
1 Gewürzgurke und 1–2 EL Gurkenwasser,
Salz, 1 TL Öl

Das Brot mit Butter oder Margarine bestreichen und mit Kresse und Corned-Beef belegen. Für den Salat Möhre und Gewürzgurke klein schneiden und mit 1-2 EL Gurkenwasser, Salz und Öl mischen. Den Salat auf dem Brot anrichten.

✖ Vegetarische Alternativen

FRÜHSTÜCK: Bestreichen Sie den Toast mit 1 TL Tomatenmark und 1 EL Magerquark und würzen Sie ihn kräftig.

HAUPTGERICHT: Nehmen Sie 3 vegetarische „Cevapcici" (ca. 90 g; Reformhaus) und erhitzen Sie sie in einer Pfanne ohne Fett.

IMBISS: Bestreichen Sie das Brot nicht mit Butter oder Margarine, sondern mit 1 TL Paprika- oder Tomatenmark und belegen Sie es mit 1 Scheibe Schnittkäse.

GENIESSER-DIÄT / 1. WOCHE

FR

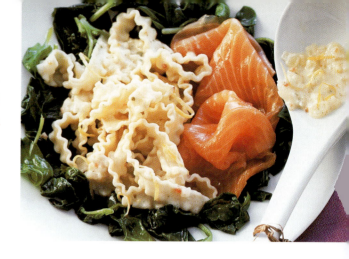

FRÜHSTÜCK
Clementinenmüsli ✓
8 g Fett

1/2 Becher Joghurt*, 4 EL Haferflocken,
3 TL Crème fraîche,
1–2 TL Ahornsirup, 2 Clementinen

Joghurt, Haferflocken, Crème fraîche und Sirup verrühren und klein geschnittene Clementinen zugeben.

Tipp: Mit Zimt würzen.

* Joghurt: Den Rest brauchen Sie morgen für das Hauptgericht (Seite 71).

ZWISCHENDURCH
5 getrocknete Aprikosenhälften und 1 EL Kürbiskerne
5 g Fett

HAUPTGERICHT
Nudeln mit Spinat und Räucherlachs
14 g Fett

1/2 Paket TK-Blattspinat, Salz, 1 kleine Zwiebel,
1/2 Tasse Gemüse-Hefebrühe, 50 ml Milch,
3 TL Crème fraîche, 1 gestrichener TL Vollkornmehl,
1 TL abgeriebene Zitronenschale,
2–3 TL Zitronensaft, Cayennepfeffer,
125 g gekochte Nudeln (50 g Rohgewicht),
100 g Räucherlachs (dünn geschnitten),
frisch gemahlener Pfeffer

1. Den Spinat und ca. 6 EL Salzwasser im geschlossenen Topf ca. 8 Minuten erhitzen, bis der Spinat aufgetaut ist. Einen großen Teller warm stellen.
2. Die Zwiebel fein würfeln und mit der Brühe in einer Pfanne aufkochen. Milch, Crème fraîche, Mehl und Zitronenschale verrühren, zugeben, aufkochen und die Flüssigkeit etwas verdampfen lassen. Mit Zitronensaft und wenig Cayennepfeffer würzen. Gekochte Nudeln darin erhitzen.
3. Spinat, Nudeln und Lachs auf dem Teller anrichten. Mit Pfeffer würzen.

Tipp: Würzen Sie die Soße zusätzlich mal mit 1 Prise Muskat.

ZWISCHENDURCH
1 Apfel
0,5 g Fett

IMBISS
Rotkohl-Petersilien-Salat ✓
6 g Fett

1/2 Bund Petersilie, 1/2 Glas Rotkohl,
1 EL Sonnenblumenkerne,
1 EL Sojasoße (➞ Seite 105),
1 Scheibe Vollkornbrot

Die Petersilie klein schneiden und mit dem Rotkohl mischen. Die Sonnenblumenkerne in einer Pfanne ohne Fett unter Rühren rösten. Sojasoße zufügen, kurz rühren und die Kerne über den Salat geben. Dazu: getoastetes Brot

Tipp: Nehmen Sie statt Petersilie ein paar Raukeblätter.

WENN'S ETWAS MEHR SEIN SOLL:

+ *Frühstück:* Süßen Sie das Müsli mit 1 weiteren TL Ahornsirup.

+ *Zwischendurch:* noch 5 getrocknete Aprikosenhälften und 1 Apfel.

+ *Hauptgericht:* Nehmen Sie 75 g gekochte Nudeln (30 g Rohgewicht) mehr; lassen Sie bei der Soße dann nicht zu viel Flüssigkeit verkochen.

+ *Imbiss:* Bestreichen Sie das getoastete Vollkornbrot mit 1/2 Ecke fettreduziertem Schmelzkäse (ca. 12 g).

Vegetarische Alternative

HAUPTGERICHT: Nehmen Sie 50 g dünn geschnittene Soja-Mortadella, und essen Sie als Dessert 1 Becher Fruchtjoghurt.

GENIESSER-DIÄT / 1. WOCHE

SA

FRÜHSTÜCK
Käsetoast und Konfitürenzwieback ✓
8 g Fett

1 Scheibe Vollkorntoastbrot, 1 TL Tomatenmark,
1 Scheibe Schnittkäse, 2 Zwiebäcke,
2 TL Crème fraîche, 1 TL Fruchtaufstrich

Das Brot toasten, mit Tomatenmark bestreichen und mit Käse belegen. Die Zwiebäcke mit Crème fraîche und Fruchtaufstrich bestreichen.

ZWISCHENDURCH
1 Stück Beerenhefekuchen ✓
4 g Fett

(Rezept ➜ Seite 61)

HAUPTGERICHT
Pfannkuchen mit Apfel-Beeren-Kompott und türkische Joghurtsuppe ✓
15 g Fett

40 g und 1 gestrichener TL Vollkornmehl, Salz,
etwas abgeriebene Zitronenschale,
1 Messerspitze gemahlener Zimt, 1 Ei,
80 ml Mineralwasser, 1 Apfel,
50 g TK-Beerenfrüchte,
1 Zwiebel, 1 Tasse Gemüse-Hefebrühe,
½ TL getrocknete Minze (Pfefferminztee),
frisch gemahlener Pfeffer, ½ Becher Joghurt,
ca. 30 g gekochter Reis (ca. 10 g Rohgewicht),
1 TL Öl, 1 gestrichener TL brauner Zucker

1. Für den Teig 40 g Mehl, 1 Prise Salz, Zitronenschale, Zimt, Ei und Mineralwasser verrühren und ca. 20 Minuten quellen lassen.
2. Für das Kompott 3 EL Wasser aufkochen. Den Apfel in Spalten schneiden (Kerngehäuse entfernen) und zugedeckt dünsten, bis er weich ist. Die gefrorenen Beerenfrüchte zugeben.
3. Für die Suppe die Zwiebel würfeln und in der Brühe mit Minze und Pfeffer garen. Joghurt mit restlichem Mehl gut verrühren und mit dem Reis in der Suppe erwärmen.
4. Eine heiße Pfanne mit Öl einpinseln. 1 Pfannkuchen backen und mit dem warmen Kompott auf einem Teller anrichten. Mit Zucker bestreuen.

ZWISCHENDURCH
Fruchtjoghurt ✓
2 g Fett

1 Becher Joghurt mit 2 TL Fruchtaufstrich verrühren.

IMBISS
Zucchini-Knoblauch-Nudeln ✓
7 g Fett

1 Zucchini, 1 Knoblauchzehe,
½ Tasse Gemüse-Hefebrühe, 1 TL Tomatenmark,
ca. 100 g gekochte Nudeln (40 g Rohgewicht),
1 TL Olivenöl, frisch gemahlener Pfeffer

Die Zucchini klein schneiden, den Knoblauch hacken und beides mit der Brühe und dem Tomatenmark aufkochen, bis das Gemüse weich ist. Die gekochten Nudeln zufügen und erwärmen. Alles auf einen Teller geben, mit Öl beträufeln und mit Pfeffer würzen.

Tipp: Würzen Sie nach Belieben mit frischen oder TK-Kräutern.

WENN'S ETWAS MEHR SEIN SOLL:

+ *Hauptgericht:* Nehmen Sie 1 weitere Tasse Brühe und kochen Sie 30 g mehr Reis (ca. 10 g Rohgewicht).

+ *Imbiss:* Nehmen Sie 50 g gekochte Nudeln (20 g Rohgewicht) mehr und geben Sie 2 klein geschnittene Tomaten in die Soße.

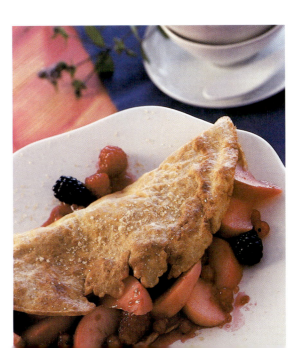

GENIESSER-DIÄT / 2. WOCHE

SO

FRÜHSTÜCK
Lachsschinkentoast, Ei und Grapefruit
8 g Fett

1 Ei, 1 Scheibe Vollkorntoast, 1 TL Tomatenmark, 10 g Lachsschinken, 1/2 Grapefruit*

Das Ei weich oder hart kochen. Das Brot toasten, mit Tomatenmark bestreichen und mit Lachsschinken belegen. Die halbe Grapefruit dazu essen.

> * Grapefruit: Den Rest brauchen Sie heute für zwischendurch.

ZWISCHENDURCH
1 Stück Beerenhefekuchen ✓
4 g Fett

(Rezept ➜ Seite 61)

HAUPTGERICHT
Scharfes Sauerkraut mit Kasseler
14 g Fett

1 Zwiebel, 1/2 Tasse Gemüse-Hefebrühe, 1 Lorbeerblatt, 1 TL Paprikamark, je 1 Messerspitze Harissa und Kümmel (ganz), 1/2 Glas Sauerkraut*, 1/2 reife Birne**, 100 g Kasseler (ohne Fett und Knochen), Salz, 50 ml Milch, 7 EL Kartoffelpüreeflocken, etwas Dill oder Petersilie

1. Die Zwiebel klein schneiden und in der Brühe mit Lorbeerblatt, Paprikamark, Harissa und Kümmel aufkochen, Sauerkraut zufügen und zugedeckt garen.
2. Nach 5 Minuten die Birnenhälfte, nach weiteren 5 Minuten das Fleisch auf das Kraut legen, dann das Ganze noch 5 Minuten garen.
3. Für das Kartoffelpüree 1 Tasse Salzwasser aufkochen, Milch und Püreeflocken hineinrühren.
4. Alles auf einem Teller anrichten und mit gehackten Kräutern bestreuen.

> * Sauerkraut: Den Rest brauchen Sie für den Imbiss am Montag (Seite 74).
> ** Birne: Den Rest für den Imbiss heute nehmen.

ZWISCHENDURCH
1/2 Grapefruit und 2 Löffelbiskuits
0,5 g Fett

IMBISS
Radicchio-Birnen-Salat und Käsebrot ✓
7 g Fett

1 Clementine, Salz, Cayennepfeffer, Schnittlauch, 1 Portion Radicchio, 1/2 Birne, 1 Scheibe Vollkornbrot, 1 TL Butter oder Margarine, 1/2 Scheibe Schnittkäse, etwas Kresse, Petersilie oder Dill

Die Clementine auspressen. Den Saft mit Salz, Cayennepfeffer und Schnittlauchröllchen verrühren. Den Radicchio in feine Streifen schneiden, die Birne klein schneiden, beides mit der Soße mischen. Das Brot mit Butter oder Margarine bestreichen, mit Käse und gehackten Kräutern belegen.

WENN'S ETWAS MEHR SEIN SOLL:

+ *Hauptgericht, Imbiss:* Nehmen Sie je 1 ganze Birne.

+ *Zwischendurch:* 1 Sandwich aus 2 Scheiben Knäckebrot mit 1 TL Fruchtaufstrich zusätzlich.

✗ Vegetarische Alternativen

FRÜHSTÜCK: Essen Sie den Toast mit 1 EL gewürztem Magerquark.

HAUPTGERICHT: Erwärmen Sie 1 kleine Soja-Knackwurst (Reformhaus) auf dem Sauerkraut.

IMBISS: Weil das Hauptgericht mit Soja-Knackwurst fetter ist als mit Fleisch, nehmen Sie hier zum Ausgleich statt Streichfett Tomaten- oder Paprikamark.

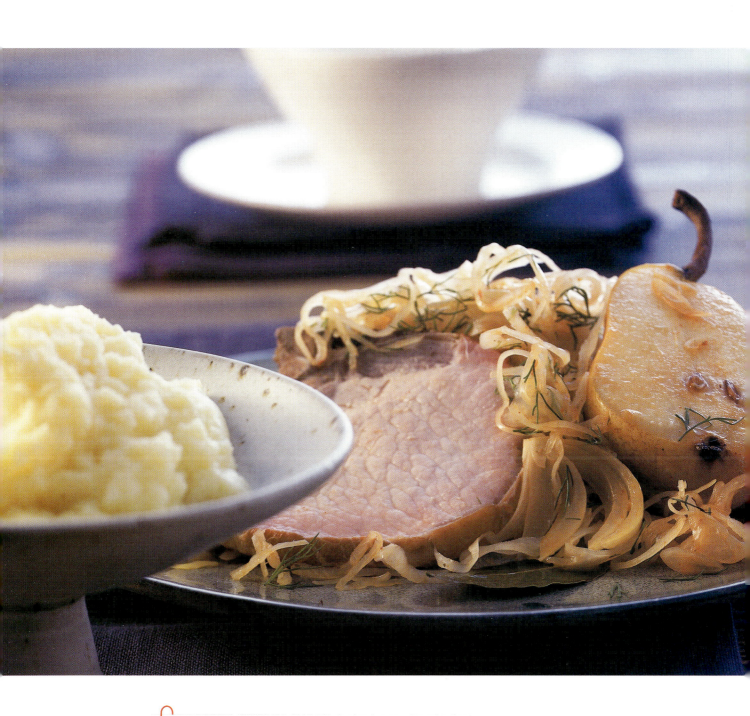

Gewürze

■ *Fettarme Speisen schmecken besser, wenn sie gut gewürzt sind. Scheuen Sie sich nicht, auch mal mit ungewohnten Gewürzmischungen wie der orientalischen Würzpaste „Harissa" zu experimentieren.*
Sonst passt auch Sambal oelek, das in jedem Supermarkt zu haben ist. Die Paste in kleinen Gläsern hält sich im Kühlschrank fast unbegrenzt.

GENIESSER-DIÄT / 2. WOCHE

MO

FRÜHSTÜCK
Apfelmüsli ✓
9 g Fett

½ EL Kürbiskerne, 4 EL Haferflocken,
1 TL Crème fraîche, 1 Becher Joghurt, 1 Apfel,
1–2 TL Ahornsirup, 50 ml Milch

Die Kürbiskerne hacken und mit den Haferflocken in einer Pfanne ohne Fett unter Rühren anrösten. Mit Crème fraîche und Joghurt in einen tiefen Teller geben. Den Apfel hineinraspeln, Ahornsirup und Milch zugießen und alles verrühren. Das Müsli ein paar Minuten quellen lassen.

ZWISCHENDURCH
1 Müsliriegel
3 g Fett

HAUPTGERICHT
Blumenkohl mit Kartoffeln und scharfer Paprika-Quark-Soße ✓
11 g Fett

4 Kartoffeln*, Salz, 1 Blumenkohl**,
Zitronensaft, 100 g Magerquark, 2 TL Öl,
Rosenpaprika, ½ Bund Schnittlauch

1. Die Kartoffeln mit Schale in Salzwasser kochen, abgießen und pellen.
2. Den Blumenkohl im Ganzen in Salzwasser mit etwas Zitronensaft garen, bis er weich ist.
3. Für die Soße Quark mit Öl, Salz, Paprika und etwa 5 EL Blumenkohlkochwasser verrühren. Schnittlauchröllchen unterheben.
4. Etwa die Hälfte der Röschen vom Strunk abtrennen und mit den Pellkartoffeln und der Soße auf einem Teller anrichten.

Tipps: Der Kohl wird schneller gar, wenn Sie den Strunk mit einem spitzen Messer tief einschneiden.

Heben Sie die Kochbrühe vom Blumenkohl für die Blumenkohlsuppe am Mittwoch (Seite 78) auf.

Probieren Sie das Gericht auch mal mit Brokkoli.

* **Kartoffeln:** Kochen Sie 5 mehr. Sie brauchen 2 für den Imbiss am Dienstag (Seite 76) und 3 für das Hauptgericht am Mittwoch (Seite 78).
** **Blumenkohl:** Den Rest (inklusive Strunk) für den Imbiss am Dienstag (Seite 76) und für den Imbiss am Mittwoch (Seite 78) aufbewahren.

ZWISCHENDURCH
1 Banane und 3 getrocknete Aprikosenhälften
0,5 g Fett

IMBISS
Chili-Sauerkraut-Salat und Käsebrot ✓
9 g Fett

½ Glas Sauerkraut, Chiligewürz, 1 TL Öl,
etwas Schnittlauch oder Petersilie,
1 Scheibe Vollkornbrot, 1 Scheibe Schnittkäse

Das Sauerkraut mit Chiligewürz, Öl und Kräutern mischen. Das Brot mit Käse belegen.

WENN'S ETWAS MEHR SEIN SOLL:

+ *Frühstück:* Geben Sie 2-3 (statt 1-2) TL Ahornsirup ins Müsli.

+ *Hauptgericht:* Kochen Sie 1 Kartoffel mehr.

+ *Zwischendurch:* noch 2 Aprikosenhälften und 1 Clementine.

+ *Imbiss:* Bestreuen Sie den Salat mit ½ EL Kürbiskernen.

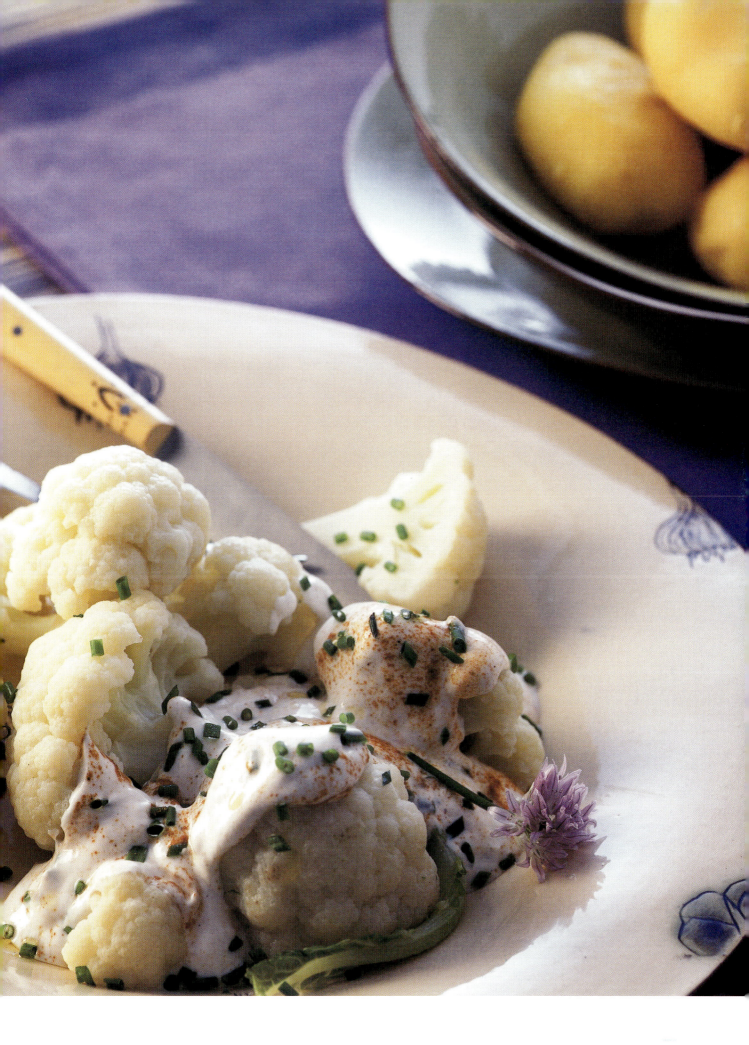

GENIESSER-DIÄT / 2. WOCHE

DI

FRÜHSTÜCK
Kürbiskern-Quark-Brot ✓
7 g Fett

1 Scheibe Vollkornbrot,
1 TL Butter oder Margarine, 2 EL Magerquark,
Salz, Rosenpaprika, 1/2 EL Kürbiskerne,
1 Clementine

Das Brot mit Butter oder Margarine und Quark bestreichen, mit Salz, Rosenpaprika und gehackten Kürbiskernen bestreuen. Die Clementine dazu essen.

Tipp: Besonders gut schmeckt das Brot mit etwas Kresse.

ZWISCHENDURCH
Lachsschinkentoast
5 g Fett

1 Scheibe Toastbrot toasten, mit 1 TL Butter oder Margarine bestreichen und mit 10 g Lachsschinken belegen.

HAUPTGERICHT
Beefsteak mit marokkanischem Gemüse und Couscous
13 g Fett

1 Möhre, 1 große Zwiebel,
1 Knoblauchzehe, 2 Tomaten, 1 EL Rosinen,
1/2 Tasse Gemüse-Hefebrühe,
je 1 Prise Zimt und Kreuzkümmel (gemahlen),
1 TL Paprikamark, 1 Messerspitze Harissa,
40 g Couscous* (➔ Seite 96), 1 TL Olivenöl,
100 g Beefsteak, Salz, etwas Koriandergrün,
Petersilie oder Schnittlauch

1. Möhre, Zwiebel und Knoblauch in Stücke schneiden, Tomaten halbieren. Gemüse und Rosinen mit der Brühe und den Gewürzen abgedeckt kochen.
2. Inzwischen den Couscous nach Packungsanweisung zubereiten.
3. Öl in eine heiße Pfanne geben und das Fleisch auf jeder Seite 2–3 Minuten braten, mit Salz würzen und auf einem Teller warm stellen.
4. Das Gemüse mit einer Schaumkelle aus dem Topf nehmen und mit dem Couscous zum Fleisch anrichten. Die Kochbrühe in der Pfanne kurz aufkochen, unter Rühren den Bratsatz lösen und die Soße über das Gemüse gießen. Mit gehackten Kräutern bestreuen.

Tipp: Statt Couscous können Sie auch Hirse oder Reis nehmen.

* **Couscous:** Kochen Sie die doppelte Menge und heben Sie den Rest für den Imbiss am Donnerstag (Seite 79) auf.

ZWISCHENDURCH
6 getrocknete Aprikosenhälften und 1 Apfel
0,5 g Fett

IMBISS
Blumenkohl-Kartoffel-Salat ✓
6 g Fett

1 Clementine, 1 TL Olivenöl, Salz,
1 Messerspitze Currypulver,
2 gekochte Kartoffeln,
ca. 200 g gekochte Blumenkohlröschen,
etwas Kresse, Schnittlauch oder Koriandergrün,
evtl. Zitronensaft

Die Clementine auspressen, den Saft mit Öl, Salz und Curry in einem tiefen Teller verrühren. Die gekochten Kartoffeln klein schneiden, mit dem gekochten Blumenkohl und den gehackten Kräutern in der Soße wenden und durchziehen lassen. Mit Salz und evtl. Zitronensaft abschmecken.

Tipp: Wenn Sie den Salat mit noch warmen Kartoffeln und Blumenkohlröschen zubereiten, zieht er besser durch.

WENN'S ETWAS MEHR SEIN SOLL:

+ *Hauptgericht:* Geben Sie je 2 (statt 1) Möhren und Zwiebeln und 3 (statt 2) Tomaten ins Gemüse und kochen 1 EL Couscous mehr.

+ *Zwischendurch:* noch 3 getrocknete Aprikosenhälften.

+ *Imbiss:* Geben Sie 1 weitere Kartoffel und 2 Tomaten in den Salat.

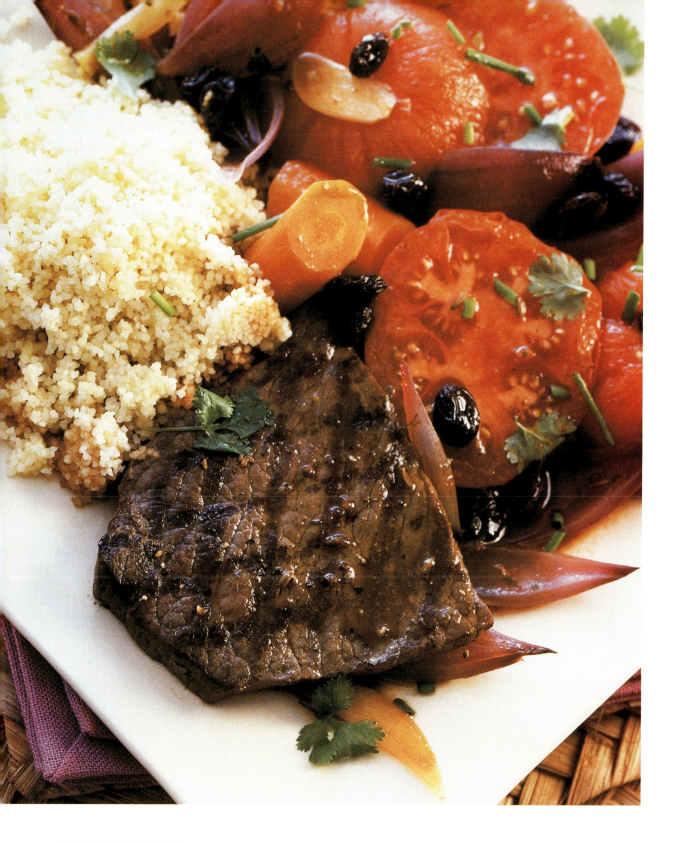

Vegetarische Alternativen

ZWISCHENDURCH: Belegen Sie den Toast statt mit Lachsschinken mit 20 g Soja-Mortadella.

HAUPTGERICHT: Statt Beefsteak erwärmen Sie 100 g körnigen Frischkäse in der Mikrowelle oder im Wasserbad, würzen ihn mit Salz und Pfeffer und beträufeln ihn mit dem Öl.

GENIESSER-DIÄT / 2. WOCHE

MI
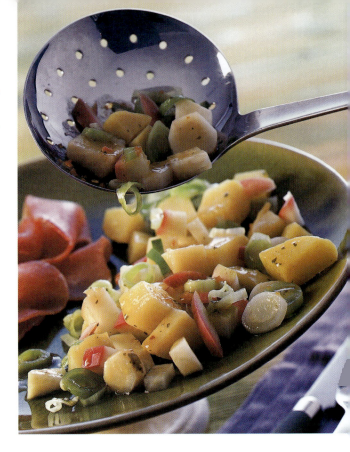

FRÜHSTÜCK
Käsetoast, Konfitürenzwieback und 1 Clementine ✓
7 g Fett

1 Scheibe Vollkorntoast, 1 TL Paprikamark,
1 Scheibe Schnittkäse, 1 Zwieback,
1 TL Crème fraîche, 1 TL Fruchtaufstrich,
1 Clementine

Das Brot toasten, mit Paprikamark bestreichen und mit Käse belegen. Den Zwieback mit Crème fraîche und Fruchtaufstrich bestreichen. Die Clementine dazu essen.

ZWISCHENDURCH
1 Müsliriegel
3 g Fett

HAUPTGERICHT
Gemüsetopf mit Lachsschinken
13 g Fett

100 g Sellerie, 1 kleine Porreestange,
1 Petersilienwurzel, 1 Apfel,
3 gekochte Kartoffeln,
1 Tasse Gemüse-Hefebrühe, 1 1/2 TL Olivenöl,
80 g Lachsschinken

1. Das Gemüse, den Apfel und die gekochten Kartoffeln klein schneiden und mit der Brühe in einem Topf etwa 8–10 Minuten kochen.
2. Alles mit einer Schaumkelle aus dem Topf heben und auf einem Teller warm halten.
3. Die Kochflüssigkeit im offenen Topf etwas einkochen, Öl hineingeben und die Soße über das Gemüse gießen. Den Lachsschinken dazu anrichten.

ZWISCHENDURCH
1 Becher Fruchtjoghurt
4–5 g Fett

IMBISS
Blumenkohlsuppe mit Käse ✓
8 g Fett

50 ml Milch, 2 TL Crème fraîche,
1 TL Vollkornmehl,
1 Tasse Blumenkohlkochwasser
(vom Montag; oder Gemüse-Hefebrühe),
ca. 100 g gekochter Blumenkohlstrunk,
1 Scheibe Schnittkäse, Zitronensaft,
Cayennepfeffer, 1 Scheibe Vollkornbrot

Milch, Crème fraîche und Mehl in einen Topf geben und verquirlen. Blumenkohlkochwasser, klein geschnittenen Strunk und Käse zufügen, aufkochen. Alles pürieren und würzen. Das Brot dazu essen.

WENN'S ETWAS MEHR SEIN SOLL:

+ *Hauptgericht:* Nehmen Sie 50 g Sellerie und 1 gekochte Kartoffel mehr.

+ *Zwischendurch:* 2 Löffelbiskuits und 1 Apfel zusätzlich.

✗ Vegetarische Alternative

HAUPTGERICHT: Statt Lachsschinken geben Sie 60 g Feta-Käse zum Gemüse und lassen das Öl weg.

GENIESSER-DIÄT / 2. WOCHE

DO

FRÜHSTÜCK
Quarkmüsli mit Orange ✓
7 g Fett

2 EL Magerquark, 50 ml Milch,
3 TL Crème fraîche, 3 EL Haferflocken,
2 TL Ahornsirup, 1/2 Orange* (oder 1 Clementine)

Quark, Milch, Crème fraîche, Haferflocken und Ahornsirup in einem tiefen Teller verrühren. Klein geschnittene Orange zugeben.

> **Tipp:** Lassen Sie das Müsli einige Minuten quellen und würzen Sie es zusätzlich mit Orangen- oder Zitronenschale, etwas Zitronensaft oder gemahlenem Zimt.

> *** Orange:** Den Rest brauchen Sie für den Imbiss heute.

ZWISCHENDURCH
Milchkaffee mit Löffelbiskuits ✓
3 g Fett

100 ml warme Milch mit 1 TL Malzkakaopulver und 1 Tasse Kaffee verrühren. 2 Löffelbiskuits dazu essen.

HAUPTGERICHT
Linsen mit rotem Salat ✓
11 g Fett

40 g kleine grüne Linsen, 2 EL Reis,
1 EL Sonnenblumenkerne, 1 Knoblauchzehe,
1 Zwiebel, je 1 Messerspitze Zimt, Nelken und Cayennepfeffer, Salz, 3 EL Magerquark,
2–3 EL Milch, 1–2 TL Zitronensaft,
2 Kugeln rote Bete mit 4 EL Marinade,
1 TL Öl, 2 Möhren

1. Linsen, Reis, Sonnenblumenkerne, klein geschnittenen Knoblauch, geviertelte Zwiebel und Gewürze mit 1 Tasse Salzwasser aufkochen und zugedeckt bei mittlerer Hitze knapp 20 Minuten garen; zu viel Flüssigkeit in den letzten Minuten offen verdampfen lassen.
2. Inzwischen den Quark mit Salz, Milch und Zitronensaft verrühren.
3. Für den Salat die Rote-Bete-Marinade in einem tiefen Teller mit Salz und Öl verrühren. Rote-Bete-Kugeln und Möhren hineinschneiden und alles mischen.

> **Tipps:** Bestreuen Sie den Salat mit frischem Koriandergrün und Schnittlauch.
>
> Bereiten Sie den Salat auch mal mit eingelegter Paprika statt mit roter Bete zu.

ZWISCHENDURCH
1 Becher Fruchtjoghurt
4–5 g Fett

IMBISS
Couscoussalat mit Orangensoße und Chicorée ✓
6 g Fett

1/2 Orange, Salz, 1 TL Olivenöl,
1 Messerspitze Harissa,
1/2 Bund Petersilie, 1 kleiner Chicorée,
ca. 100 g gekochter Couscous (40 g Rohgewicht),
etwas Schnittlauch

Die Orangenhälfte auspressen, den Saft mit Salz, Öl und Harissa verrühren. Petersilie und Chicorée in Streifen schneiden, mit dem Couscous unterheben und etwas durchziehen lassen. Mit Schnittlauchröllchen bestreuen.

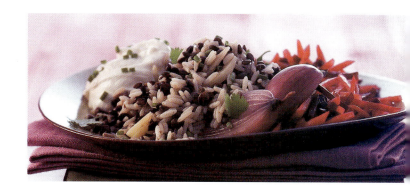

WENN'S ETWAS MEHR SEIN SOLL:

+ *Frühstück:* Rühren Sie 1 TL Ahornsirup mehr ins Müsli.

+ *Hauptgericht:* Kochen Sie 1 EL Reis mehr und geben Sie 2 Rote-Bete-Kugeln und 1 Möhre zusätzlich ins Gemüse.

+ *Imbiss:* Nehmen Sie 50 g gekochten Couscous (20 g Rohgewicht) mehr und geben Sie zusätzlich 1–2 EL Gemüsebrühe in die Soße.

GENIESSER-DIÄT / 1. WOCHE

FR

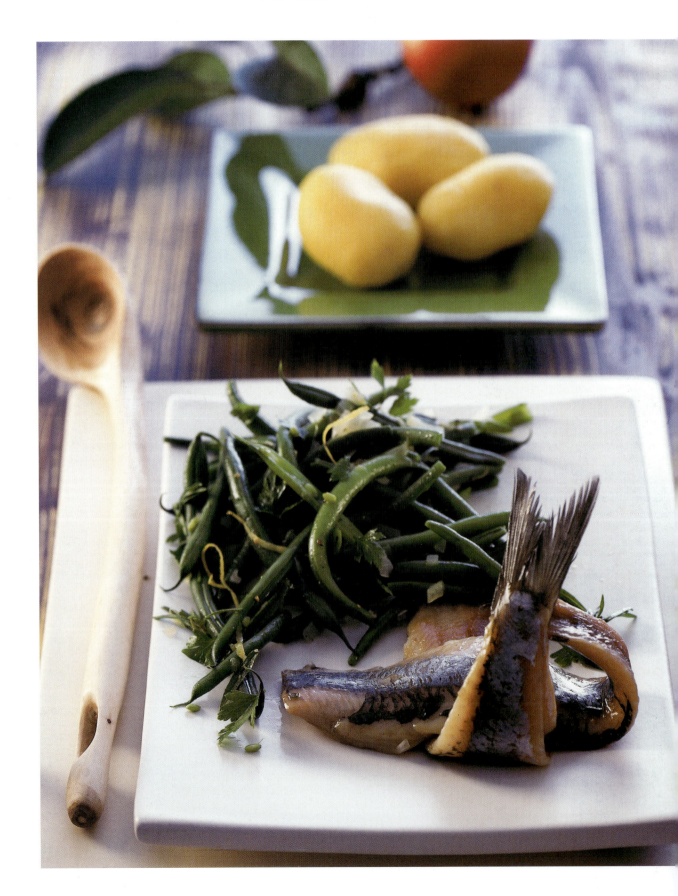

FRÜHSTÜCK
Süßes Quarkbrot ✓
7 g Fett

1 Scheibe Vollkornbrot,
1 TL Butter oder Margarine, 1/2 EL Magerquark,
1 TL Fruchtaufstrich, 1 TL Sonnenblumenkerne

Das Brot mit Butter oder Margarine, Quark und Fruchtaufstrich bestreichen und mit Sonnenblumenkernen bestreuen.

ZWISCHENDURCH
1 Stück Beerenhefekuchen ✓
4 g Fett

(Rezept ➜ Seite 61)

HAUPTGERICHT
Matjes mit Kümmelkartoffeln und grünen Bohnen
15 g Fett

3 Kartoffeln, Salz, Kümmel,
1 Paket TK-Grüne-Bohnen*,
1 Zwiebel, frisch gemahlener Pfeffer,
1 TL Zitronensaft,
1 TL abgeriebene Zitronenschale,
etwas Petersilie, Schnittlauch oder Bohnenkraut,
90 g Matjesfilet, 1 Apfel

1. Die Kartoffeln mit Schale in Salzwasser und etwas Kümmel kochen und pellen.
2. Inzwischen die Bohnen nach Packungsanweisung in Salzwasser kochen und abgießen, dabei 1 knappe Tasse Kochwasser auffangen.
3. Die Zwiebel würfeln, mit Bohnenkochwasser, Pfeffer, Zitronensaft und -schale im offenen Topf kochen, Flüssigkeit dabei etwas verdampfen lassen.
4. Die Hälfte der Bohnen in den Zwiebelsud geben und die gehackten Kräuter zufügen. Bohnen, Kartoffeln und Matjes auf einem Teller anrichten.
Dessert: 1 Apfel

Tipp: Würzen Sie die Bohnen zum Schluss mit durchgepresstem Knoblauch.

* Bohnen: Den Rest der gekochten Bohnen brauchen Sie für das Hauptgericht am Samstag (Seite 82).

ZWISCHENDURCH
Bananenjoghurt ✓
2 g Fett

1 Banane zerdrücken und mit 1 Becher Joghurt verrühren.

IMBISS
Tomaten-Käse-Brot ✓
8 g Fett

1 Scheibe Vollkornbrot,
1 TL Butter oder Margarine,
1 Scheibe Schnittkäse, 2 Tomaten,
etwas Basilikum, Schnittlauch oder Thymian,
frisch gemahlener Pfeffer

Das Brot mit Butter oder Margarine bestreichen, mit Käse und Tomatenscheiben belegen und mit Kräutern und Pfeffer würzen.

Tipp: Überbacken Sie das Brot kurz im Ofen.

WENN'S ETWAS MEHR SEIN SOLL:

+ *Hauptgericht:* Kochen Sie 1 Kartoffel mehr und garen Sie 1 weitere Zwiebel mit.

+ *Zwischendurch:* noch 1 Birne.

✖ Vegetarische Alternative

HAUPTGERICHT: Nehmen Sie statt Matjesfilet 4 Scheiben würzigen Schnittkäse (80 g; 30 % Fett), erhitzen Sie ihn und richten Sie ihn zu Kartoffeln und Bohnen an.

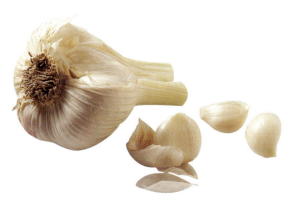

GENIESSER-DIÄT / 1. WOCHE

SA

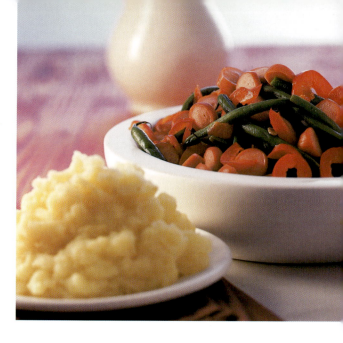

FRÜHSTÜCK
Käse- und Konfitürentoast ✓
6 g Fett

2 Scheiben Vollkorntoast, 1 TL Tomatenmark,
1 Scheibe Schnittkäse,
1 TL Crème fraîche, 1 TL Fruchtaufstrich

Das Brot toasten. 1 Scheibe mit Tomatenmark bestreichen und mit Käse belegen, die andere mit Crème fraîche und Fruchtaufstrich bestreichen.

ZWISCHENDURCH
Milchkaffee mit Löffelbiskuit *
3 g Fett

100 ml warme Milch mit 1 Teelöffel Malzkakaopulver und 1 Tasse Kaffee verrühren. Dazu: 2 Löffelbiskuits

HAUPTGERICHT
Bohnen-Paprika-Gemüse mit Würstchen und Kartoffelpüree
17 g Fett

1 rote Paprikaschote,
1/2 Tasse Gemüse-Hefebrühe, Rosenpaprika,
ca. 150 g gekochte grüne Bohnen, 2 Würstchen,
frisch gemahlener Pfeffer, Salz,
50 ml Milch, 7 EL Kartoffelpüreeflocken

1. Die Paprikaschote in schmale Streifen schneiden und mit der Brühe und etwas Rosenpaprika im geschlossenen Topf 5 Minuten kochen. Die gekochten Bohnen und die klein geschnittenen Würstchen zufügen, dann weitere 1–2 Minuten garen. Mit Pfeffer würzen.
2. Inzwischen für das Kartoffelpüree 1 Tasse Salzwasser aufkochen, Milch und Püreeflocken hineinrühren.
3. Alles auf einem Teller anrichten.

Tipp: Würzen Sie das Gemüse mit Balsamessig.

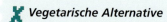 **Vegetarische Alternative**

HAUPTGERICHT: Nehmen Sie statt der Würstchen 2 kleine Soja-Knackwürstchen (Reformhaus).

ZWISCHENDURCH
Birnenjoghurt ✓
2 g Fett

1/2 Birne * klein schneiden und mit 1 Becher Joghurt und 2 TL Ahornsirup verrühren.

  * **Birne:** Den Rest brauchen Sie für den Imbiss.

IMBISS
Feldsalat mit Knoblauch-Croûtons ✓
8 g Fett

1 Scheibe Vollkorntoast, 1 Knoblauchzehe,
1 EL Kürbiskerne, 1 Clementine, 1/2 TL Olivenöl,
Salz, frisch gemahlener Pfeffer,
1 Portion Feldsalat, 1/2 Birne, etwas Schnittlauch

Das Toastbrot mit der aufgeschnittenen Knoblauchzehe einreiben, würfeln und mit den Kürbiskernen in einer Pfanne ohne Fett unter Rühren rösten.
Die Clementine auspressen. Den Saft in einem tiefen Teller mit Öl, Salz und Pfeffer verrühren. Die Salatblätter darin wenden und auf einen Teller legen.
Die Birne in Spalten schneiden und auf den Salat legen. Knoblauch-Croûtons, Kürbiskerne und restliche Salatsoße darauf verteilen. Mit Schnittlauchröllchen bestreuen.

WENN'S ETWAS MEHR SEIN SOLL:

+ *Zwischendurch: 2 Löffelbiskuits mehr.*
+ *Hauptgericht: Essen Sie danach noch 1 Banane.*
+ *Imbiss: 2 gewürfelte Tomaten auf dem Salatteller anrichten.*

GENIESSER-DIÄT / EINKAUFSLISTE

FRISCHE ZUTATEN

		1. WOCHE							2. WOCHE						
		So	Mo	Di	Mi	Do	Fr	Sa	So	Mo	Di	Mi	Do	Fr	Sa
Fleisch – Fisch	Beefsteak (dünn geschnitten; Gramm)										100				
	Beefsteakhack (Gramm)					100									
	Corned-Beef (Scheibe à 20 g)				3	2									
	Geflügelleber (Gramm)			100	30										
	Hähnchenkeule	1													
	(Stück ca. 200 g mit Knochen)														
	Kasseler (Gramm)								100						
	Lachsschinken (o. Fettrand; Gramm)								10		10	80			
	Würstchen („Du darfst"; Stück à 50 g)														2
	Matjesfilet (Gramm)													90	
	Räucherlachs (Gramm)						100								
Eier – Milch – Brot	Eier (Gewichtsklasse M)	1						1	1						
	Fruchtjoghurt				1							1	1		
	(Becher à 125–150 g; 3,5 % Fett)														
	Joghurt (Becher à 150 g; 1,5 % Fett)		1				½	1½		1				1	1
	Magerquark (Paket à 250 g)									100	40		100	10	
	Milch (1,5 % Fett; ml)	200	50		100	100	50		50	50		50	200		150
	Schnittkäse (Scheibe à 20 g; 30 % F.i.Tr.)		2	1½				1	½	1		2		1	1
	Roggenbrötchen		1												
	Vollkornbrot (Scheibe à 50 g)				1	1	1	1		1		1	1	2	
	Vollkorntoastbrot (Scheibe)	1		1		1		1	1		1	1			3
Obst – Gemüse	Apfel (mittelgroß)	1			1	1	1	1		1	1	1		1	
	Banane (klein)		1							1				1	
	Beerenfrüchte	200	50					50							
	(TK-Packung à 300–400 g)	–300													
	Birne (mittelgroß)			1					1						1
	Clementine			2	1	1	2		1		2	1			1
	Grapefruit (rosa)								1						
	Kiwi					1									
	Orange (unbehandelt)	1		½	½								1		
	Blattspinat (TK-Paket à 450 g)			225		225									
	Blumenkohl (klein, ca. 600 g)									300	200	100			
	Bohnen (feine grüne; TK-Paket à 300 g)													150	150
	Chicorée (klein)					1							1		
	Feldsalat (Portion à 50–80 g)														1
	Fenchel (mittelgroß)	½	½												
	Kartoffeln (mittelgroß)	3	2							4	2	3		3	
	Lauchzwiebeln						1								
	Möhren (klein)	1	2			3					1		2		
	Paprikaschote (rot, mittelgroß)														1
	Petersilienwurzel (klein)												1		
	Porree (kleine Stange)												1		
	Radicchio (Portion à 50–80 g)								1						
	Sellerie (Knolle; Gramm)				50							100			
	Tomaten										2			2	
	Zucchini (klein)						1								

83

2 WOCHEN

JOB-DIÄT

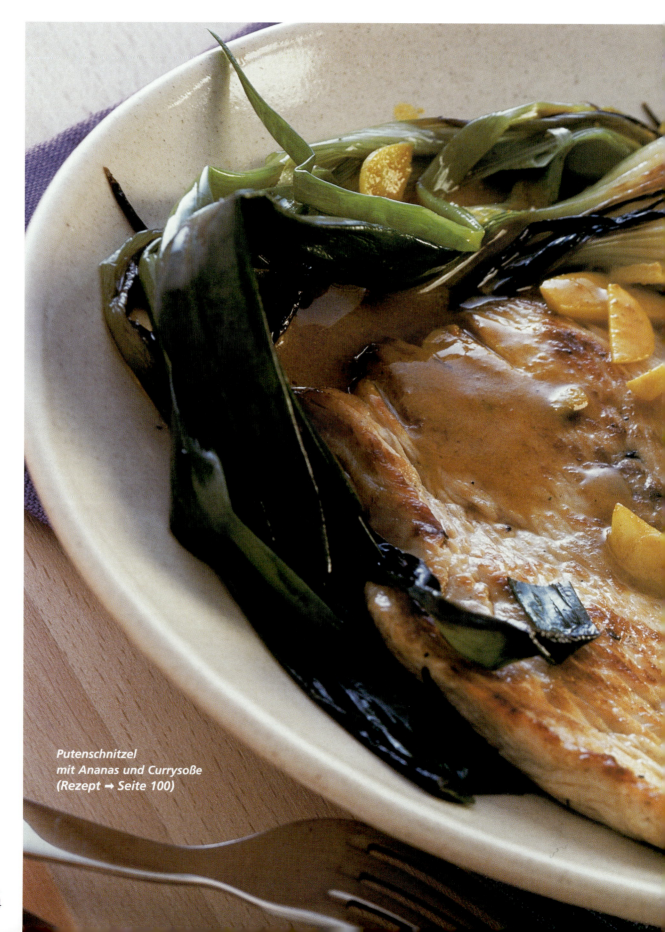

*Putenschnitzel
mit Ananas und Currysoße
(Rezept ➜ Seite 100)*

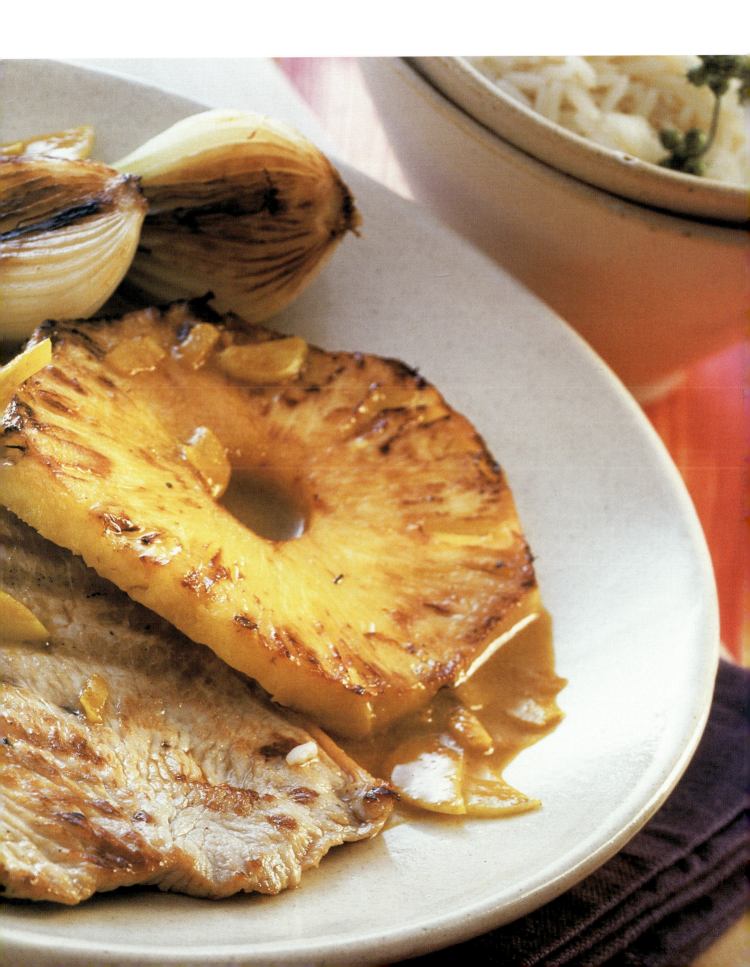

JOB-DIÄT / 1. WOCHE

SO

FRÜHSTÜCK
Knäckebrote und Ei ✓
10 g Fett

1 Ei, 2 Scheiben Knäckebrot, 1 TL Fruchtaufstrich,
1 TL Tomatenmark, 1 Scheibe Schnittkäse

Das Ei weich oder hart kochen. 1 Scheibe Knäckebrot mit Fruchtaufstrich bestreichen, die zweite mit Tomatenmark und Käse belegen.

ZWISCHENDURCH
Himbeerbiskuit ✓
2 g Fett

4 Löffelbiskuits auf einen Teller legen, darauf 50 g TK-Himbeeren* geben und auftauen lassen.

Tipp: Mit 1 gehäuften EL geschlagener Sahne (z. B. Sprühsahne) schmeckt das Dessert cremiger. Sie müssen dann 3 g Fett dazurechnen.

* **Himbeeren:** Den Rest für das Frühstück am Montag (Seite 88) und das Hauptgericht am Mittwoch (Seite 91) verwenden.

HAUPTGERICHT
Provenzalisches Hähnchenbrustfilet mit Reis
12 g Fett

50 g Reis*, Salz,
1 kleines Hähnchenbrustfilet,
2 TL Olivenöl, 1 Zucchini, 1 Knoblauchzehe,
1/4 Dose geschälte Tomaten**,
etwas Rosmarin, Thymian, Basilikum
oder TK-Kräuter der Provence,
etwas abgeriebene Orangenschale,
frisch gemahlener Pfeffer

1. Den Reis nach Packungsanweisung in Salzwasser kochen.
2. Das Hähnchenbrustfilet mit Salz würzen. Eine heiße Pfanne mit etwas Öl einpinseln und das Fleisch darin etwa 8 Minuten braten, die Pfanne dabei mit Küchenkrepp abdecken.
3. Inzwischen Zucchini und Knoblauch klein schneiden. Mit den Tomaten am Ende der 8 Minuten Bratzeit in die Pfanne geben, mit Salz würzen. Das Fleisch wenden und weitere 5 Minuten braten, das Gemüse umrühren. Das Fleisch herausnehmen und warm stellen.
4. Zum Schluss 1/2 Tasse Wasser (z. B. Reiskochwasser), Kräuter, Orangenschale und Pfeffer zum Gemüse geben, noch einmal aufkochen, umrühren, restliches Öl zugeben und mit Reis und Fleisch anrichten.

Tipp: Legen Sie sich einen Vorrat an Orangenschale an (→ Tipp Seite 61).

* **Reis:** Kochen Sie 30 g (Rohgewicht) mehr für den Imbiss am Montag (Seite 88).
** **Dosentomaten:** Den Rest für das Hauptgericht am Montag (Seite 88) verwenden.

ZWISCHENDURCH
Milchkaffee mit Malzkakao ✓
3 g Fett

1 Tasse Kaffee und 150 ml warme Milch mit 2 gehäuften TL Malzkakaopulver verrühren.

IMBISS
Kohlrabisalat mit Currysoße ✓
6 g Fett

1/2 Orange*, 1 TL Olivenöl, Salz, Currypulver,
etwas Dill oder Schnittlauch,
1 Kohlrabi, 1 Scheibe Vollkornbrot

Die Orange auspressen und den Saft mit Öl, Salz, Curry und gehackten Kräutern in einem tiefen Teller verrühren. Den Kohlrabi hineinhobeln, mischen und durchziehen lassen. Das Brot toasten und dazu essen.

* **Orange:** Den Rest brauchen Sie für den Imbiss am Montag (Seite 88).

WENN'S ETWAS MEHR SEIN SOLL:

+ *Hauptgericht:* Kochen Sie 10 g Reis (Rohgewicht) mehr und essen Sie danach noch 1 Apfel.

+ *Imbiss:* Bestreichen Sie das Brot mit 1/2 Ecke fettreduziertem Schmelzkäse (ca. 12 g).

+ *Zwischendurch:* 2 weitere Löffelbiskuits.

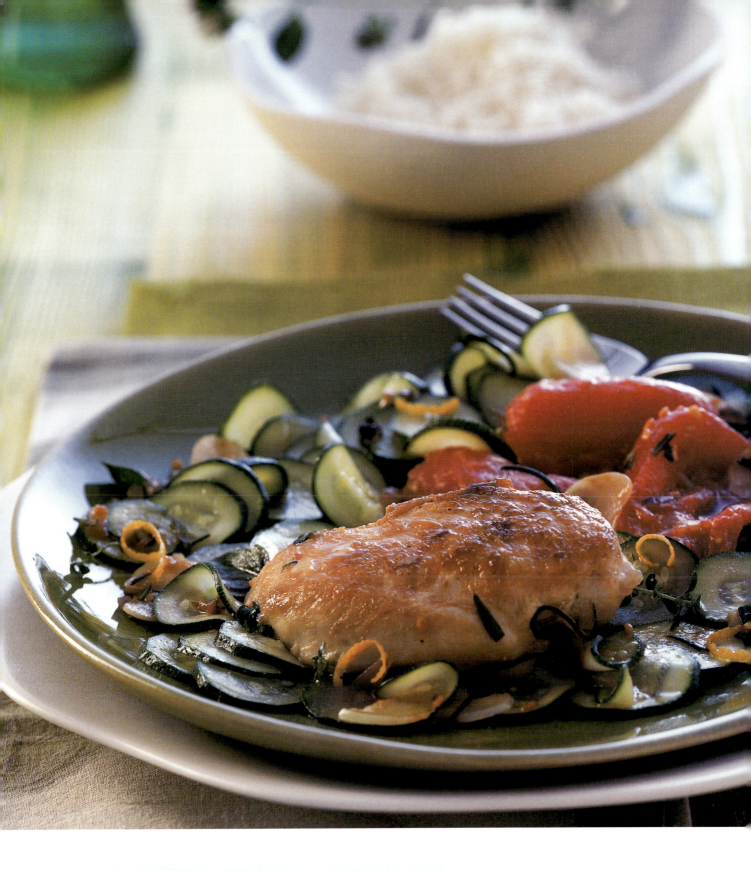

Vegetarische Alternative

HAUPTGERICHT: Statt Hähnchenbrustfilet braten Sie
1 vegetarisches Schnitzel (80 g; Reformhaus) in knapp
1 TL Öl. In Tofu- bzw. Sojaprodukten ist fast immer mehr Fett
enthalten als in Fleisch; nach dem Braten sollten Sie
darum das Öl in der Pfanne nicht mit auf den Teller geben.

JOB-DIÄT / 1. WOCHE

MO

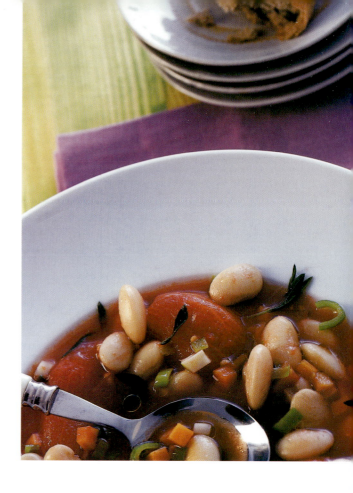

FRÜHSTÜCK
Himbeermüsli ✓
8 g Fett

100 g TK-Himbeeren, 4 EL Haferflocken,
1 EL Kürbiskerne, 100 ml Milch

Himbeeren auftauen, mit den restlichen Zutaten mischen und etwas quellen lassen.

Tipp: Würzen Sie mit abgeriebener Orangenschale und 1 TL Ahornsirup.

ZWISCHENDURCH
2 Kiwis
0,5 g Fett

HAUPTGERICHT
Chili-Bohnen-Suppe ✓
12 g Fett

1 kleine Dose weiße Bohnen,
1 Knoblauchzehe,
¾ Dose geschälte Tomaten mit Saft (Rest),
1 Päckchen TK-Suppengrün,
Salz, Chiligewürz, etwas Bohnenkraut,
Thymian oder TK-Kräuter der Provence,
2 TL Olivenöl, 1 Roggenbrötchen

1. Die Bohnen etwas abtropfen lassen. Den Knoblauch abziehen und hacken. Beides mit den Tomaten und dem Suppengrün in einen Topf füllen. Mit Salz und Chiligewürz würzen und 8 Minuten offen kochen.
2. Die gehackten Kräuter unterrühren und weitere 2 Minuten kochen, dann das Öl zufügen und noch einmal mit Salz und Chiligewürz abschmecken.
3. Das Brötchen toasten und dazu essen.

Tipp: Kochen Sie die doppelte Menge Suppe und frieren Sie sie für später ein.

ZWISCHENDURCH
Knäckebrot mit Käse und Apfel ✓
4 g Fett

1 Scheibe Knäckebrot mit 1 TL Tomatenmark bestreichen und mit 1 Scheibe Schnittkäse belegen. Essen Sie dazu einen Apfel.

IMBISS
Mais-Reis-Salat in Orangensoße ✓
5 g Fett

½ Orange, 4 TL Salatcreme,
1–2 TL Zitronensaft,
etwas Dill oder Schnittlauch, Salz, Rosenpaprika,
80 g gekochter Reis (30 g Rohgewicht),
ca. 70 g Gemüsemais* (Dose)

Die Orangenhälfte auspressen und den Saft mit Salatcreme, Zitronensaft, Kräutern, Salz und Paprika verrühren. Reis und Mais zufügen, alles mischen und gut durchziehen lassen.

Tipp: Bereiten Sie den Salat am Vortag zu. Nehmen Sie ihn rechtzeitig aus der Kühlung – bei Zimmertemperatur schmeckt er am besten.

* **Mais:** Den Rest brauchen Sie für das Hauptgericht am Dienstag (Seite 89).

WENN'S ETWAS MEHR SEIN SOLL:

+ *Zwischendurch:* 1 Banane.

+ *Imbiss:* Nehmen Sie 45 g gekochten Reis (15 g Rohgewicht) mehr und fügen Sie 2 klein geschnittene Tomaten zu.

JOB-DIÄT / 1. WOCHE

DI

FRÜHSTÜCK
Knäckebrote mit Käse und Konfitüre ✓
7 g Fett

2 Scheiben Knäckebrot, 1 TL Tomatenmark, 1 Scheibe Schnittkäse, 2 TL Crème fraîche, 1 TL Fruchtaufstrich, 1 Clementine

1 Scheibe Knäckebrot mit Tomatenmark bestreichen und mit Käse belegen, die zweite mit Crème fraîche und Fruchtaufstrich bestreichen. Die Clementine dazu essen.

ZWISCHENDURCH
1 Apfel, 1 Clementine und 1 Kiwi
1 g Fett

HAUPTGERICHT
Kräuter-Mais-Gemüse mit Sülze und Kartoffelpüree
12 g Fett

Salz, 50 ml Milch, 7 EL Kartoffelpüreeflocken*,
2 Gewürzgurken,
ca. 215 g Gemüsemais plus Gemüsewasser,
gemischte Kräuter (oder TK-Salatkräuter),
1½ TL Olivenöl, frisch gemahlener Pfeffer,
3 Scheiben Geflügel- oder Rindfleischsülze

1. Für das Püree 1 Tasse Salzwasser aufkochen, die Milch und Kartoffelpüreeflocken hineinrühren.
2. Die Gewürzgurken klein schneiden, mit dem Mais und dem Gemüsewasser erhitzen, gehackte Kräuter und Öl unterrühren und mit Pfeffer und Salz würzen.
3. Alles mit der Sülze auf einem Teller anrichten.

* **Kartoffelpüreeflocken:** Nehmen Sie 7 EL (für 100 g fertiges Püree) mehr für das Hauptgericht am Mittwoch (Seite 91).

✗ Vegetarische Alternativen
HAUPTGERICHT: Statt Sülze nehmen Sie 70–80 g Soja-Lebercreme (kalt oder warm; Reformhaus).

IMBISS: Ersetzen Sie die Sülze durch 20–30 g Soja-Lebercreme.

ZWISCHENDURCH
1 Müsliriegel
3 g Fett

Tipp: Statt des Müsliriegels können Sie auch das selbst gemachte Studentenfutter (➡ Rezept Seite 91) essen.

IMBISS
Brötchen mit Sülze und Gewürzgurke
5 g Fett

1 Roggenbrötchen, 3 TL Salatcreme,
2 Scheiben Geflügel- oder Rindfleischsülze,
2 Gewürzgurken

Brötchen halbieren, mit Salatcreme bestreichen und mit Sülze belegen. Die Gewürzgurken dazu essen.

WENN'S ETWAS MEHR SEIN SOLL:

+ *Zwischendurch:* Essen Sie noch 4 getrocknete Aprikosenhälften.
+ *Imbiss:* Hinterher gibt es 1 Becher Fruchtjoghurt (3,5 % Fett).

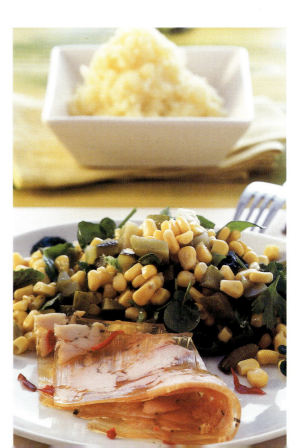

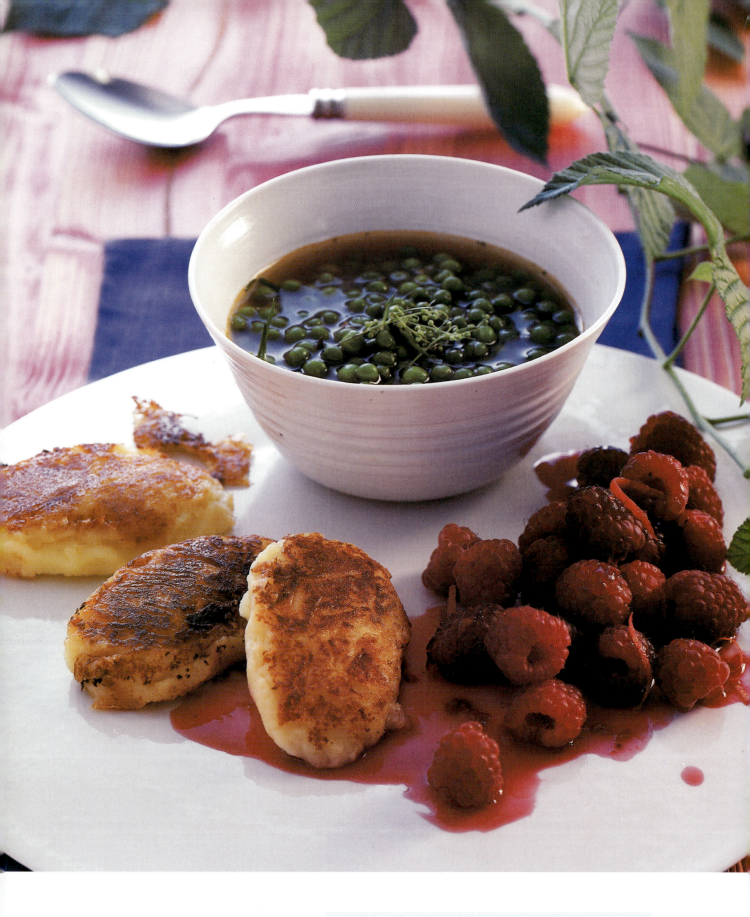

Vegetarische Alternative

IMBISS: Statt Sülze streichen Sie ½ kleine Dose „Vegetarische Pastete" (12,5 g; Reformhaus) auf das Brot.

JOB-DIÄT / 1. WOCHE

MI

FRÜHSTÜCK
Bananenmüsli mit Kürbiskernen ✓
8 g Fett

1 Banane, 3 EL Haferflocken, 2 TL Crème fraîche,
100 ml Milch, 1/2 EL Kürbiskerne,
etwas Zitronensaft

Die Banane in einem tiefen Teller zerdrücken und mit den übrigen Zutaten mischen. Ein paar Minuten quellen lassen.

> *Tipp: Mit 1-2 TL Ahornsirup süßen und mit etwas abgeriebener Zitronen- oder Orangenschale würzen.*

ZWISCHENDURCH
Käseknäcke und Radieschen ✓
4 g Fett

1 Scheibe Knäckebrot mit 1 TL Tomatenmark bestreichen und mit 1 Scheibe Schnittkäse belegen. 1/2 Bund Radieschen* dazu essen.

> * **Radieschen:** Den Rest brauchen Sie für den Imbiss heute.

HAUPTGERICHT
Kartoffelplinsen mit Himbeeren und Gemüsebrühe ✓
11 g Fett

ca. 100 g Kartoffelpüree
(aus 7 EL Kartoffelpüreeflocken, Salz,
50 ml Milch, am Dienstag vorgekocht),
2 TL Öl, 150 g TK-Himbeeren, 2 TL Ahornsirup,
1 Tasse Gemüse-Hefebrühe,
100 g TK-Erbsen*, Rosenpaprika

1. Aus dem Püree 3 flache Plinsen formen. 1 TL Öl in eine heiße Pfanne geben und die Plinsen 3 Minuten braten, wenden, restliches Öl zufügen und weitere 3 Minuten braten.
2. Inzwischen die Himbeeren erhitzen und mit Sirup süßen. Mit den Plinsen auf einem Teller anrichten.
3. Die Brühe mit Erbsen und Paprika 5-8 Minuten zugedeckt kochen. Vorweg oder hinterher essen.

> *Tipps: Erhitzen Sie etwas Zitronenschale mit den Himbeeren und würzen Sie mit Zitronenmelisse.*
>
> *Probieren Sie auch mal andere Beerenfrüchte oder eine Beerenmischung aus.*
>
> *Würzen Sie die Suppe mit Estragon.*

> * **Erbsen:** Den Rest der Packung brauchen Sie für das Hauptgericht am Donnerstag (Seite 92), und in der nächsten Woche für den Imbiss am Montag (Seite 98) sowie am Samstag für Hauptgericht und Imbiss (Seite 106).

ZWISCHENDURCH
Studentenfutter ✓
3 g Fett

4 getrocknete Aprikosenhälften und je 1 knapper EL Kürbiskerne und Rosinen.

IMBISS
Käse-Sülze-Sandwich und Radieschen
8 g Fett

1 Scheibe Vollkornbrot,
3 TL Salatcreme, 1/2 EL Kürbiskerne,
1/2 Scheibe Schnittkäse,
1 Scheibe Geflügel- oder Rindfleischsülze,
1/2 Bund Radieschen

Das Brot mit Salatcreme bestreichen, mit Kürbiskernen bestreuen und halbieren. Eine Hälfte mit Käse und die zweite mit Sülze belegen, Brot zusammenklappen. Die Radieschen dazu essen.

> *Tipp: Belegen Sie das Sandwich zusätzlich mit Salatblättern, Gurkenscheiben oder Kräutern.*

WENN'S ETWAS MEHR SEIN SOLL:

+ *Zwischendurch oder nach dem Imbiss: 1 Becher Fruchtjoghurt und 1 Birne.*

JOB-DIÄT / 1. WOCHE

DO

FRÜHSTÜCK
Vollkornbrot mit Käse und Konfitüre ✓
10 g Fett

1 Scheibe Vollkornbrot,
2 TL Butter oder Margarine,
1/2 Scheibe Schnittkäse, 1 TL Fruchtaufstrich

Das Brot mit Butter oder Margarine bestreichen und halbieren. Eine Hälfte mit Käse belegen, die zweite mit Fruchtaufstrich bestreichen.

ZWISCHENDURCH
1 Müsliriegel
3 g Fett

HAUPTGERICHT
Currynudeln mit Erbsen und Putenbruststreifen
9 g Fett

40 g Nudeln*, Salz, 150 g TK-Erbsen,
1 Zwiebel, 1 Möhre,
4 Scheiben geräucherte Putenbrust,
3 TL Crème fraîche, Currypulver

1. Die Nudeln nach Packungsanweisung in Salzwasser kochen und abgießen.
2. Die Erbsen und 1 Tasse Salzwasser zum Kochen bringen. Zwiebel und Möhre klein schneiden, zu den Erbsen geben und zugedeckt etwa 10 Minuten kochen. Flüssigkeit zum Schluss im offenen Topf etwas verdampfen lassen.
3. Putenbrust in Streifen schneiden. Crème fraîche und Currypulver unter das Gemüse rühren. Nudeln und Fleischstreifen zugeben, mit Salz und Currypulver abschmecken und in einen vorgewärmten tiefen Teller geben.

> *****Nudeln:** Kochen Sie insgesamt 80 g (Rohgewicht) mehr – Sie brauchen 40 g für den Imbiss am Freitag (Seite 93) und 40 g für das Hauptgericht am Samstag (Seite 95).

ZWISCHENDURCH
2 Äpfel
1 g Fett

IMBISS
Putensandwich, Brühe und Rohkost
5 g Fett

1 Scheibe Vollkornbrot, 3 TL Salatcreme,
1 Scheibe Putenbrust, 1 Tasse Gemüse-Hefebrühe,
2 Tomaten, 1 Möhre

Das Brot mit Salatcreme bestreichen, mit Putenbrust belegen, halbieren und zusammenklappen. Dazu die heiße Gemüsebrühe trinken und die Tomaten und die Möhre essen.

> *Tipps: Belegen Sie das Sandwich mit Kräutern, z. B. Kresse oder Basilikum, und würzen Sie es mit frisch gemahlenem Pfeffer.*
>
> *Schmecken Sie die Brühe mit Chiligewürz oder Currypulver ab.*

WENN'S ETWAS MEHR SEIN SOLL:

+ *Zwischendurch: 1 Becher Fruchtjoghurt (3,5 % Fett) und 1 gewürztes Brot: 1 Scheibe Vollkornbrot mit 1 TL Butter oder Margarine bestreichen und mit Salz, Pfeffer und Kräutern würzen.*

✗ Vegetarische Alternativen

HAUPTGERICHT: Nehmen Sie statt Pute 80 g Soja-Leberkäse.

IMBISS: Streichen Sie je 1 TL Senf und Ketchup statt Salatcreme auf das Brot und belegen Sie es mit 20 g Soja-Mortadella (Reformhaus).

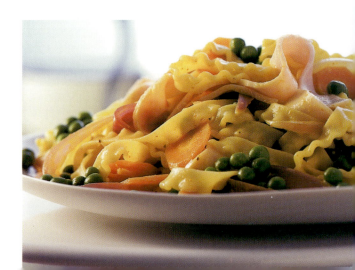

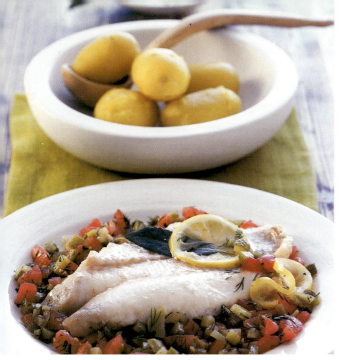

JOB-DIÄT / 1. WOCHE

FR

3. Für die bunte Soße Tomate und Gurke möglichst fein würfeln, mit Salz, Pfeffer, Öl und Kräutern verrühren und alles warm stellen.
4. Den Fisch aus dem Sud heben und mit der Soße und den Kartoffeln anrichten.

* **Kartoffeln:** Kochen Sie insgesamt 9 mehr. Sie brauchen 2 für den Imbiss am Samstag (Seite 95), 5 für das Hauptgericht am Montag (Seite 98) und 2 für den Imbiss am Dienstag (Seite 99).

FRÜHSTÜCK
Clementinenmüsli ✓
7 g Fett

2 Clementinen, 4 EL Haferflocken,
50 ml Milch, 1 EL Kürbiskerne

Die Clementinen in Spalten teilen, eventuell klein schneiden und mit den übrigen Zutaten mischen.

Tipps: Raffiniert schmeckt das Müsli mit 1 Prise gemahlenem Koriander oder etwas abgeriebener Clementinenschale.

Nach Geschmack mit 1 TL Ahornsirup süßen.

ZWISCHENDURCH
1 Banane
0 g Fett

HAUPTGERICHT
Gedünsteter Fisch mit bunter Soße und Kartoffeln
14 g Fett

3 Kartoffeln*, Salz, frisch gemahlener Pfeffer,
2–3 Zitronenscheiben, 1 Lorbeerblatt,
200 g Seefischfilet, 1 Tomate, 1 Gewürzgurke,
1 TL Olivenöl, etwas Dill oder Schnittlauch

1. Die Kartoffeln in Salzwasser kochen, abgießen und pellen.
2. In einer Pfanne 1 knappe Tasse Salzwasser mit Pfeffer, Zitronenscheiben und dem Lorbeerblatt aufkochen. Das Fischfilet hineinlegen und 4–7 Minuten garen.

ZWISCHENDURCH
7 getrocknete Aprikosenhälften
0,5 g Fett

IMBISS
Süß-saurer Nudelsalat ✓
7 g Fett

1 Apfel, 2 Gewürzgurken,
ein paar gemischte Kräuter oder
1 Päckchen TK-Italienische Salatkräuter,
6 TL Salatcreme,
ca. 90 g gekochte Nudeln (40 g Rohgewicht),
Salz, frisch gemahlener Pfeffer

Den Apfel raspeln, die Gurken in dünne Scheiben schneiden. Alles mit gehackten Kräutern, Salatcreme, 2–3 EL Gurkenwasser und den gekochten Nudeln mischen. Mit Salz und Pfeffer würzen und gut durchziehen lassen.

WENN'S ETWAS MEHR SEIN SOLL:

+ *Imbiss:* Kochen Sie 20 g Nudeln (Rohgewicht) mehr und mischen Sie 2 gewürfelte Tomaten oder 1 großes Stück Salatgurke in Scheiben unter den Salat.
+ *Zwischendurch:* 2 Zwiebäcke mit 1 TL Butter bestrichen.

Vegetarische Alternative

HAUPTGERICHT: Lassen Sie den Fisch weg und nehmen Sie für die bunte Soße 2 TL Öl sowie zusätzlich 7 EL Magerquark.

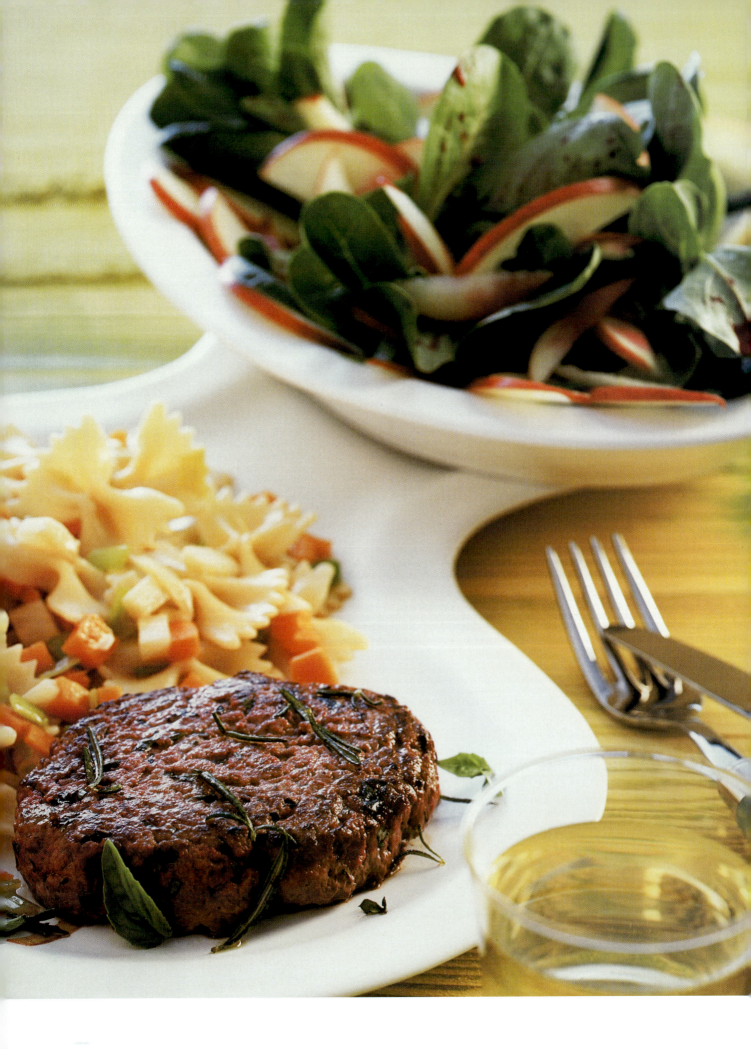

JOB-DIÄT / 1. WOCHE

SA

FRÜHSTÜCK
Käse- und Konfitürenbrot ✓
8 g Fett

1 Scheibe Vollkornbrot,
1 TL Butter oder Margarine,
1 Scheibe Schnittkäse, 1 TL Fruchtaufstrich

Das Vollkornbrot mit Butter oder Margarine bestreichen und halbieren. Eine Hälfte mit Käse belegen und die zweite mit Fruchtaufstrich bestreichen.

ZWISCHENDURCH
Orangenbiskuit ✓
4 g Fett

3 Löffelbiskuits auf einen Teller legen. Den Saft von ½ Orange* darüber träufeln und einige Minuten durchziehen lassen. 2 TL Crème fraîche darauf geben.

* **Orange:** Den Rest brauchen Sie für den Imbiss heute.

HAUPTGERICHT
Hackburger mit Gemüsenudeln und Salat
13 g Fett

1 knappe Tasse Gemüse-Hefebrühe,
1 Päckchen TK-Suppengrün,
ca. 90 g gekochte Nudeln (40 g Rohgewicht),
1 Apfel, 5–6 EL Rote-Bete-Marinade (Glas),
Salz, frisch gemahlener Pfeffer, 1½ TL Öl,
1 Portion Blattsalat (z. B. Feldsalat),
125 g Beefsteakhack,
Kräuter der Provence (TK oder frische)

1. Die Brühe mit dem Suppengrün aufkochen, die Flüssigkeit dabei etwas einkochen lassen, dann die gegarten Nudeln darin erwärmen.
2. Den Apfel in dünne Spalten schneiden. In einem tiefen Teller die Rote-Bete-Marinade mit Salz, Pfeffer und 1 TL Öl verrühren und mit dem Blattsalat und den Apfelspalten mischen.
3. Das Hack mit Salz, Pfeffer, Kräutern und 1 EL Rote-Bete-Marinade verkneten und zu einem flachen Burger formen. Eine heiße Pfanne mit dem restlichen Öl einpinseln und den Burger auf jeder Seite 2 Minuten braten, dabei mit Küchenkrepp abdecken. Mit den Nudeln auf einem Teller anrichten.

ZWISCHENDURCH
ca. 200 g frische Ananas*
0,5 g Fett

* **Ananas:** Den Rest brauchen Sie am Sonntag für zwischendurch (Seite 96), am Montag zum Frühstück (Seite 98) und am Mittwoch für Frühstück und Hauptgericht (Seite 100).

IMBISS
Rote-Bete-Suppe mit Kartoffel- und Möhrenwürfeln ✓

1 Möhre, 1 Tasse Gemüse-Hefebrühe,
1 Messerspitze Korianderkörner,
½ Orange, 2 gekochte Pellkartoffeln,
2 Kugeln eingelegte rote Bete,
frisch gemahlener Pfeffer, etwas Dill,
Petersilie oder Koriandergrün,
3 TL Crème fraîche

Die Möhre klein schneiden und in der Brühe mit den Korianderkörnern und etwas Orangenschale 5 Minuten kochen. Die gepellten Kartoffeln und rote Bete würfeln. Die Orangenhälfte auspressen. Alles in der Suppe erhitzen und mit Pfeffer würzen. Die Suppe in einen tiefen Teller füllen, mit Kräutern bestreuen und die Crème fraîche zufügen.

WENN'S ETWAS MEHR SEIN SOLL:

+ *Hauptgericht: Nehmen Sie ca. 50 g gekochte Nudeln (20 g Rohgewicht) zusätzlich.*
+ *Imbiss: Schneiden Sie 1 Möhre mehr in die Suppe.*
+ *Zwischendurch: 1 Scheibe Vollkornbrot mit 1 TL Tomatenmark bestreichen.*

✗ Vegetarische Alternative

HAUPTGERICHT: Braten Sie 2 kleine Soja-Frikadellen (ca. 80 g; Reformhaus) in ½ TL Öl. Nehmen Sie für den Salat 1 TL Öl weniger und geben Sie dafür 2 EL Magerquark und einige Tropfen Ahornsirup dazu.

JOB-DIÄT / 2. WOCHE

SO

FRÜHSTÜCK
Vollkornbrote und Ei ✓
9 g Fett

1 Ei, 1 Scheibe Vollkornbrot, 1 TL Tomatenmark,
Salz, frisch gemahlener Pfeffer,
1 TL Crème fraîche, 1 TL Fruchtaufstrich

Das Ei weich oder hart kochen. 1/2 Scheibe Brot mit Tomatenmark bestreichen und mit Salz und Pfeffer würzen. Die zweite Hälfte mit Crème fraîche und Fruchtaufstrich bestreichen. Das Ei dazu essen.

ZWISCHENDURCH
Milchkaffee und Löffelbiskuits ✓
3 g Fett

1 Tasse Kaffee mit 100 ml warmer Milch und 1 TL Malzkakaopulver verrühren. Dazu: 3 Löffelbiskuits

HAUPTGERICHT
Lamm mit Couscous und Paprikagemüse
13 g Fett

1 Zwiebel, 1 rote Paprikaschote,
1 Knoblauchzehe, 1/2 Tasse Gemüse-Hefebrühe,
Rosenpaprika, etwas Petersilie, 40 g Couscous*,
1 1/2 TL Olivenöl, 125 g Lammlachs,
Salz, frisch gemahlener Pfeffer

1. Die Zwiebel in Spalten, die Paprikaschote klein schneiden. Den Knoblauch hacken. Alles in die Brühe geben, mit Rosenpaprika würzen und in 5–8 Minuten weich kochen. Petersilienblätter unterrühren.
2. Inzwischen den Couscous nach Packungsanweisung zubereiten.
3. Eine heiße Pfanne dünn mit etwas Öl einpinseln und das Fleisch darin auf jeder Seite etwa 3 Minuten braten (die Pfanne dabei mit Küchenpapier abdecken) und zwischendurch mit Salz und Pfeffer würzen.
4. Restliches Öl zum Gemüse geben und alles auf einem Teller anrichten.

> **Tipp:** Statt Couscous können Sie auch Hirse oder Reis nehmen.

* **Couscous:** Kochen Sie 30 g (Rohgewicht) mehr für den Imbiss am Montag (Seite 98).

ZWISCHENDURCH
Obstsalat ✓
1 g Fett

Ca. 100 g Ananas, 1 Apfel und 1 Clementine klein schneiden, mischen und etwas durchziehen lassen.

IMBISS
Pizzabrot ✓
7 g Fett

2 Tomaten, 1 Knoblauchzehe,
1 Scheibe Schnittkäse,
etwas Rosmarin, Thymian oder Basilikum
(frisch, getrocknet oder TK),
Salz, frisch gemahlener Pfeffer,
1 Scheibe Vollkornbrot, 1/2 TL Olivenöl

Die Tomaten in dicke Scheiben schneiden und in eine Pfanne legen. Knoblauch und Käse hacken und mit den Kräutern auf den Tomaten verteilen. Mit Salz und Pfeffer würzen und abgedeckt erhitzen. Das Brot toasten, mit Öl einpinseln und mit den Tomatenscheiben belegen.

WENN'S ETWAS MEHR SEIN SOLL:

+ *Zwischendurch: noch 1 Löffelbiskuit.*

+ *Hauptgericht: Nehmen Sie 2 EL Couscous sowie 2–3 EL Gemüse-Hefebrühe mehr und geben Sie noch 1 klein geschnittene Zwiebel ins Gemüse.*

Couscous

■ *Das zu Kügelchen gemahlene Getreide, eine Spezialität aus den arabischen Ländern, wird über Wasser gedämpft und zu Gerichten mit Soßen gegessen.*

■ *Bei uns gibt es Couscous aus Weizengrieß. Er wird mit kochendem Wasser übergossen und muss etwa 5 Minuten quellen. Danach die feste Masse mit einer Gabel auflockern.*

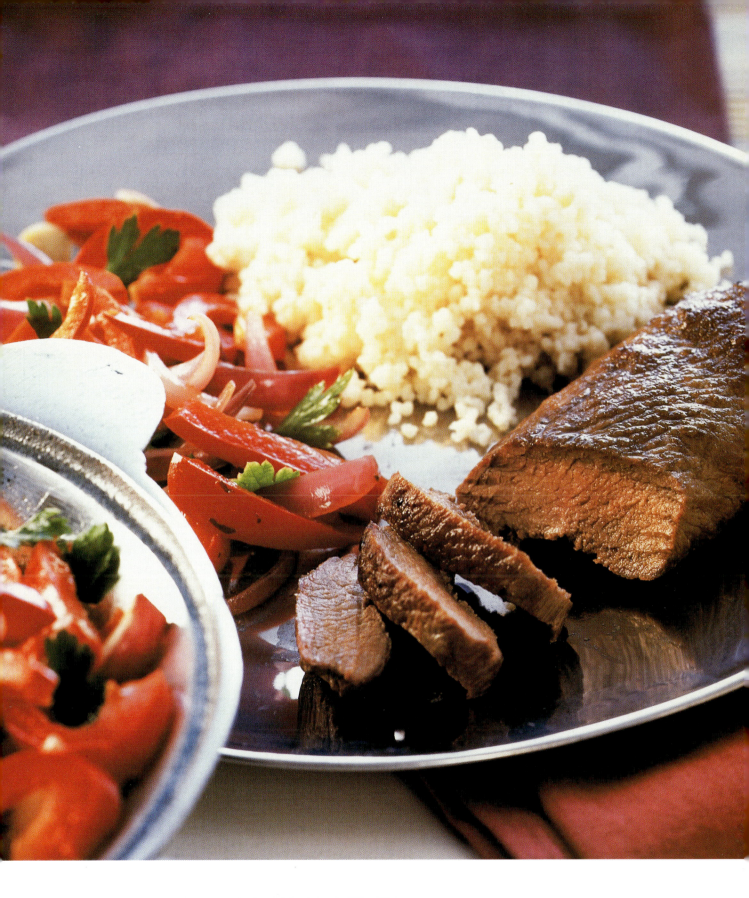

Vegetarische Alternative

HAUPTGERICHT: Braten Sie 1 vegetarisches Schnitzel (80 g; Reformhaus) in 1 TL Öl und geben Sie dann kein weiteres Öl ans Gemüse.

JOB-DIÄT / 2. WOCHE
MO

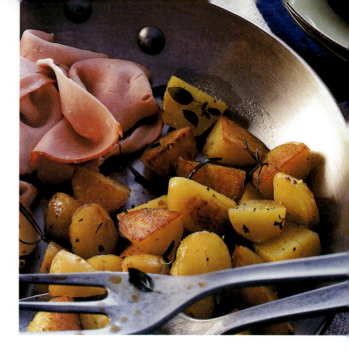

FRÜHSTÜCK
Ananasmüsli ✓
7 g Fett

100 g Ananas, 4 EL Haferflocken,
1 EL Kürbiskerne, 1–2 TL Ahornsirup, 50 ml Milch

Die Ananas in Stücke schneiden, mit Haferflocken und Kürbiskernen in einen tiefen Teller füllen und mit Ahornsirup und Milch übergießen.

> **Tipps:** *Würzen Sie das Müsli mit Zimt oder geriebenem frischem Ingwer und etwas Zitronensaft.*
>
> *Bei süßen Sorten wie der „Sweet Ananas" lassen Sie den Ahornsirup weg.*

ZWISCHENDURCH
1 Müsliriegel
3 g Fett

HAUPTGERICHT
Bratkartoffeln mit gekochtem Schinken und Salat
13 g Fett

5 gekochte Pellkartoffeln, 2 TL Öl, Salz,
frisch gemahlener Pfeffer,
TK-Kräuter der Provence (oder getrocknete),
6 Kugeln rote Bete mit 3–4 EL Marinade,
1 Portion Blattsalat (z. B. Feldsalat, Rauke,
Spinat oder Kopfsalat),
3 Scheiben gekochter Schinken

1. Die Kartoffeln pellen, klein schneiden und bei geringer Hitze in 1 1/2 TL Öl unter häufigem Wenden braun braten. Mit Salz, Pfeffer und Kräutern würzen.
2. Inzwischen die roten Bete eventuell klein schneiden. Die Rote-Bete-Marinade in einem tiefen Teller mit restlichem Öl, Salz und Pfeffer verrühren. Den Blattsalat in mundgerechte Stücke teilen und mit der roten Bete in die Soße geben.
3. Die Bratkartoffeln zusammen mit Salat und Schinken anrichten.

ZWISCHENDURCH
1 Becher Fruchtjoghurt
4–5 g Fett

IMBISS
Orientalischer Salat ✓
6 g Fett

1/2 Tasse Gemüse-Hefebrühe, Rosenpaprika,
1–2 TL Zitronensaft (oder Essig), Kreuzkümmel,
1 TL Olivenöl, 1 TL Tomatenmark,
2 Tomaten, 1/2 EL Rosinen, 50 g TK-Erbsen,
ca. 75 g zubereiteter Couscous (30 g Rohgewicht)

In einem tiefen Teller Brühe, Rosenpaprika, Zitronensaft, Kreuzkümmel, Öl und Tomatenmark verrühren. Die Tomaten klein schneiden, die Rosinen hacken, mit den TK-Erbsen und dem Couscous in die Soße geben und durchziehen lassen, bis die Erbsen aufgetaut sind.

> **Tipp:** *Raffinierter schmeckt der Salat mit etwas Minze (frisch oder getrocknet), Knoblauch und einigen Petersilien- oder Raukeblättern.*

WENN'S ETWAS MEHR SEIN SOLL:

- *Frühstück: Geben Sie noch 1 TL Ahornsirup ins Müsli.*
- *Hauptgericht: Nehmen Sie 1 Kartoffel und 1 Rote-Bete-Kugel mehr.*
- *Imbiss: Nehmen Sie ca. 35 g gekochten Couscous (15 g Rohgewicht) mehr.*
- *Zwischendurch: 1 Apfel zusätzlich.*

✗ Vegetarische Alternative

HAUPTGERICHT: Statt Schinken braten Sie 1 kleine Soja-Frikadelle (ca. 40 g; Reformhaus) in nur 1 TL Öl.

JOB-DIÄT / 2. WOCHE

DI

FRÜHSTÜCK
Knäckebrote und Orange ✓
7 g Fett

2 Scheiben Knäckebrot, 2 TL Crème fraîche,
1 TL Fruchtaufstrich, 1 TL Tomatenmark,
½ Scheibe Käse, 1 Orange

1 Scheibe Knäckebrot mit Crème fraîche und Fruchtaufstrich bestreichen, die zweite mit Tomatenmark und dem Käse belegen. Die Orange dazu essen oder auspressen.

ZWISCHENDURCH
1 Becher Fruchtjoghurt
4–5 g Fett

HAUPTGERICHT
Gemüsepfanne mit Paprika und Birne ✓
19 g Fett

1 Packung TK-Pfannengemüse „Bauern-Art",
1 reife Birne, Salz, Rosenpaprika

1. Das Gemüse mit 5 EL Wasser in eine Pfanne geben und zugedeckt bei großer Hitze zum Kochen bringen.
2. Die Birne halbieren, mit wenig Salz würzen, zum Gemüse geben und alles 4 Minuten braten; zwischendurch umrühren.
3. Das Gemüse mit Paprika würzen und auf der ausgeschalteten Herdplatte oder bei geringer Hitze noch 4 Minuten ziehen lassen.

ZWISCHENDURCH
7 getrocknete Aprikosenhälften
0,5 g Fett

> **WENN'S ETWAS MEHR SEIN SOLL:**
>
> + *Imbiss:* Geben Sie noch 1 klein geschnittene Pellkartoffel und 2 gewürfelte Tomaten dazu.
> + *Zwischendurch:* 3 getrocknete Aprikosenhälften und 1 große oder 2 kleine Orangen zusätzlich.

IMBISS
Würziger Kartoffelsalat ✓
6 g Fett

3 EL Gemüse-Hefebrühe, 1 TL Öl,
1 Gewürzgurke mit Gurkenwasser, Salz,
frisch gemahlener Pfeffer,
etwas Schnittlauch, Petersilie, Kresse oder Dill,
1 Apfel, 2 gekochte Pellkartoffeln

Die Brühe mit Öl, 2–3 EL Gurkenwasser, Salz, Pfeffer und Kräutern in einem tiefen Teller verrühren.
Den Apfel in die Soße raspeln. Die gepellten Kartoffeln und die Gewürzgurke klein schneiden und zugeben. Alles gut durchziehen lassen. Vor dem Essen noch mal abschmecken.

> *Tipp: Der Salat schmeckt auch gut mit klein geschnittener Rauke statt Kräutern.*

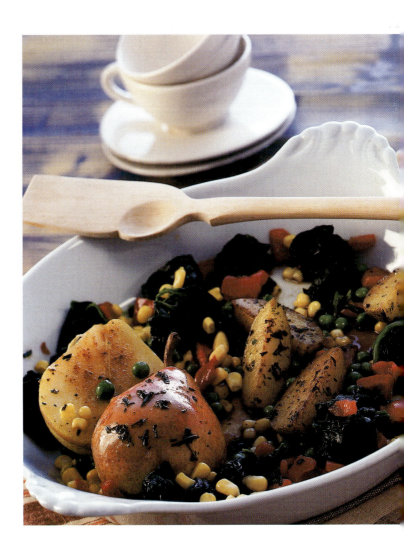

JOB-DIÄT / 2. WOCHE
MI

FRÜHSTÜCK
Haferbrei mit Ananas ✓
9 g Fett

100 ml Milch, 1/2 EL Kürbiskerne, Salz,
1 Stück Zitronenschale, 4 EL Haferflocken,
100 g Ananas, 1–2 TL Ahornsirup,
2 TL Crème fraîche

Eine knappe halbe Tasse Wasser mit gut der Hälfte der Milch, Kürbiskernen, Salz und Zitronenschale zum Kochen bringen. Die Haferflocken hineinrühren und zur gewünschten Konsistenz einkochen.
Ananas schälen, in Stücke schneiden und mit Ahornsirup, Crème fraîche und restlicher Milch dazugeben.

Tipp: Wenn Sie öfter Haferbrei essen wollen, bereiten Sie ihn mal mit Apfel oder Birne zu und geben eventuell noch etwas Zitronensaft hinein.

ZWISCHENDURCH
Käseknäckebrot ✓
6 g Fett

1 Scheibe Knäckebrot mit 1 TL Butter oder Margarine bestreichen und mit 1/2 Scheibe Schnittkäse belegen.

HAUPTGERICHT
Putenschnitzel mit Ananas und Currysoße
9 g Fett

45 g Reis*, Salz, 100 g Ananas, 1 Lauchzwiebel,
50 ml Milch, 1 EL Ketchup, 1 1/2 TL Öl,
150 g Putenschnitzel (dünn geschnitten),
Currypulver

1. Reis nach Packungsanweisung in Salzwasser kochen und abgießen, dabei 1/2 Tasse Kochwasser auffangen.
2. Inzwischen die Ananas schälen und die Lauchzwiebel längs halbieren. Milch mit Ketchup verrühren.
3. Das Öl in eine heiße Pfanne geben. Das Fleisch mit Salz würzen, auf jeder Seite 2-3 Minuten braten. Ananas und Lauchzwiebel zugeben und noch 5-6 Minuten garen. Alles auf einem Teller warm halten.
4. Erst Currypulver, dann das Reiswasser und die gewürzte Milch in die Pfanne rühren. Die Soße leicht dicklich einkochen, abschmecken und über Schnitzel und Gemüse geben. Den Reis dazu servieren.

Tipps: Würzen Sie die Soße zusätzlich mit gehacktem Knoblauch, geriebenem Ingwer und Korianderblättchen.

Ist nicht genug Reiskochwasser übrig, verrühren Sie 1/2 Tasse Wasser mit 1 Messerspitze Mehl.

* Reis: Kochen Sie 60 g (Rohgewicht) mehr. Sie brauchen 30 g für den Imbiss am Donnerstag (Seite 103) und 30 g für das Hauptgericht am Freitag (Seite 105).

ZWISCHENDURCH
1 Kiwi, 1 Orange und evtl. die restliche Ananas
0,5 g Fett

IMBISS
Schinkenbrötchen
6 g Fett

1 Roggenbrötchen, 5 TL Salatcreme,
1 TL Tomatenmark,
1 Scheibe gekochter Schinken

Je 1 Brötchenhälfte mit Salatcreme und Tomatenmark bestreichen, mit Schinken belegen und zusammenklappen.

Tipp: Belegen Sie das Brötchen mit Tomaten- oder Gurkenscheiben statt Tomatenmark und geben Sie zusätzlich noch Kräuter, Rauke oder Chicoréeblätter darauf.

WENN'S ETWAS MEHR SEIN SOLL:

+ *Frühstück:* Den Haferbrei mit 1 weiteren TL Ahornsirup süßen.

+ *Zwischendurch:* 1 weitere Scheibe Knäckebrot mit 1 TL Tomatenmark bestreichen und das Käseknäckebrot damit belegen. Dazu 1 Tasse Gemüse-Hefebrühe trinken.

+ *Hauptgericht:* 15 g Reis (Rohgewicht) und 1 Lauchzwiebel mehr zubereiten.

+ *Imbiss:* noch 3 Möhren, eventuell als Salat mit Zitronensaft, Salz und Pfeffer angemacht.

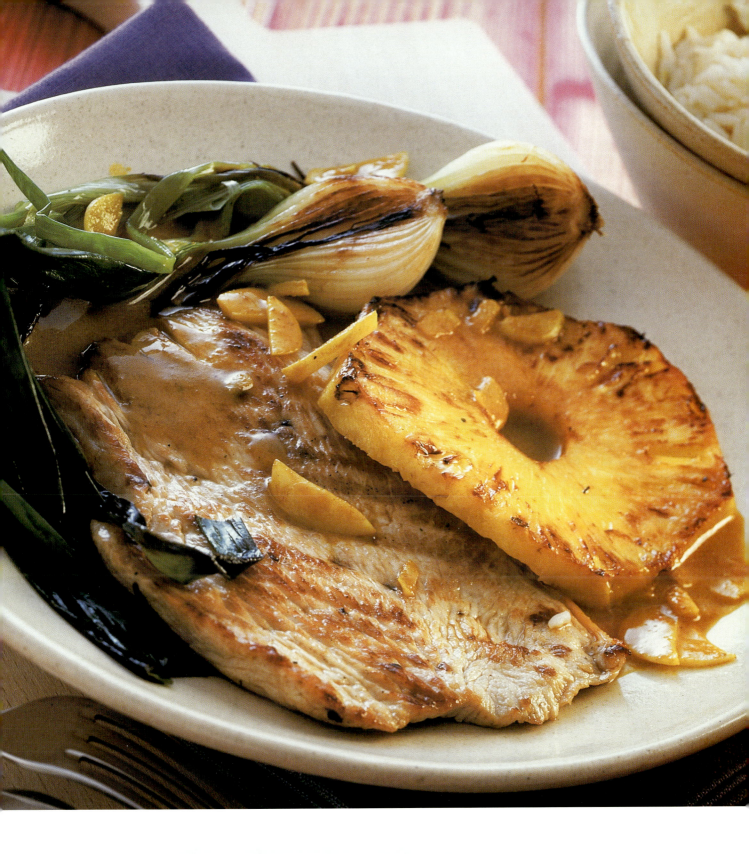

Vegetarische Alternativen

HAUPTGERICHT: Nehmen Sie statt des Schnitzels 2 kleine China-Gemüse-Bratlinge (80 g; Reformhaus) und nur 1/2 TL Öl zum Braten.

IMBISS: Bestreichen Sie das Brötchen mit je 1 TL Salatcreme, Senf und Tomatenmark und belegen Sie es mit 20 g Soja-Leberkäse (Reformhaus).

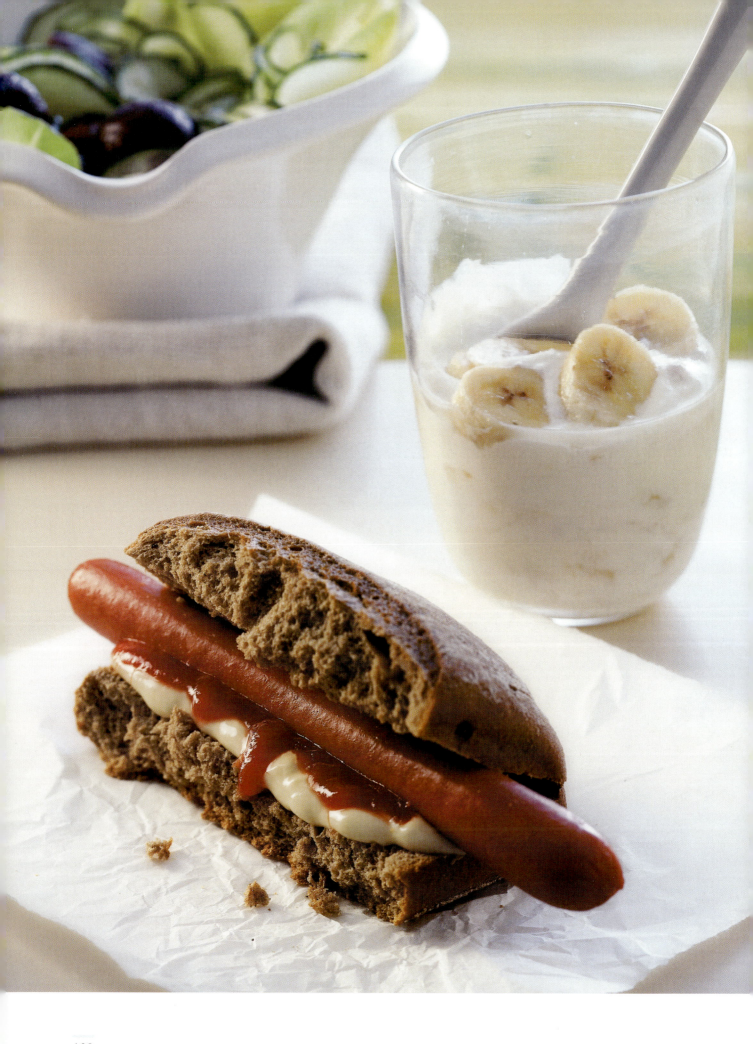

JOB-DIÄT / 2. WOCHE

DO

FRÜHSTÜCK
Schinkenbrot und Konfitürenknäcke
8 g Fett

1 Scheibe Vollkornbrot,
1 TL Butter oder Margarine,
1/2 Scheibe gekochter Schinken,
1 Scheibe Knäckebrot, 2 TL Crème fraîche,
1 TL Fruchtaufstrich

Das Brot mit Butter oder Margarine bestreichen und mit Schinken belegen. Auf das Knäckebrot Crème fraîche und Fruchtaufstrich geben.

ZWISCHENDURCH
1 Becher Fruchtjoghurt
4–5 g Fett

HAUPTGERICHT
Hot-Dog mit großem Salat
12 g Fett

1 Würstchen, 1 Roggenbrötchen,
1 Chicorée, 1 Stück Salatgurke,
3 Kugeln rote Bete mit Marinade, Salz,
frisch gemahlener Pfeffer, 1 1/2 EL Ketchup,
1 TL Salatcreme, 1 Banane, 1 Becher Joghurt

1. Das Würstchen in heißem Wasser erhitzen. Das Brötchen toasten.
2. Inzwischen Chicorée, Gurke und rote Bete klein schneiden und in einen tiefen Teller oder in eine Schüssel geben. Etwas Rote-Bete-Marinade zugeben, mit Salz und Pfeffer würzen.
3. Das Brötchen einschneiden, mit Ketchup und Salatcreme bestreichen und das Würstchen hineinlegen. Den Salat dazu essen.
4. Fürs Dessert die Banane zerdrücken und mit dem Joghurt verrühren.

ZWISCHENDURCH
1 Birne
0,5 g Fett

IMBISS
Orangen-Reis-Salat
8 g Fett

1 TL Olivenöl, 3–4 EL Gemüse-Hefebrühe,
Chiligewürz, etwas Schnittlauch und Petersilie,
Salz, 1 Orange, 1/2 Scheibe gekochter Schinken,
ca. 90 g gekochter Reis (30 g Rohgewicht),
1/2 EL Sonnenblumenkerne

Olivenöl, Brühe, Gewürze und Kräuter in einem tiefen Teller verrühren.
Die Orange schälen, Fruchtfleisch und Schinken klein schneiden, mit dem Reis und den Sonnenblumenkernen in die Soße geben, mischen und gut durchziehen lassen. Vor dem Essen abschmecken.

Tipps: Der Salat schmeckt auch mit 1 klein geschnittenen Birne statt der Orange.

Geben Sie zusätzlich ein paar zerdrückte Korianderkörner hinein.

Vegetarische Alternativen

FRÜHSTÜCK: Bestreichen Sie das Brot mit 1/2 kleinen Dose „Vegetarische Pastete" (12,5 g; Reformhaus).

HAUPTGERICHT: Für den Hot-Dog nehmen Sie 1 Soja-Knackwürstchen (40 g; Reformhaus).

IMBISS: Statt Schinken geben Sie 1 EL körnigen Feta-Käse in den Salat.

WENN'S ETWAS MEHR SEIN SOLL:

+ *Hauptgericht:* Geben Sie noch 2 Kugeln rote Bete dazu.

+ *Imbiss:* Kochen Sie 15 g Reis (Rohgewicht) mehr und mischen Sie 1 großes Stück gewürfelte Gurke oder 2 kleine gewürfelte Tomaten unter.

+ *Zwischendurch:* 1 Tasse Gemüse-Hefebrühe, verrührt mit 1 TL Tomatenmark und 1 Müsliriegel zusätzlich.

JOB-DIÄT / 2. WOCHE
FR

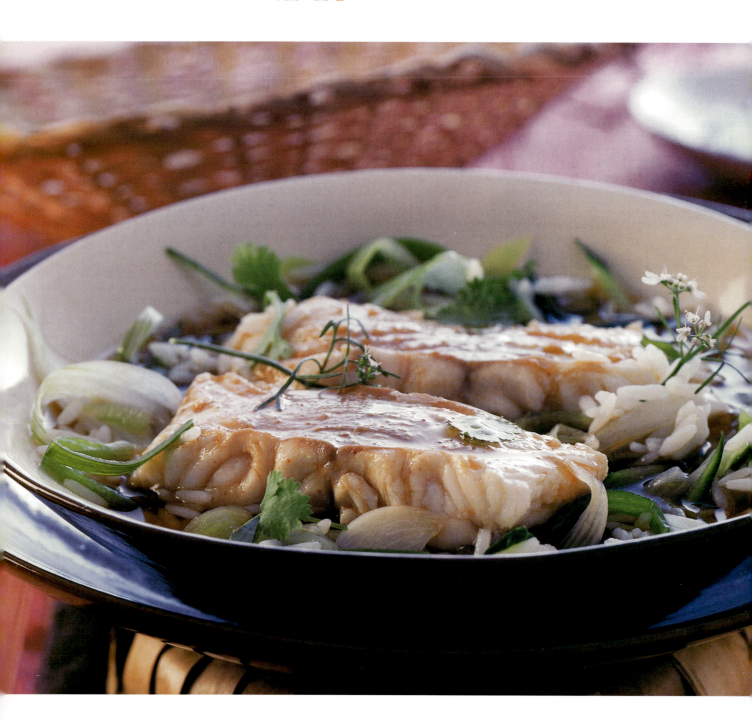

Vegetarische Alternative

HAUPTGERICHT: Nehmen Sie statt des Fischfilets 150 g Tofu, würfeln Sie ihn und geben Sie 1 weiteren EL Sojasoße in den Kochsud; dafür das Gericht zum Schluss nicht mit Öl beträufeln.

Essen Sie als Dessert 1 Becher Fruchtjoghurt.

FRÜHSTÜCK
Apfelmüsli ✓
7 g Fett

50 ml Milch, 1 TL Ahornsirup, 1 Apfel,
4 EL Haferflocken, 1 EL Kürbiskerne

Milch und Ahornsirup in einem tiefen Teller verrühren, den Apfel hineinraspeln und alles mit den Haferflocken und den Kürbiskernen mischen.

Tipps: Würzen Sie das Müsli mit abgeriebener Orangen-, Clementinen- oder Zitronenschale und einigen Tropfen Zitronensaft.

Hacken Sie die Kürbiskerne und rösten Sie sie in einer Pfanne ohne Fett.

ZWISCHENDURCH
1 Müsliriegel
3 g Fett

HAUPTGERICHT
Asiatischer Fischtopf mit grünem Gemüse
12 g Fett

2 EL Sojasoße, Cayennepfeffer,
1½ TL Tomatenmark, 1 Knoblauchzehe,
1 Lauchzwiebel, 200 g Seefischfilet,
1 Stück Salatgurke,
ca. 90 g gekochter Reis (30 g Rohgewicht),
½ TL Öl

1. 1 Tasse Wasser in eine Pfanne oder einen Topf gießen und mit Sojasoße, Cayennepfeffer und Tomatenmark verrühren. Gehackten Knoblauch zufügen und alles zum Kochen bringen.
2. Die Lauchzwiebel in Streifen schneiden, mit dem Fisch zugeben und bei geringer Hitze 4–7 Minuten weitergaren.
3. Die Gurke klein schneiden oder hobeln. Das Fischfilet in einem tiefen Teller warm stellen. Gurke und Reis in die Pfanne geben, bei starker Hitze kurz erwärmen. Alles zum Fisch auf dem Teller anrichten und mit Öl beträufeln.

Tipp: Noch raffinierter schmeckt der Fischtopf mit frischem Koriandergrün, etwas geriebenem Ingwer und Sesamöl.

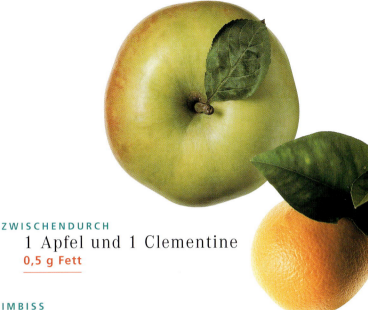

ZWISCHENDURCH
1 Apfel und 1 Clementine
0,5 g Fett

IMBISS
Brot mit Ei und Rohkost ✓
8 g Fett

1 Ei, 1 Scheibe Vollkornbrot,
1 TL Paprikamark, frisch gemahlener Pfeffer,
Salz, 1 Möhre, 1 Stück Salatgurke

Das Ei hart kochen. Das Brot mit Paprikamark bestreichen und mit Pfeffer und Salz würzen. Mit Eischeiben belegen oder das Ei mit der Rohkost so dazu essen.

WENN'S ETWAS MEHR SEIN SOLL:

+ *Hauptgericht:* Nehmen Sie 45 g gekochten Reis (15 g Rohgewicht) und 1 Lauchzwiebel mehr.

+ *Imbiss:* Bestreichen Sie 1 weitere Scheibe Vollkornbrot mit 1 TL Paprika- oder Tomatenmark und legen Sie sie auf das Eibrot. Dazu gibt es noch 1 Möhre.

+ *Zwischendurch:* noch 1 Clementine.

Sojasoße

Helle Sojasoße enthält keinen Zucker. Je dunkler und zähflüssiger die Soße, desto mehr Zucker ist drin. Wenn Sie keine helle Sojasoße bekommen, können Sie auch dunkle nehmen – davon werden Sie nicht gleich wieder dick! Es geht beim Abnehmen eher darum, den Zuckerkonsum insgesamt zu überprüfen und Zucker da wegzulassen, wo man gut auf ihn verzichten kann.

JOB-DIÄT / 2. WOCHE

SA

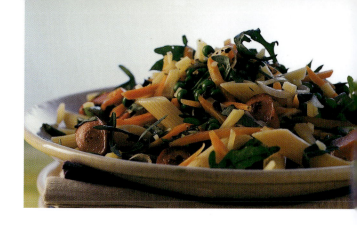

FRÜHSTÜCK
Konfitürenbrot und Grapefruit ✓
5 g Fett

1 Scheibe Vollkornbrot,
1 TL Butter oder Margarine,
1 TL Fruchtaufstrich, 1/2 Grapefruit*

Das Brot mit Butter oder Margarine und Fruchtaufstrich bestreichen. Dazu: 1/2 Grapefruit.

> *** Grapefruit:** Den Rest brauchen Sie für die Zwischenmahlzeit heute.

ZWISCHENDURCH
Milchkaffee mit Malzkakao ✓
3 g Fett

1 Tasse Kaffee mit 150 ml warmer Milch und 1 TL Malzkakaopulver verrühren.

HAUPTGERICHT
Nudeln mit buntem Gemüse und Würstchen
12 g Fett

50 g Nudeln, Salz, 1 Lauchzwiebel, 1 Möhre,
1 Knoblauchzehe, 1 Würstchen, 100 g TK-Erbsen,
30–50 g Rauke, 1 Scheibe Schnittkäse,
frisch gemahlener Pfeffer

1. Die Nudeln nach Packungsanweisung in Salzwasser kochen.
2. Inzwischen Lauchzwiebel, Möhre, Knoblauch und Würstchen klein schneiden.
3. Alles in eine heiße Pfanne geben und etwa 1 Minute unter Rühren braten. Die Erbsen und 1/2 Tasse von dem Nudelkochwasser zugeben, alles zugedeckt 4–5 Minuten garen.
4. Die Rauke und den Käse hacken.
5. Die Nudeln abgießen, mit allen Zutaten mischen, mit Pfeffer würzen und auf einen vorgewärmten Teller geben.

> **Tipps:** *Nehmen Sie statt Rauke mal Basilikum oder Kresse.*
>
> *Mit Zitronenpfeffer schmeckt's noch raffinierter.*

ZWISCHENDURCH
Gurken-Grapefruit-Salat ✓
3 g Fett

1/2 Grapefruit, 1 Stück Salatgurke,
20–30 g Rauke, 1/2 TL Öl, Salz,
frisch gemahlener Pfeffer

Das Fruchtfleisch aus der Grapefruit lösen, den Saft dabei auffangen. Die Gurke klein schneiden oder hobeln, die Rauke klein schneiden. Alles in einem tiefen Teller mit Öl, Salz und Pfeffer vermengen.

IMBISS
Warmes Käsebrot und Erbsensuppe ✓
10 g Fett

1 Scheibe Vollkornbrot, 1 TL Olivenöl,
1 Knoblauchzehe, 1 TL Paprikamark,
1 Scheibe Schnittkäse, frisch gemahlener Pfeffer,
50 g TK-Erbsen, 1 Tasse Gemüse-Hefebrühe

Das Brot mit Öl bestreichen und mit der geölten Seite in eine Pfanne legen. Die andere Seite mit einer aufgeschnittenen Knoblauchzehe einreiben, mit Paprikamark bestreichen und mit Käse belegen. Mit Pfeffer würzen. Einen Deckel auflegen und das Brot bei geringer bis mittlerer Hitze etwa 5 Minuten braten. Inzwischen die Erbsen in der heißen Brühe auftauen. Die Suppe zum Brot essen.

WENN'S ETWAS MEHR SEIN SOLL:

+ *Hauptgericht:* Nehmen Sie 10 g (Rohgewicht) Nudeln, 1 Möhre und 1 Lauchzwiebel mehr.

+ *Zwischendurch:* noch 3 Löffelbiskuits und 1 Apfel.

Vegetarische Alternative

HAUPTGERICHT: Nehmen Sie 1 kleines Soja-Knackwürstchen (40 g; Reformhaus).

JOB-DIÄT / EINKAUFSLISTE

FRISCHE ZUTATEN

		1. WOCHE So	Mo	Di	Mi	Do	Fr	Sa	2. WOCHE So	Mo	Di	Mi	Do	Fr	Sa
Fleisch – Fisch	Beefsteakhack (Gramm)							125							
	Geflügel- oder Rindfleischsülze (Scheibe à 20 g)			5	1										
	Gekochter Schinken (Scheibe à 20 g)									3		1	1		
	Hähnchenbrustfilet (Stück à 125 g)	1													
	Lammlachs (ausgelöster Lammrücken; Gramm)								125						
	Putenbrustfilet (Gramm)											150			
	Putenbrust (geräuchert; Scheibe à 20 g)					5									
	Würstchen („Du darfst"; Stück à 50 g)											1		1	
	Seefischfilet (z. B. Rotbarsch; Gramm)						200							200	
Eier – Milch – Brot	Eier (Gewichtsklasse M)	1							1				1		
	Fruchtjoghurt (Becher à 125–150 g; 3,5 % Fett)									1	1		1		
	Joghurt (Becher à 150 g; 1,5 % Fett)												1			
	Milch (1,5 % Fett; ml)	150	100	50	150		50		100	50		150		50	150
	Schnittkäse (Scheibe à 20 g; 30 % F.i.Tr.)	1	1	1	1½	½	1		1		½	½			2
	Roggenbrötchen		1	1								1	1		
	Vollkornbrot (Scheibe à 50 g)	1			1	2	1		2			1	1	2	
Obst – Gemüse	Ananas (groß; ca. 600 g)						200		100	100		200			
	Apfel (mittelgroß)		1	1		2	1	1	1		1		2		
	Banane (klein)				1		1					1			
	Birne (mittelgroß)										1	1			
	Clementine			2			2		1				1		
	Grapefruit (rosa)														1
	Himbeeren (TK-Paket à 300 g)	50	100		150										
	Kiwi		2	1								1			
	Orange (unbehandelt)	½	½				1				1	1	1		
	Blattsalat (Portion à 50–100 g)						1			1					
	Chicorée											1			
	Erbsen (feine; TK-Paket à 450 g)				100	150				50					150
	Kartoffeln (mittelgroß)						3	2		5	2				
	Kohlrabi (mittelgroß)	1													
	Lauchzwiebeln											1		1	1
	Möhren (klein)					2	1							1	1
	Paprikaschote (rot, mittelgroß)								1						
	Pfannengemüse „Bauern-Art" (TK-Paket à 300 g)											1			
	Radieschen (Bund)					1									
	Rauke (Portion à 50–80 g)														1
	Salatgurke (Gramm)											100–200	200–400	100–200		
	Suppengrün (TK-Päckchen à 50 g)		1				1								
	Tomaten				2	1			2	2					
	Zucchini (klein)	1													

FÜR ALLE DIÄTEN
DAS SOLLTEN SIE IM HAUS HABEN

DAS SOLLTEN SIE IMMER IM HAUS HABEN, WENN SIE NACH BRIGITTE-DIÄT-REZEPTEN KOCHEN:

Ahornsirup (oder Honig)
Bohnen (weiße, Dosen à ca. 230 g Abtropfgewicht)
Butter oder Margarine
Crème fraîche (max. 30 % Fett)
Essig (Balsamico, Apfelessig)
Gemüse-Hefebrühe (Instant)

Gewürze:
➡ *Cayennepfeffer*
➡ *Chiligewürz (z. B. Tabasco, Sambal oelek, Harissa)*
➡ *Currypulver*
➡ *Knoblauch (frisch)*
➡ *Kreuzkümmel (gemahlen)*
➡ *Lorbeerbätter*
➡ *Pfeffer (ganz)*
➡ *Rosenpaprika*
➡ *Salz*
➡ *Sojasoße (hell, ohne Zucker)*
➡ *Tomatenmark (Tube)*

Gewürzgurken (kleine)
Haferflocken (zarte)
Knäckebrot (Vollkorn)

Kräuter (frisch, TK oder getrocknet):
➡ *Basilikum*
➡ *Dill*
➡ *Kresse*
➡ *Petersilie (glatte)*
➡ *Schnittlauch*
➡ *Thymian*

Kräuter- oder Früchtetee
Kürbiskerne
Mineralwasser
Nudeln (Vollkorn)
Öl (Oliven- oder Raps- und Sonnenblumenöl)
Reis (Parboiled oder Naturreis)
Rote Bete (Glas à 220 g Abtropfgewicht)
Tomaten (geschält, kleine Dosen à 230–250 g Abtropfgewicht)
Zitronen (unbehandelt)
Zwieback (Vollkorn)
Zwiebeln (kleine und große)

WENN SIE DIE IDEAL-DIÄT MACHEN, BRAUCHEN SIE AUSSERDEM:

Gemüsemais
(1 kleine Dose, ca. 285 g Abtropfgewicht)

Gewürze:
➡ *Chili-con-carne-Gewürzmischung*
➡ *Edelsüßpaprika*
➡ *Ingwer (frisch)*
➡ *Koriander (ganz)*
➡ *Kümmel (ganz)*
➡ *Muskatnuss (ganz)*
➡ *Nelken (gemahlen)*
➡ *Senf*
➡ *Streuwürze*
➡ *Wacholderbeeren*
➡ *Zimt (gemahlen)*

Grünkern (Ganzkorn, 1 kleines Paket)
Hirse (1 kleines Paket)
Kapern (1 kleines Glas)
Kartoffelpüreeflocken mit Milch (Fertigprodukt, 2 Packungen)
Konfitüre oder Marmelade

Kräuter (frisch, TK oder getrocknet):
➡ *Estragon*
➡ *Koriandergrün*
➡ *Majoran*
➡ *Rosmarin*
➡ *Salbei*

Kürbis (süß-sauer, 1 Glas à 200 g Einwaage)
Leinsamen
Linsen (kleine rote, 1 kleine Packung)
Parmesan-Käse (gerieben, 1 Tütchen à 40 g)
Pesto (1 kleines Glas)

Salatcreme (ca. 20 % Fett, 1 kleines Glas)
Sauerkraut (Glas/Dose, ca. 400 g)
Tofu (250 g)

WENN SIE DIE GENIESSER-DIÄT MACHEN, BRAUCHEN SIE AUSSERDEM:

Aprikosen (ungeschwefelt, getrocknet)
Couscous (Instant, vorgekocht, 1 kleines Paket)
Fruchtaufstrich
(Konfitüre mit wenig Zucker, z. B. „Du darfst")

Gewürze:
➡ *Harissa (orientalische Würzpaste)*
➡ *Kümmel (ganz)*
➡ *Nelken (gemahlen)*
➡ *Paprikamark (Tube)*
➡ *Senf*
➡ *Tomatenketchup*
➡ *Zimt (gemahlen)*

Honig
Kaffee
Kartoffelpüreeflocken ohne Milch
(Fertigprodukt, 1 Packung)

Kräuter (frisch, TK oder getrocknet):
➡ *Bohnenkraut*
➡ *Italienische Kräuter*
➡ *Italienische Salatkräuter*
➡ *Kräuter der Provence*
➡ *Majoran*
➡ *Minze (Pfefferminztee)*

Löffelbiskuits (1 Packung)
Linsen (kleine grüne; Reformhaus)
Malzkakaopulver (z. B. „Ovomaltine")
Müsliriegel (2 à 25 g, bis 3 g Fett;
z. B. Corny „fruchtig herb",
Grano-Vita „Apfel Zimt")
Rosinen (ungeschwefelt, 1 kleine Tüte)
Rotkohl (1 Glas à ca. 335 g Abtropfgewicht)
Sauerkraut (Glas/Dose, ca. 400 g)
Sonnenblumenkerne (1 kleine Tüte)
Tomatenpaprika (1 Glas à ca. 165 g Abtropfgewicht)
Trockenhefe (1 Tüte)
Vollkorn-Dinkelmehl
Zucker (brauner)

WENN SIE DIE JOB-DIÄT MACHEN, BRAUCHEN SIE AUSSERDEM:

Aprikosen (ungeschwefelt, getrocknet)
Couscous (Instant, vorgekocht, 1 kleines Paket)
Fruchtaufstrich
(Konfitüre mit wenig Zucker, z. B. „Du darfst")
Gemüsemais
(1 kleine Dose, ca. 285 g Abtropfgewicht)

Gewürze:
➡ *Koriander (ganz)*
➡ *Paprikamark (Tube)*
➡ *Tomatenketchup*

Kaffee
Kartoffelpüreeflocken ohne Milch
(Fertigprodukt, 1 Packung)

Kräuter (frisch, TK oder getrocknet):
➡ *Bohnenkraut*
➡ *Italienische Kräuter*
➡ *Italienische Salatkräuter*
➡ *Kräuter der Provence*
➡ *Rosmarin*

Löffelbiskuits (1 Packung)
Malzkakaopulver (z. B. „Ovomaltine")
Müsliriegel (4 à 25 g, bis 3 g Fett;
z. B. Corny „fruchtig herb",
Grano-Vita „Apfel Zimt")
Rosinen (ungeschwefelt, 1 kleine Tüte)
Salatcreme (ca. 20 % Fett, 1 kleines Glas)

Die Lebensmittel, die Sie für die vegetarischen Alternativen und zum Aufstocken der Gerichte brauchen, sind in den Einkaufs- und Vorratslisten nicht berücksichtigt.

REZEPTE

ZUM AUSSUCHEN

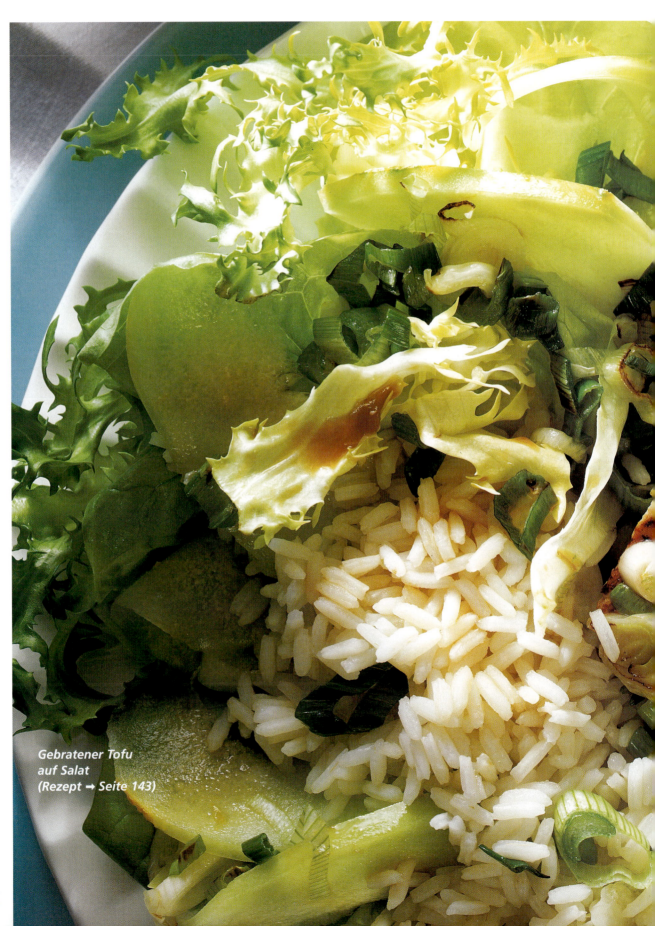

**Gebratener Tofu
auf Salat
(Rezept → Seite 143)**

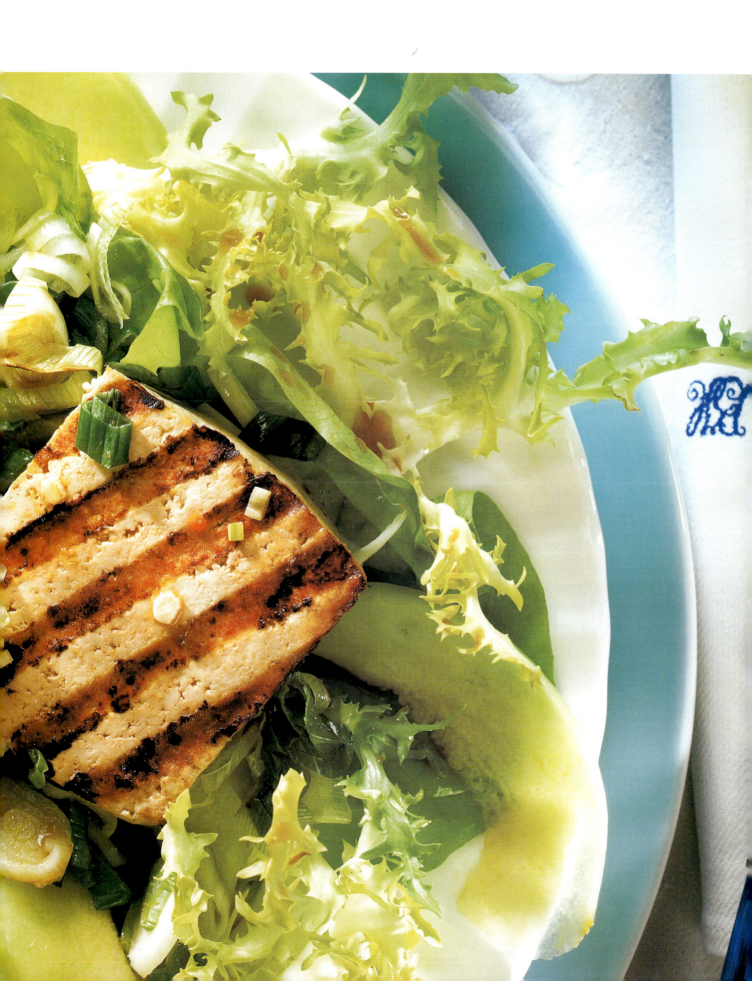

REZEPTE ZUM AUSSUCHEN

NUDELN

Nudel-Bohnen-Topf mit Pesto
15 g Fett

200–250 g grüne Bohnen, Salz, 60 g Nudeln,
je 1 kleines Bund Bohnenkraut
und glatte Petersilie,
1 EL Sonnenblumenkerne, 1–2 Knoblauchzehen,
frisch gemahlener Pfeffer,
1 TL Instant-Gemüse-Hefebrühe,
1 TL Olivenöl, 1 Zwiebel, 2–3 Tomaten,
40 g Parmaschinken ohne Fettrand in Scheiben

1. Die Bohnen putzen, halbieren und in reichlich Salzwasser etwa 10 Minuten weich kochen. Abgießen und 1 Tasse Kochwasser aufheben.
2. Die Nudeln nach Packungsanweisung in Salzwasser kochen; abgießen.
3. Inzwischen für das Pesto Bohnenkraut- und Petersilienblätter mit Sonnenblumenkernen, abgezogenem Knoblauch, etwas Pfeffer, Instantbrühe und Öl in einen Rührbecher geben.
4. Zwiebel und Tomaten klein schneiden und in eine große Pfanne geben. Knapp $1/2$ Tasse Bohnenkochwasser zugießen und 3–4 Minuten kochen, Flüssigkeit dabei etwas verdampfen lassen.
5. Das restliche Bohnenkochwasser in das Rührgefäß gießen und alles pürieren.
6. Die Bohnen mit den Nudeln zur Zwiebel-Tomaten-Soße in die Pfanne geben und das Pesto unterrühren. Alles mit dem Schinken auf einem vorgewärmten tiefen Teller anrichten.

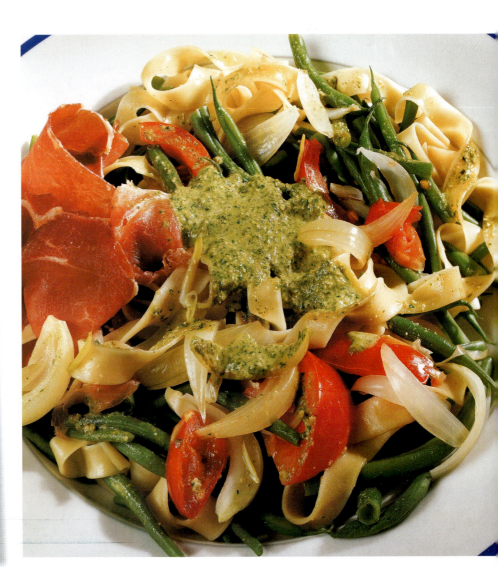

Nudeln

- *Vollkornnudeln halten länger satt als Nudeln aus Weißmehl. Damit sie nicht zu „gesund" schmecken, sollten sie lieber etwas weicher sein und nicht ganz al dente.*
- *Nudeln lassen sich gut auf Vorrat kochen.* In einem gut schließenden Gefäß (Twist-off-Glas, Plastikbehälter) halten sie im Kühlschrank etwa fünf Tage.
- *Man kann Nudeln auch einfrieren, am besten portionsweise. Die Nudeln dann zum Auftauen nur kurz erhitzen, nicht mehr kochen.*

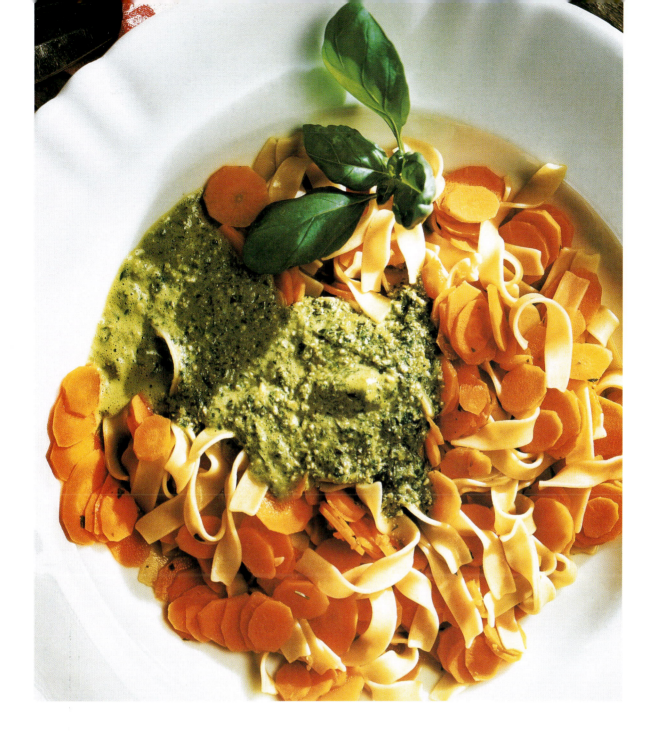

Möhrennudeln in Kürbiskernsoße ✓
12 g Fett

50 g Nudeln, Salz, 1 Tasse Gemüse-Hefebrühe,
4 Möhren, 1 Bund Basilikum,
1–2 Knoblauchzehen,
etwas abgeriebene Zitronenschale,
1 EL geriebener Parmesan-Käse,
frisch gemahlener Pfeffer, 1 EL Kürbiskerne,
½ TL Oliven- oder Kürbiskernöl

1. Die Nudeln nach Packungsanweisung in Salzwasser kochen; abgießen. (Oder ca. 125 g gekochte Nudeln nehmen.)
2. Die Brühe und ½ Tasse Wasser zum Kochen bringen. Die Möhren in Scheiben hobeln, zugeben und in etwa 5–7 Minuten nicht zu weich kochen.
3. Inzwischen Basilikumblätter, Knoblauch, Zitronenschale, Parmesan, Pfeffer, Kürbiskerne und Öl in ein hohes Rührgefäß füllen.
4. Die Kochbrühe von den Möhren in das Rührgefäß abgießen und die Mischung pürieren. Die Möhren und die Nudeln mit der Soße vermischen und auf einem vorgewärmten Teller anrichten.

REZEPTE ZUM AUSSUCHEN

NUDELN

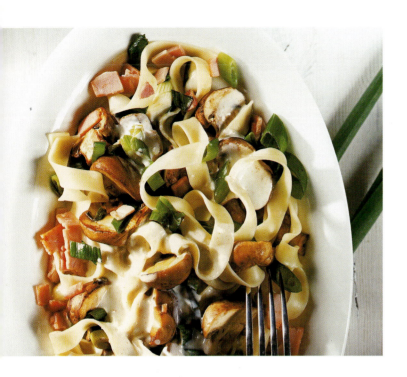

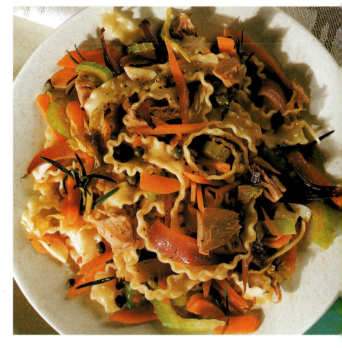

Nudeln mit Champignon-Schinken-Soße
12 g Fett

50 g Nudeln, Salz,
1½ Scheiben gekochter Schinken (30 g),
1 Lauchzwiebel, 150–180 g Champignons,
1 Messerspitze Mehl, 100 ml fettarme Milch,
1 Ecke fettreduzierter Schmelzkäse (25 g),
Cayennepfeffer, 1 TL Olivenöl

1. Die Nudeln nach Packungsanweisung in Salzwasser kochen; abgießen.
2. Inzwischen den Schinken würfeln, die Lauchzwiebel in Ringe schneiden, die Champignons putzen und halbieren.
3. Einen kleinen Topf erhitzen, vorbereitete Zutaten hineingeben und unter Rühren mit Salz würzen und mit Mehl bestäuben. Die Milch zugießen, den Schmelzkäse zufügen und bei mittlerer Hitze 4–5 Minuten zugedeckt kochen; zwischendurch umrühren.
4. Die Soße mit Cayennepfeffer würzen und das Öl zugeben. Mit den Nudeln in einem vorgewärmten tiefen Teller anrichten.

Tipp: 1–2 gehackte Knoblauchzehen zufügen und statt Olivenöl 1 gehäuften TL Pesto in die Soße rühren. Dazu passen gehackte Petersilien- oder Basilikumblätter.

Nudeln mit Gemüse-Tunfisch-Soße
13 g Fett

50–60 g Nudeln, Salz,
2–3 kleine Möhren, 1 Zwiebel,
1 Stange Staudensellerie, 2 TL Paprikamark,
1 Knoblauchzehe, 1 Zweig Rosmarin,
100 g Tunfisch ohne Öl (Dose; abgetropft),
2 TL Olivenöl, 2 EL Kapern,
frisch gemahlener Pfeffer

1. Die Nudeln nach Packungsanweisung in Salzwasser kochen; abgießen.
2. Inzwischen die Möhren schälen, die Zwiebel abziehen. Beides klein schneiden, den Staudensellerie hobeln.
3. Gemüse in einen heißen Topf geben, rühren, mit Salz würzen, kurz weiterrühren, dann Paprikamark und 1 knappe Tasse Wasser zufügen. Zugedeckt 4–5 Minuten bei starker Hitze kochen.
4. Den Knoblauch abziehen, die Rosmarinnadeln abzupfen und beides hacken. Den Tunfisch zerpflücken. Alles mit dem Öl und den Kapern zum Gemüse geben und kurz erhitzen.
5. Nudeln und Gemüse-Tunfisch-Soße in einen vorgewärmten tiefen Teller geben und mit Pfeffer würzen.

Nudeln mit Blattspinat und Käsesoße ✓
11 g Fett

70 g Nudeln, Salz, ca. 200 g Blattspinat,
1 Möhre, 2 kleine Zwiebeln,
1½ Ecken fettreduzierter Schmelzkäse (ca. 37 g),
1 Tasse Gemüse-Hefebrühe, Rosenpaprika,
1 Knoblauchzehe, 1 TL Olivenöl,
frisch gemahlener Pfeffer

1. Die Nudeln nach Packungsanweisung in Salzwasser kochen.
2. Inzwischen den Spinat putzen. Die Möhre raspeln, die Zwiebeln würfeln und beides mit dem Käse in der Brühe bei geringer Hitze kochen; den Käse mit einer Gabel zerdrücken und die Flüssigkeit etwas verdampfen lassen. Mit Rosenpaprika würzen.
3. Den Spinat am Ende der Kochzeit zu den Nudeln in den Topf geben, umrühren und alles abgießen. Den Knoblauch fein hacken, mit Öl in den Topf geben, die Spinatnudeln zufügen, kurz darin schwenken und mit der Soße in einem tiefen Teller anrichten. Mit Pfeffer würzen.

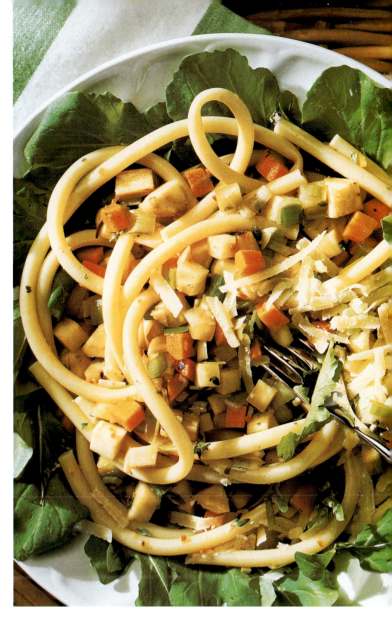

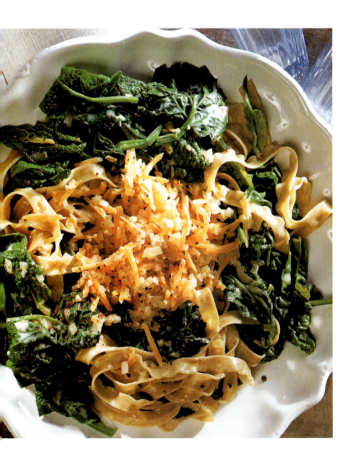

Gemüse-Rauke-Nudeln ✓
9 g Fett

50 g Nudeln, Salz, 1 Bund Suppengrün,
1–2 Knoblauchzehen,
etwas abgeriebene Zitronenschale,
getrockneter Thymian,
1 Tasse Gemüse-Hefebrühe, ½ TL Olivenöl,
50 g Rauke, frisch gemahlener Pfeffer,
2 EL geriebener Parmesan-Käse

1. Die Nudeln nach Packungsanweisung in Salzwasser kochen; abgießen.
2. Inzwischen das Gemüse klein schneiden, den Knoblauch hacken.
3. Das Gemüse und den Knoblauch in einen heißen Topf geben, rühren, salzen und mit Zitronenschale und Thymian würzen. Die Brühe zugießen. Das Gemüse zugedeckt in 5–7 Minuten weich kochen. Öl zufügen.
4. Die Rauke auf einem Teller ausbreiten und die Nudeln und das Gemüse darauf anrichten. Mit Pfeffer und Parmesan bestreuen.

REZEPTE ZUM AUSSUCHEN

KARTOFFELN

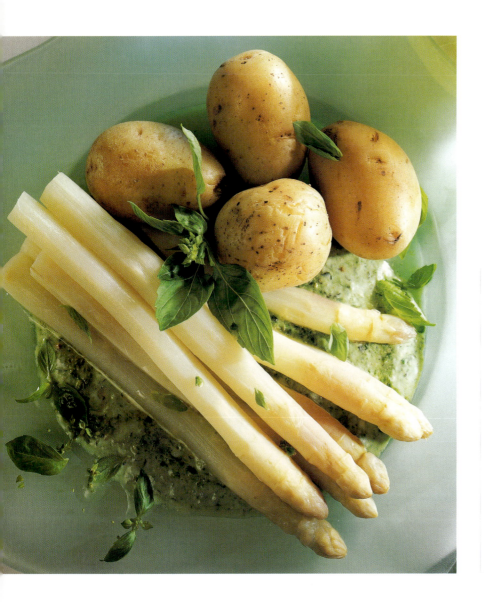

Kartoffeln

Kartoffeln sind gute Kaliumlieferanten, und junge Knollen enthalten obendrein noch viel Vitamin C (100 Gramm decken ein Drittel des empfohlenen Tagesbedarfs). Die Nährstoffe sitzen hauptsächlich unter der Schale. Schade also, wenn sie im Abfall oder im Kochwasser landen. Am gesündesten sind Pellkartoffeln oder neue Kartoffeln, deren Schale Sie mitessen.

Bei den meisten Rezepten brauchen Sie fest kochende Sorten.

Für Püree oder Brei sind mehlig kochende Knollen besser.

Spargel mit Kartoffeln und Joghurtpesto ✓
12 g Fett

ca. 500 g Spargel, Salz, Zucker,
4 Kartoffeln, 1 EL Kürbiskerne,
1 gehäufter EL geriebener Parmesan-Käse,
frisch gemahlener Pfeffer,
½ Knoblauchzehe, 1 Bund Basilikum,
75 g fettarmer Joghurt, ½ TL Olivenöl

1. Den Spargel schälen. Die Schalen 5 Minuten in reichlich Wasser kochen und herausnehmen. Die Brühe mit Salz und 1 Prise Zucker würzen, den Spargel zufügen und etwa 10–15 Minuten kochen.
2. Inzwischen Kartoffeln in Salzwasser kochen; pellen (neue Kartoffeln vor dem Kochen nur abbürsten).
3. Für das Pesto die Kürbiskerne in einer Pfanne ohne Fett leicht rösten und in ein hohes Rührgefäß geben. Den Parmesan, etwas Pfeffer, wenig Salz, abgezogenen Knoblauch und Basilikum zufügen (ein paar Blätter als Garnitur aufheben). 5–6 EL warme Spargelbrühe zugießen und alles fein pürieren. Den Joghurt unterziehen und das Pesto eventuell im Wasserbad warm halten.
4. Die Hälfte der Soße auf einen vorgewärmten Teller geben. Kartoffeln und Spargel darauf anrichten und die restliche Soße darüber gießen. Mit Öl beträufeln und mit den restlichen Basilikumblättern bestreuen.

Curry-Kartoffelbrei mit Gemüsepfanne ✓
16 g Fett

1 Packung TK-Pfannengemüse
„Italienisch" (300 g),
Salz, 1 gestrichener TL Currypulver,
7 EL Kartoffelpüreeflocken mit Milch

1. Das TK-Gemüse nach Packungsanweisung in einer Pfanne garen.
2. Inzwischen 180 ml Salzwasser mit dem Curry erhitzen, die Kartoffelpüreeflocken hineinrühren und mit dem Gemüse auf einem Teller anrichten.
3. 3 EL Wasser in die Pfanne geben, unter Rühren den Bratsatz lösen und die Soße über das Gericht gießen.

Tipp: Für selbst gemachten Kartoffelbrei 2 mittelgroße geschälte Kartoffeln klein schneiden, knapp mit Salzwasser bedecken, weich kochen, 2–3 EL fettarme Milch und 1 TL Currypulver zugeben und zerstampfen (nicht pürieren!). Ein paar Schnittlauchröllchen darüber streuen.

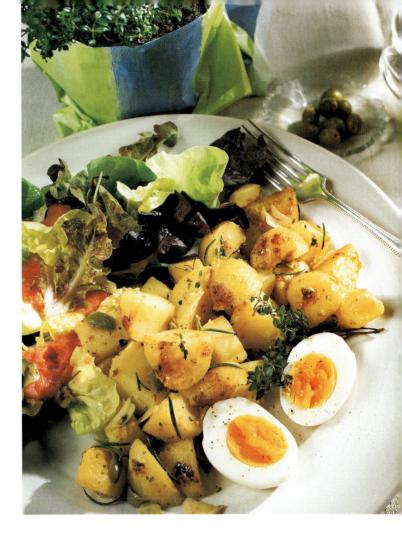

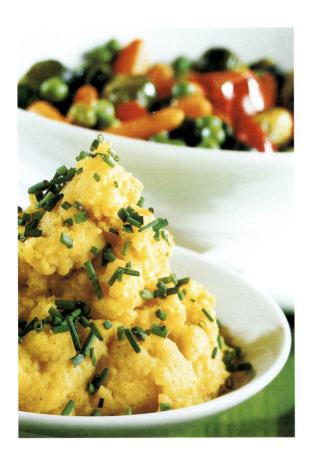

Provenzalische Kartoffelpfanne mit Salat ✓
15 g Fett

5 Kartoffeln, Salz, 1 Knoblauchzehe,
je 1 Zweig Thymian und Rosmarin,
4 Oliven ohne Stein, 3 EL Gemüse-Hefebrühe,
1 TL Olivenöl, frisch gemahlener Pfeffer,
1 Ei, 1 Portion Blattsalat,
2 kleine Tomaten, Cayennepfeffer,

1. Die Kartoffeln in Salzwasser kochen, pellen und in grobe Würfel schneiden. (Vorgekochte, kalte Kartoffeln ebenfalls würfeln.)
2. Den Knoblauch abziehen, die Thymianblättchen und die Rosmarinnadeln abzupfen und alles hacken. Die Oliven klein schneiden.
3. Die Kartoffelwürfel und die Brühe in eine Pfanne geben, 5 Minuten erhitzen, bis die Brühe verdampft ist. Öl, Knoblauch und Kräuter zufügen und weitere 5 Minuten bei mittlerer Hitze braten, zwischendurch wenden, zum Schluss die Olivenstücke zufügen und mit Pfeffer würzen.
4. Inzwischen das Ei nach Geschmack weich oder hart kochen. Den Blattsalat waschen und trocknen.
5. Für die Salatsoße die Tomaten pürieren und mit Salz und Cayennepfeffer würzen. Die Soße mit dem Blattsalat mischen. Alles auf einem Teller anrichten.

REZEPTE ZUM AUSSUCHEN

KARTOFFELN

Pellkartoffeln mit Sülze und Gurkensoße
11 g Fett

4 Kartoffeln, Salz, 1 Tomate,
1 Lauchzwiebel, 2 Gewürzgurken,
100 g Salatgurke, Cayennepfeffer,
75 g fettarmer Joghurt,
3 TL Salatcreme (20 % Fett), ½ TL Olivenöl,
etwas Basilikum oder glatte Petersilie,
3 Scheiben Geflügel- oder
Rindfleischsülze (à 20 g)

1. Die Kartoffeln in Salzwasser kochen; pellen.
2. Inzwischen die Tomate, die Lauchzwiebel und die Gurken fein würfeln, mit Salz und Cayennepfeffer würzen und mit Joghurt, Salatcreme und Öl mischen. Gehackte Kräuter zufügen, etwas durchziehen lassen.
3. Die Sülze mit den Kartoffeln und der Soße auf einem Teller anrichten.

Tipp: Je feiner Sie die Zutaten würfeln, desto besser schmeckt die Soße. Sie können das Gemüse auch im Blitzhacker leicht pürieren.

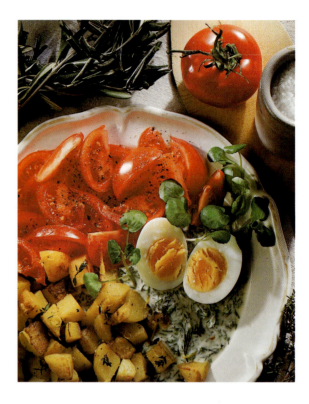

Thymiankartoffeln mit Ei und Kräutersoße ✓
14 g Fett

4 Kartoffeln, Salz, 1 Ei, 4 Tomaten,
frisch gemahlener Pfeffer, 1 TL Olivenöl,
abgeriebene Zitronenschale,
etwas frischer Thymian,
ein paar gemischte Kräuter (frisch oder TK),
75 g fettarmer Joghurt, 3 EL Gemüse-Hefebrühe

1. Die Kartoffeln in Salzwasser kochen; pellen. (Oder vorgekochte Kartoffeln nehmen.)
2. Das Ei nach Geschmack weich oder hart kochen und halbieren. Die Tomaten klein schneiden, mit Salz und Pfeffer würzen, auf einen Teller legen und durchziehen lassen.
3. Die Kartoffeln würfeln und bei mittlerer Hitze im heißen Öl braun braten. Zum Schluss mit Salz, Pfeffer, etwas Zitronenschale und Thymianblättchen würzen.
4. Für die Soße die Kräuter fein hacken und mit dem Joghurt und der warmen Gemüse-Hefebrühe verrühren. Mit Salz und Pfeffer würzen. Die Soße eventuell im Wasserbad etwas erwärmen.
5. Die Soße auf den Teller gießen; Ei und Kartoffeln darauf anrichten. Eventuell mit ein paar Kräutern bestreuen.

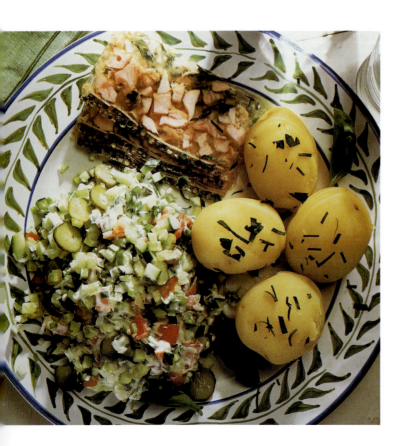

Kartoffel-Wurst-Pfanne
16 g Fett

2–3 mittelgroße Kartoffeln,
2 fettreduzierte Würstchen (100 g),
1 mittelgroße Zwiebel, 1 säuerlicher Apfel,
1/2 Tasse Gemüse-Hefebrühe,
1 TL Paprikamark, 1 TL getrockneter Majoran,
Salz, frisch gemahlener Pfeffer

1. Die Kartoffeln kochen (oder gekochte Kartoffeln verwenden), pellen und würfeln.
2. Die Würstchen in Scheiben schneiden und in einer beschichteten Pfanne langsam erhitzen. Inzwischen die Zwiebel und den Apfel klein schneiden, mit den Kartoffelwürfeln zur Wurst geben und unter Rühren in etwa 10 Minuten leicht braun anrösten.
3. Die Brühe mit Paprikamark und Majoran verrühren, in die Pfanne gießen und unter Rühren etwas einkochen lassen, mit wenig Salz und Pfeffer würzen und alles auf einen Teller geben.

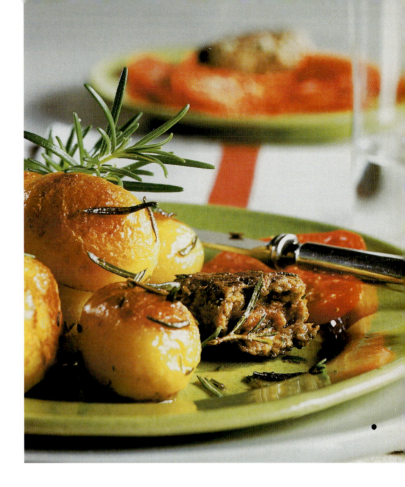

Rosmarinkartoffeln mit Hackröllchen
11 g Fett

4 mittelgroße Kartoffeln, 1 TL Öl,
75 g Beefsteakhack, Salz, 1 TL Paprikamark,
etwas glatte Petersilie oder Schnittlauch,
frisch gemahlener Pfeffer,
1 kleiner Zweig Rosmarin
(oder 1 TL getrockneter), 3 Tomaten,
1 gestrichener TL Pesto (Glas)

1. Die Kartoffeln kochen (oder gekochte Kartoffeln verwenden), pellen und klein schneiden. Im heißen Öl langsam braun braten, dabei öfter wenden.
2. Das Hack mit Salz, Paprikamark und gehackten Kräutern verkneten. 2 Röllchen formen und etwas flach drücken. Die Bratkartoffeln mit Salz, Pfeffer und gehacktem Rosmarin würzen, an den Pfannenrand schieben und die Röllchen in der Pfannenmitte auf jeder Seite 1 1/2 - 2 Minuten braten.
3. Die Tomaten klein schneiden, auf einen Teller legen und mit Pfeffer und Salz würzen.
4. Kartoffeln und Fleisch zu den Tomaten anrichten, 3-4 EL Wasser und das Pesto in die Pfanne geben, unter Rühren den Bratsatz lösen und die Soße über das Gericht geben.

Tipp: *Das Hack zusätzlich mit Chiligewürz (Harissa, Cayennepfeffer oder Sambal oelek) abschmecken.*

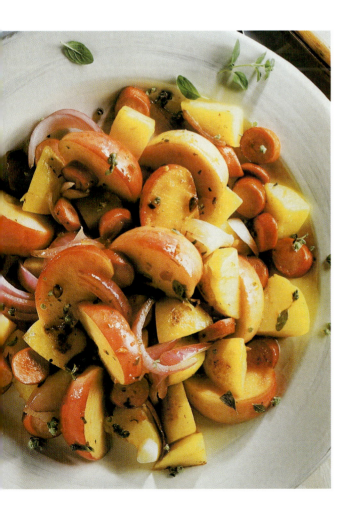

REZEPTE ZUM AUSSUCHEN

REIS

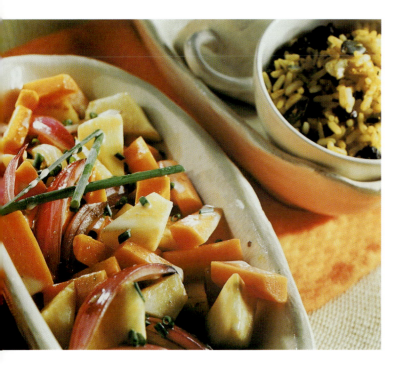

Möhrenrisotto mit Spargel und Zuckerschoten ✓
13 g Fett

300 g Spargel, Salz,
100 g Zuckerschoten, 1 Zwiebel,
1 Knoblauchzehe, 2–3 Möhren, 45–60 g Reis,
1 Tasse Gemüse-Hefebrühe,
40 g Schnittkäse im Stück (30 % F.i.Tr.),
frisch gemahlener Pfeffer,
1 kleines Bund Kerbel, 1 TL Olivenöl

1. Den Spargel schälen und die Schalen in $1/4$ l Wasser ca. 10 Minuten kochen. Schalen entfernen und den Spargel mit 1 Prise Salz in dem Kochwasser 10-15 Minuten garen, in den letzten 5 Minuten die Zuckerschoten mitkochen.
2. Inzwischen Zwiebel und Knoblauch abziehen und fein würfeln. Die Möhren schälen und würfeln. Einen Topf erhitzen, Reis, Zwiebel, Knoblauch und Möhren hineingeben und kurz rühren. Gemüse-Hefebrühe zugießen und bei geringer Hitze etwa 18 Minuten kochen, zwischendurch umrühren. Den Käse reiben und zum Schluss zugeben. Mit Pfeffer würzen.
3. Den Spargel und die Zuckerschoten herausnehmen und auf einem Teller warm halten. 1 knappe Tasse Spargelkochwasser, Kerbel und Olivenöl in ein Rührgefäß geben und pürieren.
4. Den Risotto zum Spargel geben und mit der Soße übergießen.

Sellerie-Möhren-Gemüse mit Curryreis ✓
10 g Fett

45 g Reis, Salz, 1 mittelgroße Zwiebel,
3 kleine Möhren, 100 g Knollensellerie,
$1/8$ l fettarme Milch, $1/2$ TL Öl, 1 Knoblauchzehe,
1 EL Kürbiskerne, 1 EL Rosinen,
$1/2$–1 TL Currypulver, 1 EL Zitronensaft,
etwas Schnittlauch oder Petersilie

1. Den Reis nach Packungsanweisung in Salzwasser kochen; zu viel Flüssigkeit zum Schluss offen verdampfen lassen.
2. Inzwischen die Zwiebel abziehen, Möhren und Sellerie schälen und alles klein schneiden. Einen Topf erhitzen, Gemüsestücke hineingeben und unter Rühren anrösten, bis es aromatisch duftet, mit Salz würzen, 2-3 EL Wasser zugießen und etwa 5 Minuten zugedeckt fast weich kochen.
3. Den Deckel abnehmen, das Gemüsewasser verdampfen lassen, Milch und Öl zugießen, umrühren und etwas einkochen.
4. Abgezogenen Knoblauch, Kürbiskerne und Rosinen hacken, mit dem Curry in einer Pfanne kurz erhitzen, den gekochten Reis unterrühren, Zitronensaft und eventuell 1 EL Wasser zugeben. Gemüse und Reis auf einem Teller anrichten. Mit gehackten Kräutern bestreuen.

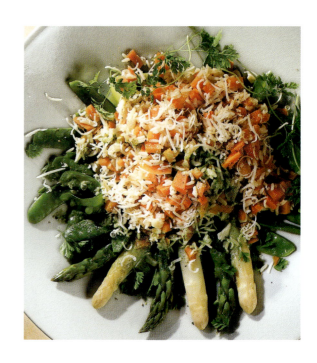

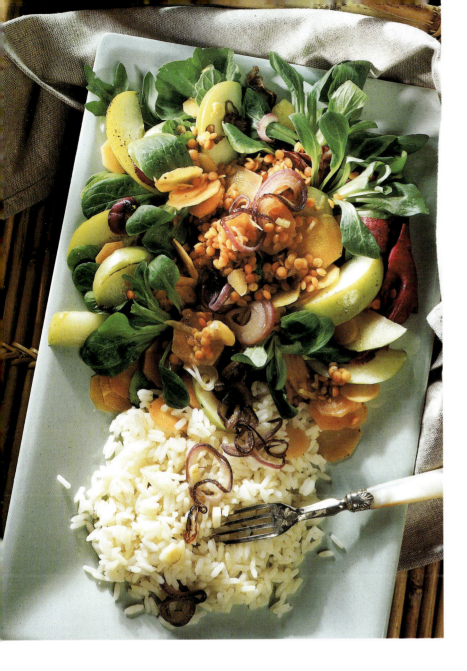

Reis

- *Parboiled-Reis ist vitaminreicher als geschälter Reis und schon nach 12–15 Minuten gar – also ideal für schnelle Gerichte. Naturreis ist zwar noch gesünder, braucht aber etwa 30 Minuten.*
- *Es lohnt sich, Reis auf Vorrat zu kochen. Mit der verbliebenen Menge können Sie zum Beispiel rasch mal einen Salat zubereiten oder Sie nehmen sie für ein warmes Gericht. Geben Sie den Reis dann erst zum Schluss zum Erwärmen in Topf oder Pfanne.*
- *In einem gut verschlossenen Gefäß hält sich Reis im Kühlschrank etwa fünf Tage. Sie können ihn auch portionsweise einfrieren.*

Indisches Linsengericht mit Reis ✓
10 g Fett

45 g Reis, Salz, 2 Möhren, 1/2 Apfel,
1 kleines Stück Ingwer,
1 Knoblauchzehe, 2 kleine Zwiebeln,
je 1 Messerspitze Nelken, Kardamom, Koriander, Cayennepfeffer und Zimt (gemahlen),
3 EL rote Linsen, 1 TL Olivenöl,
75 g fettarmer Joghurt, 2 TL Crème fraîche,
1 Portion Blattsalat, etwas Zitronensaft

1. Den Reis nach Packungsanweisung in Salzwasser kochen; zu viel Flüssigkeit zum Schluss offen verdampfen lassen. (Oder ca. 125 g gekochten Reis nehmen und zum Schluss – siehe 4. – mit 2–3 EL Wasser in der Pfanne erwärmen.)
2. Inzwischen die Möhren und die Apfelhälfte klein schneiden. Geschälten Ingwer und abgezogenen Knoblauch hacken, Zwiebeln in Ringe schneiden.
3. Gewürze, Ingwer, Möhren- und Apfelstücke sowie Linsen in einen heißen Topf geben, kurz anrösten, dann 1 Tasse Wasser und etwas Salz zufügen und etwa 10 Minuten zugedeckt kochen, bis Möhren und Linsen weich sind.
4. Zwiebelringe und Knoblauch in einer Pfanne im heißen Öl bei mittlerer Hitze leicht bräunen und unter die Linsen rühren.
5. Den Joghurt mit Crème fraîche und wenig Salz verrühren. Die Salatblätter auf einem Teller ausbreiten, mit wenig Salz und Zitronensaft würzen und das Linsengemüse, den Reis und die Joghurtsoße darauf anrichten.

Tipp: *Statt der fünf verschiedenen Gewürze können Sie auch einfach Currypulver nehmen.*

REZEPTE ZUM AUSSUCHEN

HIRSE, BULGUR

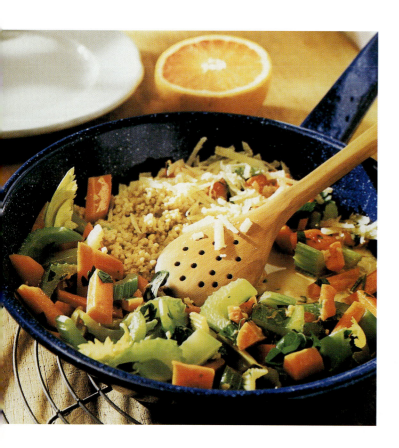

Rindersaftschinken mit Erbsen-Hirse
10 g Fett

50 g Hirse, Salz, 1 Zwiebel, 1 Knoblauchzehe, 2 Tassen Gemüse-Hefebrühe, 1/2 TL Chiligewürz, 1–2 EL Zitronensaft, 150 g TK-Erbsen, 1/2 Bund glatte Petersilie, einige Minzeblättchen, 1/2 TL Olivenöl, 2 kleine Tomaten, Salz, frisch gemahlener Pfeffer, 3 Scheiben Rindersaftschinken (à 20 g)

1. Die Hirse mit 1 Tasse Salzwasser einmal aufkochen und bei geringer Hitze oder ausgeschalteter Herdplatte 15-20 Minuten zugedeckt quellen lassen. (Oder 130-150 g gekochte Hirse nehmen und mit den Erbsen - siehe 3. - erhitzen.)
2. Inzwischen Zwiebel und Knoblauch abziehen, klein schneiden und in einem heißen Topf ohne Fett anrösten.
3. Brühe mit Chiligewürz und Zitronensaft verrühren und zugießen. Die Erbsen zugeben, auftauen und heiß werden lassen.
4. Petersilie und Minze hacken, mit der Hirse und dem Öl unterheben.
5. Die Tomaten in Scheiben schneiden, auf dem Teller ausbreiten, mit Salz und Pfeffer würzen. Die Erbsen-Hirse und den Schinken darauf anrichten.

Tipp: Für TK-Erbsen wird oft eine längere Kochzeit angegeben. Extrafeine Erbsen schmecken aber aufgetaut und nur kurz erwärmt am saftigsten.

Hirse-Gemüse-Pfanne ✓
11 g Fett

40 g Hirse, Salz, 4 Möhren, 150 g Staudensellerie, 1 Tasse Gemüse-Hefebrühe, je 1 Messerspitze Rosen- und Edelsüßpaprika, glatte Petersilie, 1/8 l fettarme Milch, 1/2 TL Olivenöl, 2 EL geriebener Parmesan-Käse

1. Hirse in gut der doppelten Menge Salzwasser zugedeckt zum Kochen bringen und bei kleinster Hitze 20 Minuten quellen lassen. Zu viel Flüssigkeit zum Schluss offen verdampfen lassen. (Oder ca. 110 g gekochte Hirse nehmen und mit der Milch - siehe 3. - erhitzen.)
2. Inzwischen die Möhren und den Sellerie klein schneiden. Brühe mit Paprikapulver verrühren. Das Gemüse in eine heiße Pfanne geben, salzen, kurz rühren, dann die Brühe zugießen. Zugedeckt bei geringer Hitze garen.
3. Die Petersilie hacken. Die Milch nach 4-5 Minuten in die Pfanne geben; die Flüssigkeit zum Teil verdampfen lassen.
4. Hirse, Petersilie und das Öl unterrühren und zum Schluss mit Parmesan bestreuen.

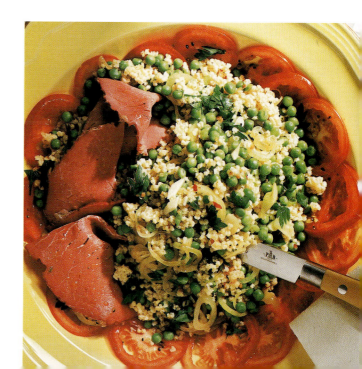

122

Lammkoteletts mit Bulgur und orientalischem Möhrengemüse
10 g Fett

60 g mittelfeiner Bulgur, Salz,
1 Lauchzwiebel, 4 kleine Möhren,
1–2 Knoblauchzehen, 1 kleines Stück Ingwer,
1 Tasse Gemüse-Hefebrühe, Chiligewürz,
1 TL Tomatenmark,
Safran (0,1 g; oder 1 Messerspitze Kurkuma),
1/2 TL Olivenöl,
2 kleine Lammkoteletts ohne Fett
(oder 80–90 g Lammfilet), 1–2 EL Zitronensaft,
etwas Petersilie, Minze und Koriandergrün,
1/2 EL Kürbiskerne

1. Den Bulgur in einen heißen Topf geben und unter Rühren kurz anrösten. 1 Tasse Salzwasser zugießen und 15 Minuten bei geringer Hitze zugedeckt garen, weitere 10 Minuten auf der ausgeschalteten Herdplatte quellen lassen – zu viel Flüssigkeit ohne Deckel verdampfen lassen.
2. Inzwischen das Gemüse in Scheiben schneiden. Abgezogenen Knoblauch und geschälten Ingwer hacken und in einem heißen Topf kurz anrösten. Das Gemüse zufügen, salzen und alles 1/2 Minute rühren. Die Brühe mit Chiligewürz, Tomatenmark und Safran verrühren, zugießen und 10 Minuten bei niedriger Hitze garen.
3. Eine heiße Pfanne mit Öl einpinseln. Die Koteletts salzen, auf jeder Seite etwa 2 Minuten braten und auf einem Teller warm stellen.
4. Das Gemüse mit der Brühe in die Pfanne geben, unter Rühren den Bratsatz lösen, mit Zitronensaft würzen und mit dem Bulgur zum Fleisch auf den Teller geben. Mit gehackten Kräutern und Kürbiskernen bestreuen.

Bulgur

- *Bulgur ist gekochter, getrockneter und geschroteter Weizen. Es gibt ihn fein, mittel und grob geschrotet in Reformhäusern, Naturkostgeschäften oder Asienläden sowie in gut sortierten Supermärkten.*
- *Faustregel zum Kochen: 1 Teil Bulgur auf 2–2 1/2 Teile Brühe oder Salzwasser.*
- *Alternativen: Naturreis oder Grünkern.*

REZEPTE ZUM AUSSUCHEN

GRÜNKERN

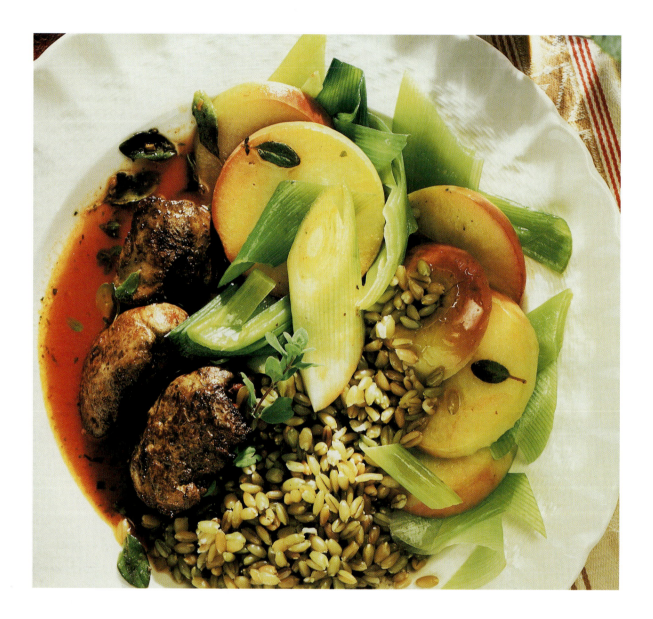

Geflügelleber mit Apfel-Lauch und Grünkern
11 g Fett

50 g Grünkern (➔ Seite 125), Salz,
75 g Geflügelleber, frisch gemahlener Pfeffer,
1 Stange Porree, 1 Apfel,
1 Tasse Gemüse-Hefebrühe, 1 TL Tomatenmark,
1 Messerspitze Majoran, 1 TL Olivenöl

1. Den Grünkern und 1 knappe Tasse Salzwasser zum Kochen bringen und bei kleiner Hitze zugedeckt 40–45 Minuten quellen lassen.
2. Inzwischen die Leber mit Salz und Pfeffer würzen. Porree und Apfel klein schneiden. Brühe mit Tomatenmark und Majoran verrühren.

3. Eine heiße Pfanne mit etwas Öl einpinseln und die Leberstücke bei mittlerer Hitze rundherum etwa 5 Minuten braten. Leber herausnehmen und auf einem Teller zugedeckt warm halten.
4. Die Brühe in die Pfanne gießen, aufkochen und unter Rühren den Bratsatz lösen. Porree- und Apfelstücke zufügen und etwa 3 Minuten kochen. Die Flüssigkeit etwas verdampfen lassen.
5. Das Gemüse und den Grünkern zur Leber anrichten und die Leber mit dem restlichen Öl bepinseln.

Tipp: *An Stelle von Grünkern passt auch Reis.*

Putenschnitzel mit Currygemüse
10 g Fett

50 g Grünkern, Salz, 1 Portion Feldsalat,
1 Möhre, 1 Lauchzwiebel, 1–2 Knoblauchzehen,
1 kleines Stück Ingwer, etwas Zitronenschale,
$1/2$ TL Öl, 75 g Putenbrustfilet,
1 Messerspitze Currypulver,
evtl. ca. 100 g frische Ananas,
60 ml fettarme Milch, 2 TL Crème fraîche

1. Den Grünkern und 1 knappe Tasse Salzwasser zum Kochen bringen und bei kleiner Hitze zugedeckt 40–45 Minuten quellen lassen. (Oder ca. 110 g gekochten Grünkern verwenden und zum Schluss – siehe 4. – mit dem Gemüse 1 Minute erhitzen.)
2. Inzwischen den Feldsalat waschen und trocknen. Möhre und Lauchzwiebel klein schneiden, abgezogenen Knoblauch, geschälten Ingwer und Zitronenschale hacken.
3. Eine heiße Pfanne mit Öl einpinseln. Das Putenfilet mit Salz würzen, auf jeder Seite 1–2 Minuten braten und auf einem Teller warm stellen.
4. Das Gemüse und die gehackten Gewürze in die heiße Pfanne geben, kurz rühren und mit Curry bestreuen. Eventuell Ananas zufügen und $1/2$ Tasse Wasser, dann die Milch und Crème fraîche unterrühren. Alles zugedeckt 1 Minute kochen und mit Salz abschmecken.
5. Das Gemüse, den Grünkern und den Salat zum Schnitzel anrichten.

Grünkern

- Grünkern ist halbreif geernteter und gerösteter Dinkel, eine alte Weizenart. Er schmeckt herzhaft würzig und ist ungeschrotet besonders lecker.
- Wenn Sie Grünkern 3–4 Stunden einweichen (1 Teil Grünkern auf 2 Teile Salzwasser oder Gemüse-Hefebrühe), verkürzt sich die Garzeit auf etwa 12–15 Minuten.
- Sie können Grünkern auf Vorrat kochen und portionsweise einfrieren. Zum Auftauen einfach in heiße Gemüse-Hefebrühe geben.

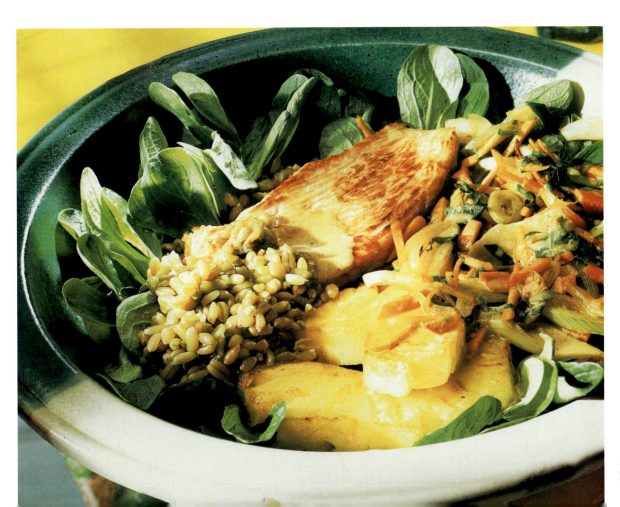

REZEPTE ZUM AUSSUCHEN

BELEGTE BROTE

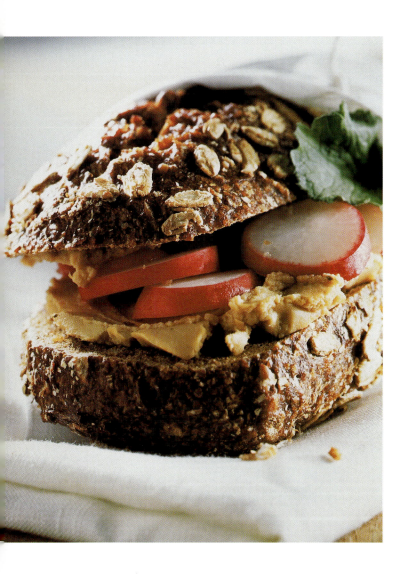

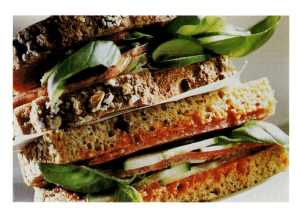

Corned-Beef-Sandwich
5 g Fett

2 Scheiben Vollkornbrot, 3–4 TL Tomatenmark,
1 gestrichener TL Pesto (Glas), etwas Salatgurke,
1 Scheibe Corned-Beef (20 g)

Die Brote mit Tomatenmark und Pesto bestreichen, mit Gurkenscheiben und Corned-Beef belegen und zusammenklappen.

Tipp: Statt Corned-Beef passen auch 1 Scheibe (20 g) magerer gekochter Schinken, Bierschinken oder Geflügelsülze.

Kerniges Konfitürenbrot ✓
9 g Fett

1 Scheibe Vollkornbrot,
1½ TL Butter oder Margarine,
1 TL Konfitüre, ½ EL Kürbiskerne

Das Brot mit Butter oder Margarine und mit Konfitüre bestreichen und mit den Kürbiskernen bestreuen.

Brötchen mit vegetarischer Pastete ✓
4 g Fett

1 Vollkornbrötchen,
25 g vegetarische Pastete (Reformhaus),
ein paar Radieschen,
etwas Staudensellerie oder Apfel,
etwas Petersilie, Schnittlauch oder Kresse

Das Brötchen halbieren. Die Hälften mit der Pastete bestreichen, mit Radieschen- und Sellerie- oder Apfelscheiben belegen, mit Kräutern bestreuen und zusammenklappen.

Tipp: Sie können statt der Pastete auch fettreduzierte Leberwurst nehmen – dann kommen etwa 2 g Fett dazu.

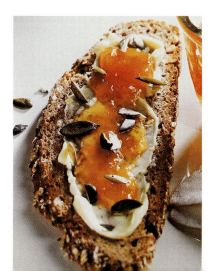

Tipp: Statt der Konfitüre können Sie auch 2 TL Honig nehmen.

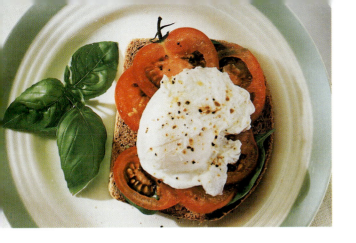

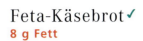

Pochiertes Ei auf Tomatenbrot ✓
7 g Fett

Salz, Apfelessig, 1 Ei, 1 Scheibe Vollkornbrot,
1 Tomate, etwas Basilikum oder Kresse,
frisch gemahlener Pfeffer

1. Wasser mit Salz und 1 Schuss Essig aufkochen. Das Ei in eine Tasse aufschlagen, in das siedende, nicht mehr sprudelnde Salzwasser gleiten und in 4–5 Minuten stocken lassen.
2. Inzwischen das Brot toasten, die Tomate in dünne Scheiben schneiden, auf das Brot legen und die gehackten Kräuter darauf verteilen.
3. Das Ei aus dem Wasser heben, abtropfen lassen und auf das Brot setzen. Mit Salz und Pfeffer würzen.

Schinkenbrötchen mit Salat
7 g Fett

1 TL Olivenöl, Salz, 1 EL Zitronensaft,
frisch gemahlener Pfeffer, 1 Portion Blattsalat,
etwas Schnittlauch oder Basilikum,
1 Vollkornbrötchen,
20 g Parmaschinken ohne Fettrand
in dünnen Scheiben

Öl, Salz, Zitronensaft und Pfeffer in einem tiefen Teller verrühren. Den Salat und die Kräuter klein schneiden oder hacken und mit der Soße mischen. Das Brötchen toasten, halbieren, mit Schinken und Salat belegen.

Feta-Käsebrot ✓
8 g Fett

1 Scheibe Vollkornbrot,
1 TL Tomatenmark,
1/2 TL Olivenöl,
20 g Feta-Käse (45 % F.i.Tr.),
1–2 Kugeln eingelegte rote Bete,
frisch gemahlener Pfeffer, ein paar Kürbiskerne

Das Brot mit Tomatenmark bestreichen und Olivenöl darauf träufeln. Den Feta und die rote Bete in Scheiben schneiden und auf das Brot legen. Mit Pfeffer würzen und mit gehackten Kürbiskernen bestreuen.

> *Tipp: Statt Öl können Sie etwas Pesto (aus dem Glas) auf das Brot streichen und es mit Kräutern belegen.*

Knäckebrote mit Schinken und Konfitüre
6 g Fett

2 Scheiben Knäckebrot, 1 TL Senf,
1/2 Scheibe gekochter Schinken
(10 g; oder Parmaschinken ohne Fettrand),
1 TL Butter oder Margarine, 1 TL Konfitüre

1 Scheibe Knäckebrot mit Senf bestreichen und mit Schinken belegen. Die zweite Scheibe mit Butter oder Margarine und Konfitüre bestreichen.

> *Tipp: Statt Schinken können Sie 1/2 Scheibe Schnittkäse (10 g; 30 % F.i.Tr.) nehmen.*

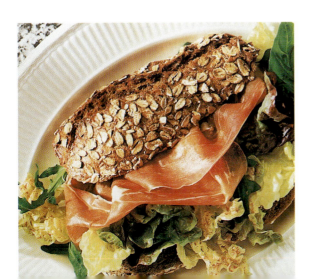

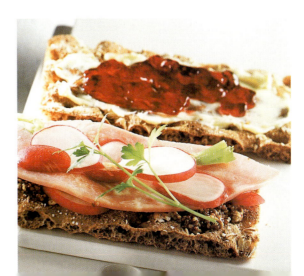

REZEPTE ZUM AUSSUCHEN

SALATE

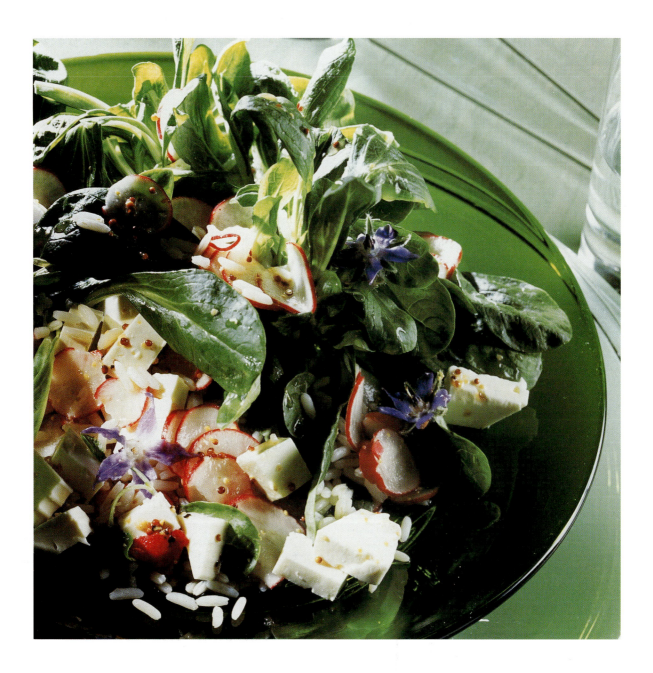

Feldsalat mit Radieschen und Feta-Käse ✓
13 g Fett

20 g Reis, Salz, 1 Clementine, 1 TL Senf,
1 TL Olivenöl, frisch gemahlener Pfeffer,
½ Bund Radieschen,
50 g Feldsalat, 40 g Feta-Käse

1. Den Reis nach Packungsanweisung in Salzwasser kochen. (Oder ca. 45 g gekochten Reis nehmen.)
2. Die Clementine auspressen und den Saft in einem tiefen Teller mit Senf, Öl, Salz und Pfeffer mischen.
3. Die Radieschen in die Soße hobeln. Den Salat waschen und trocknen. Den gekochten Reis und den Salat zufügen. Den Feta würfeln oder zerbröckeln und darüber streuen.

Tipp: *Statt Feldsalat passen auch Rauke, Kopfsalat, Chicorée, Radicchio oder junge Spinatblätter.*

Italienischer Kartoffelsalat
9 g Fett

2–3 Kartoffeln, Salz, 100–150 g Spargel,
3–4 EL Gemüse-Hefebrühe,
frisch gemahlener Pfeffer,
1–2 TL Zitronensaft, 1 TL Olivenöl,
2–3 Tomaten oder einige Kirschtomaten,
40 g Lachsschinken ohne Fettrand in Scheiben,
1 EL geriebener Parmesan-Käse,
1 kleines Bund Basilikum

1. Die Kartoffeln in Salzwasser ca. 20 Minuten kochen; pellen. (Oder gekochte Kartoffeln nehmen.)
2. Den Spargel schälen und in Salzwasser ca. 10–15 Minuten garen; abgießen.
3. Inzwischen die Brühe mit Salz, Pfeffer, Zitronensaft und Olivenöl in einem tiefen Teller verrühren. Die gekochten Kartoffeln würfeln. Den gekochten Spargel und die Tomaten klein schneiden.
4. Kartoffeln, Spargel und Tomaten mit der Brühe mischen und gut durchziehen lassen. Den Lachsschinken in Streifen schneiden und mit dem Parmesan zugeben. Den Salat noch einmal abschmecken und mit Basilikumblättern anrichten.

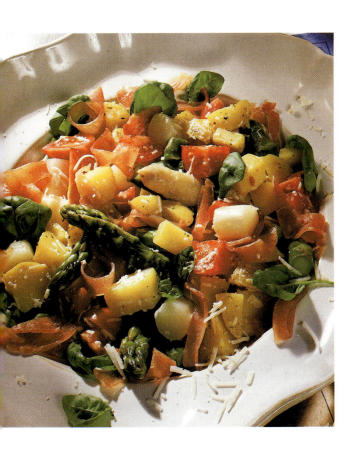

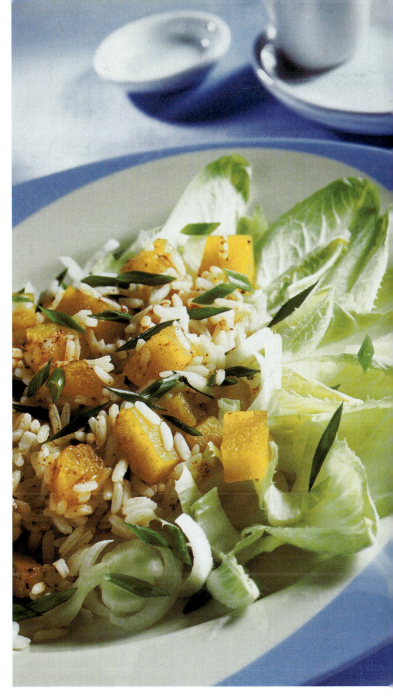

Reissalat mit Kürbis und Chicorée ✓
6 g Fett

45 g Reis, Salz,
etwas Schnittlauch, 1 Chicorée,
50 g eingelegter Kürbis,
1 TL Olivenöl, Cayennepfeffer

1. Den Reis nach Packungsanweisung in Salzwasser kochen. (Oder ca. 100 g gekochten Reis verwenden.)
2. Inzwischen den Schnittlauch in Röllchen und den Chicorée in Streifen schneiden. Die Kürbisstücke klein schneiden; 3 EL Kürbiswasser abmessen.
3. Kürbiswasser, Öl, Salz, Cayennepfeffer und den gekochten Reis in einem tiefen Teller mischen. Chicorée zugeben und den Salat etwas durchziehen lassen.

REZEPTE ZUM AUSSUCHEN

SALATE

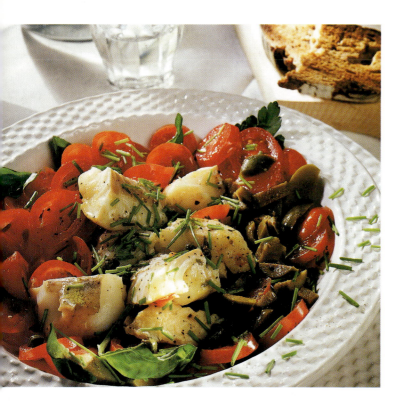

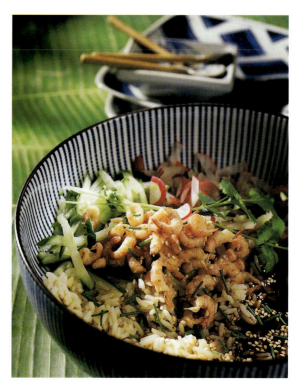

Tomaten-Fisch-Salat
5 g Fett

100 g mageres Seefischfilet
(Kabeljau, Seelachs oder Schellfisch), Salz,
2–3 Tomaten oder 6–9 Kirschtomaten,
frisch gemahlener Pfeffer,
5 grüne Oliven ohne Stein, 1–2 EL Kapern,
1/2 TL Öl, etwas glatte Petersilie,
Schnittlauch, Kresse oder Basilikum,
1 Scheibe Vollkornbrot

1. Den Fisch ca. 3 Minuten in wenig Salzwasser garen; abkühlen lassen.
2. Die Tomaten klein schneiden, in einen tiefen Teller geben und mit Pfeffer und wenig Salz würzen.
3. Oliven und Kapern hacken und mit dem Öl untermischen. Die Kräuter hacken. Den gekochten Fisch in Stücke teilen. Alles miteinander mischen und durchziehen lassen. Dazu: getoastetes Brot

Tipps: Reiben Sie das getoastete Brot mit 1 aufgeschnittenen Knoblauchzehe ein.

Sie können auch 1 Portion gekochten Reis unter den Salat mischen (das Brot dann weglassen).

Asiatischer Krabbensalat
8 g Fett

30–40 g Reis, Salz, 1 kleines Stück Ingwer,
2 EL Gemüse-Hefebrühe,
1 TL Öl (z. B. Sesamöl), 2 EL Sojasoße,
1 Messerspitze Sambal oelek,
1 EL Zitronensaft,
1 großes Stück Salatgurke, 5–6 Radieschen,
60 g Krabbenfleisch, 1 TL Sesamsaat,
etwas Schnittlauch und Koriandergrün

1. Den Reis nach Packungsanweisung in Salzwasser kochen; abkühlen lassen. (Oder ca. 100 g gekochten Reis verwenden.)
2. Inzwischen etwa 1/2 TL geriebenen Ingwer in einem tiefen Teller mit Brühe, Öl, Sojasoße, Sambal oelek und Zitronensaft verrühren.
3. Gurke und Radieschen in die Soße hobeln, gekochten Reis, Krabbenfleisch und Sesam zufügen. Gut mischen und durchziehen lassen. Gehackten Schnittlauch und die Korianderblättchen darüber streuen.

Tipp: Mit Nudeln statt mit Reis ist der Salat auch sehr lecker.

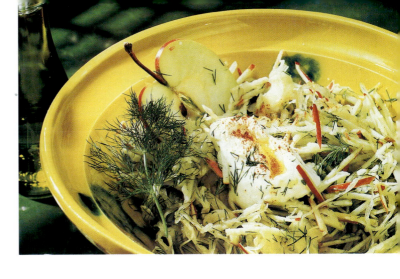

Rauke-Tomaten-Salat mit Schillerlocke
7 g Fett

30 g Nudeln, Salz, 3 Tomaten,
etwas Schnittlauch, 40 g Rauke,
25 g Schillerlocke,
frisch gemahlener Pfeffer

1. Die Nudeln nach Packungsanweisung in Salzwasser kochen; abgießen und abkühlen lassen. (Oder ca. 75 g gekochte Nudeln verwenden.)
2. Die Tomaten klein schneiden und salzen. Den Schnittlauch in Röllchen, die Rauke in Streifen und die Schillerlocke in Scheiben schneiden. Alles mit den gekochten Nudeln mischen und kräftig mit Pfeffer würzen.

Tipp: Wer mag, gibt etwas Gemüse-Hefebrühe und Balsamessig über den Salat.

Kraut-Dill-Salat ✓
5 g Fett

1 Apfel, etwas Dill, 150 g Sauerkraut,
1 EL fettarmer Joghurt, 1/2 TL Öl, Salz,
Cayennepfeffer, 1 Scheibe Vollkornbrot,
1 TL Frischkäse, etwas Schnittlauch

Den Apfel fein raspeln, Dill hacken und beides mit Sauerkraut, Joghurt, Öl, Salz und Cayennepfeffer mischen. Durchziehen lassen. Das Brot mit Frischkäse bestreichen und mit Schnittlauchröllchen bestreuen.

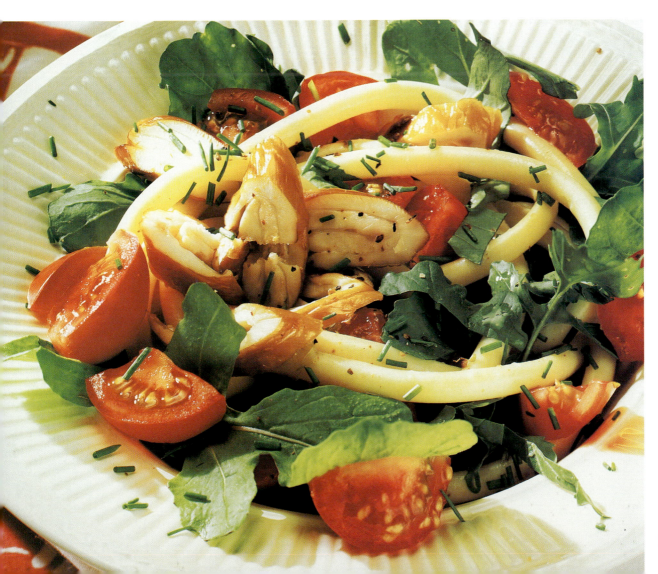

REZEPTE ZUM AUSSUCHEN

SUPPEN/EINTÖPFE

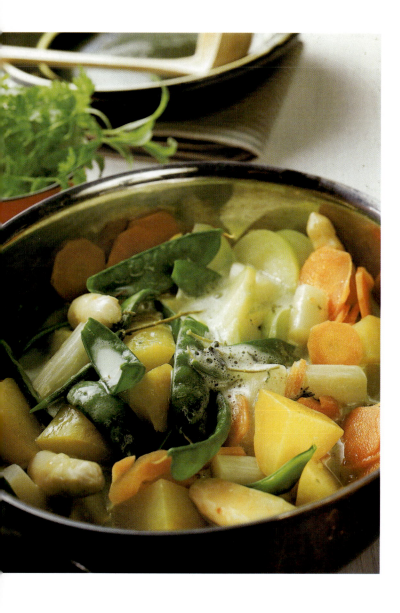

Gemüseeintopf mit Käse-Senf-Soße ✓
12 g Fett

3–4 Stangen Spargel, Salz, 50 g Zuckerschoten,
3 Kartoffeln, 2 Möhren, ½ Kohlrabi,
ca. 90 ml fettarme Milch,
½ Ecke fettreduzierter Schmelzkäse (ca. 12 g),
1 TL Senf, 1 gestrichener TL Mehl,
etwas getrockneter Estragon,
frisch gemahlener Pfeffer, 1 EL Zitronensaft,
etwas glatte Petersilie oder frischer Estragon,
1½ TL Öl

1. Den Spargel schälen. Die Schalen mit 1 Tasse Wasser 5 Minuten kochen, herausnehmen und die Brühe salzen.
2. Inzwischen die Zuckerschoten putzen. Kartoffeln, Möhren und Kohlrabi schälen und klein schneiden. Spargel in Stücke schneiden.
3. Die Kartoffeln in die Brühe geben, nach 4 Minuten Kochzeit Möhren, Kohlrabi und Spargel zufügen. Nach weiteren 4 Minuten die Zuckerschoten zugeben; noch 4 Minuten kochen.
4. Die Milch mit Schmelzkäse, Senf, Mehl und Estragon verrühren. Das Gemüse mit der Schaumkelle aus dem Topf nehmen und auf einem Teller warm halten. Die Milchmischung in die Brühe geben, unter Rühren auf- und etwas einkochen. Mit Salz, Pfeffer und Zitronensaft kräftig würzen und über das Gemüse gießen. Mit Kräutern bestreuen und mit Öl beträufeln.

Tipp: Grüner Kräutersenf schmeckt hier besonders gut.

Gemüsesuppe ✓
Für 6 Teller à 250 ml (pro Teller 1 g Fett)

1 großes Bund Suppengrün (ca. 500–600 g),
300–350 g Kartoffeln, 1 l Gemüse-Hefebrühe

Das Gemüse putzen, waschen und klein schneiden, dann in der Gemüse-Hefebrühe etwa 10 Minuten kochen, bis alles gar ist.
Die Suppe schnell abkühlen lassen (Topf in kaltes Wasser stellen) und portionsweise einfrieren. Oder gut verschlossen im Kühlschrank aufbewahren – sie hält dann maximal 4 Tage.

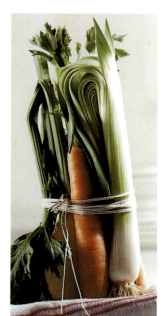

Tipp: Sie können dieser Suppe auch weitere Zutaten zufügen, zum Beispiel klein geschnittene fettreduzierte Würstchen, Feta-Käse oder Pesto (aus dem Glas) und gewürfelten gekochten Schinken.

Süß-scharfer Bohneneintopf ✓
13 g Fett

1 kleine Dose weiße Bohnen
(230–250 g Abtropfgewicht),
1 Pfefferschote, 1 große rote Paprikaschote,
1 Knoblauchzehe, 1 Zucchini,
1 Tasse Gemüse-Hefebrühe,
je 1 Messerspitze Kurkuma und Zimt (gemahlen),
etwa 50 g blaue Weintrauben,
1 kleines Bund glatte Petersilie, 2 TL Olivenöl,
Salz, 1 Scheibe Weizenvollkornbrot

1. Die Bohnen abtropfen lassen. Pfefferschote und Paprikaschote halbieren und entkernen, Knoblauch abziehen, alles klein schneiden. Die Zucchini würfeln.
2. Das Gemüse in einen heißen Topf geben und so lange rühren, bis es aromatisch duftet.
3. Brühe, Bohnen und die Gewürze zugeben. Zugedeckt etwa 8–12 Minuten kochen.
4. Inzwischen die Weintrauben halbieren und entkernen, die Petersilienblätter abzupfen und beides mit dem Öl in den Eintopf geben. Noch einmal aufkochen und mit Salz abschmecken. Dazu: getoastetes Brot

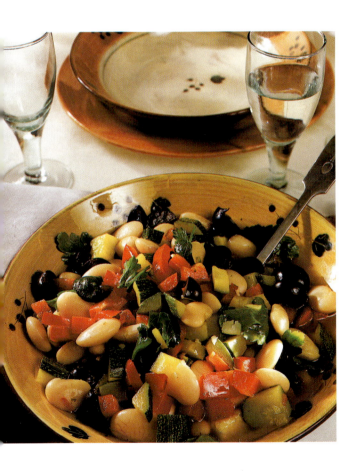

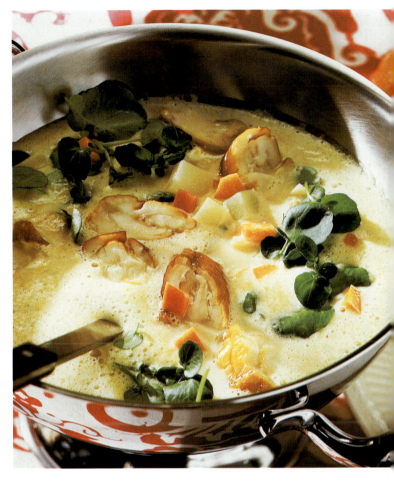

Gemüsecreme mit Schillerlocke
15 g Fett

2 Kartoffeln, ca. 70 g Knollensellerie, 2 Möhren,
1/4 l fettarme Milch, 1 Tasse Gemüse-Hefebrühe,
etwas Schnittlauch, Kresse oder glatte Petersilie,
50 g Schillerlocke, Salz,
frisch gemahlener Pfeffer, 1–2 EL Zitronensaft

1. Die Kartoffeln schälen, das Gemüse putzen, alles klein schneiden und in Milch und Brühe weich kochen.
2. Inzwischen die Kräuter hacken und die Schillerlocke in Scheiben schneiden.
3. Einige gekochte Gemüsestückchen herausnehmen. Die Suppe pürieren. Mit Salz, Pfeffer und Zitronensaft würzen. Die Gemüsestückchen und den Fisch in der Suppe erwärmen und mit den Kräutern bestreuen.

Tipp: Statt der Schillerlocke können Sie auch geräucherten Lachs nehmen.

REZEPTE ZUM AUSSUCHEN

FLEISCH

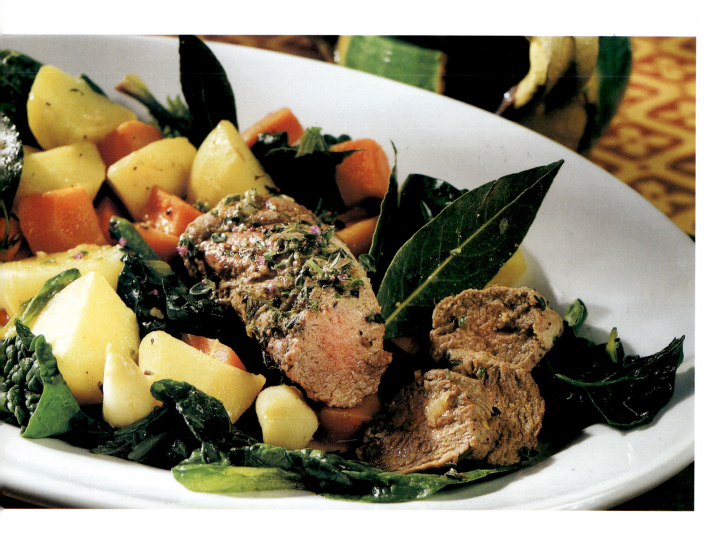

Pochiertes Lamm
15 g Fett

3–4 Kartoffeln, 2–3 kleine Möhren,
1–2 Zwiebeln, 1–2 Knoblauchzehen,
3–4 Lorbeerblätter,
1 gestrichener TL Instant-Gemüse-Hefebrühe,
125 g Lammrückenfilet, 1 Zweig Thymian, Salz,
frisch gemahlener Pfeffer, ca. 50 g Blattspinat,
1 TL Zitronensaft, 2 TL Olivenöl

1. Kartoffeln und Möhren schälen und in grobe Stücke schneiden. Zwiebeln und Knoblauch abziehen. Alles mit den Lorbeerblättern in einen Topf geben, knapp mit Wasser bedecken, Instantbrühe zufügen, zum Kochen bringen und zugedeckt etwa 8 Minuten bei mittlerer Hitze kochen.
2. Das Lammfleisch mit Thymianblättchen, Salz und Pfeffer einreiben, auf das Gemüse legen und zugedeckt bei geringer Hitze weitere 7 Minuten garen.

3. Inzwischen den Spinat putzen. Die Kochbrühe in eine große Pfanne abgießen und bei großer Hitze bis auf 1 knappe Tasse Flüssigkeit offen einkochen. Gemüse und Fleisch im Topf warm halten. Eingekochte Brühe mit Zitronensaft würzen. Den Spinat kurz darin schwenken, mit einer Gabel herausnehmen und mit dem Fleisch auf einen großen Teller geben. Gemüse mit dem Öl in der Pfanne schwenken und zum Fleisch anrichten. Zum Schluss mit Pfeffer würzen.

> **Tipp:** *Blattspinat ist gesund und hat kein Fett, Sie können also ruhig etwas mehr davon essen. Bei italienischem Spinat sollten Sie etwa die doppelte Menge kaufen, er hat reichlich Abfall. Oder Sie nehmen TK-Blattspinat.*

Schweinefilet mit Salbei-Champignon-Nudeln
11 g Fett

50 g Nudeln, Salz, 80 g Schweinefilet,
3–5 Knoblauchzehen, 150 g Champignons,
1 Lauchzwiebel, 1 TL Olivenöl,
einige Salbeiblätter, frisch gemahlener Pfeffer,
1 TL Crème fraîche, 5 EL fettarme Milch,
1–2 EL Zitronensaft, abgeriebene Zitronenschale

1. Nudeln nach Packungsanweisung in Salzwasser kochen und abgießen, etwas Kochwasser auffangen.
2. Inzwischen Schweinefilet, Knoblauch und Champignons in dünne Scheiben, die Lauchzwiebel in Ringe schneiden.
3. Öl in eine heiße Pfanne geben. Knoblauch und Salbei kurz anbraten, herausnehmen und beiseite stellen. Das Fleisch bei starker Hitze anbraten. Nach 1 Minute wenden, das Gemüse zufügen und 1 weitere Minute mitbraten. Das Fleisch herausnehmen, mit Salz und Pfeffer würzen und zugedeckt auf einem Teller warm halten.
4. Etwa $1/2$ Tasse Nudelkochwasser, Crème fraîche, Milch, Zitronensaft und -schale, Salbei und Knoblauch in die Pfanne geben und unter Rühren aufkochen. Die Nudeln unterheben, alles mit Pfeffer würzen und zum Filet anrichten.

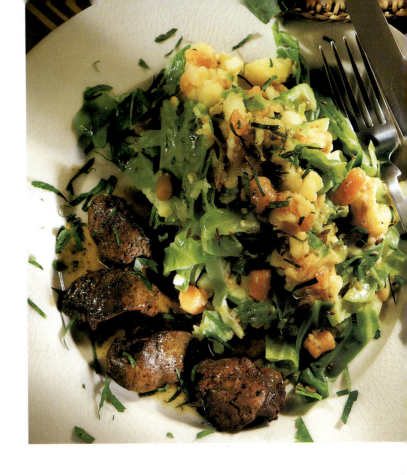

Spitzkohlkartoffeln mit Hähnchenleber
16 g Fett

3 Kartoffeln (mehlig kochend),
2–3 kleine Möhren, Salz, 1 TL Kümmel,
150 g Spitzkohl (oder junger Wirsing),
1 kleine Zwiebel, 100 ml fettarme Milch,
frisch gemahlener Pfeffer,
100 g Hähnchenleber (geputzt), $1 1/2$ TL Olivenöl,
etwas glatte Petersilie oder Liebstöckel

1. Die Kartoffeln und die Möhren schälen, klein schneiden, knapp mit Salzwasser bedecken und weich kochen. Das Wasser abgießen und auffangen; das Gemüse im Topf mit einer Gabel zerdrücken.
2. In einem zweiten Topf Salzwasser mit Kümmel zum Kochen bringen und den Kohl in 3–5 Minuten weich kochen, dann herausnehmen und in Streifen schneiden.
3. Die Zwiebel fein würfeln, mit der Milch aufkochen und mit dem Gemüsemus und dem Kohl mischen. Mit Pfeffer würzen.
4. Die Leber mit Salz und Pfeffer würzen. $1/2$ TL Öl in eine heiße Pfanne geben und die Leber etwa 5 Minuten bei mittlerer Hitze braten, dabei öfter wenden.
5. Die Gemüsemischung und die Leber auf einem vorgewärmten Teller anrichten. 2–3 EL von dem Gemüsekochwasser in die Pfanne geben, aufkochen, restliches Öl hineinrühren und die Soße über das Gericht gießen. Mit gehackten Kräutern bestreuen.

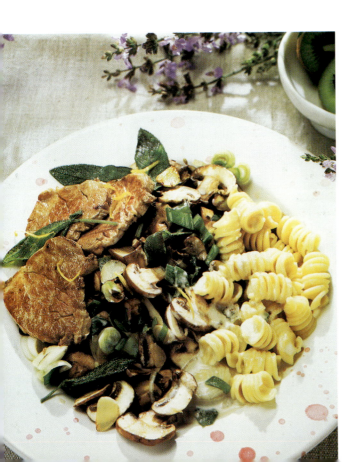

REZEPTE ZUM AUSSUCHEN

FLEISCH

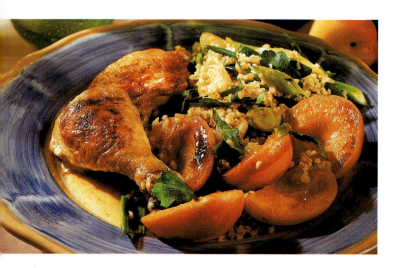

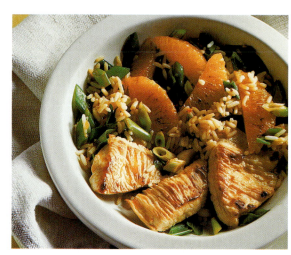

Hähnchenkeule mit Aprikosen
15 g Fett

1 kleine Hähnchenkeule (ca. 200 g mit Knochen),
Salz, Cayennepfeffer, 50–60 g Bulgur (➔ Seite 123),
3 frische Aprikosen, 1–2 Lauchzwiebeln,
1 kleines Bund glatte Petersilie,
1 TL Ras el Hanout (oder Currypulver),
1 TL Zitronensaft

1. Die Hähnchenkeule im Gelenk durchtrennen und mit Salz und Cayennepfeffer rundherum einreiben. Beide Stücke mit der Hautseite nach unten in eine große Pfanne legen. 3 EL Wasser zugeben, die Pfanne mit Küchenpapier abdecken und bei mittlerer bis starker Hitze 10 Minuten braten, dann die Fleischstücke wenden und weitere 10 Minuten braten, dabei die Hitze etwas reduzieren.
2. Inzwischen Bulgur in einen Topf mit 125 ml Salzwasser geben, bei großer Hitze zum Kochen bringen und bei geringer Hitze 15-20 Minuten zugedeckt quellen lassen, zu viel Flüssigkeit zum Schluss offen verdampfen lassen.
3. Die Aprikosen halbieren und entsteinen. Die Lauchzwiebeln putzen und in Ringe schneiden. Die Petersilienblätter abzupfen.
4. Das Bratfett aus der Pfanne abgießen. Die Fleischstücke wenden, Lauchzwiebelringe und Aprikosenhälften in die Pfanne geben. Aprikosen nach 3-4 Minuten wenden, weitere 2 Minuten mitbraten und dann mit dem Fleisch auf einen vorgewärmten Teller geben.
5. Die Lauchzwiebeln mit dem Gewürz bestäuben, 3 EL Wasser zugeben, gekochten Bulgur und Petersilienblätter zufügen. Mit Salz und Zitronensaft würzen und zur Keule anrichten.

Orangen-Lauch-Reis mit Putenschnitzel
8 g Fett

45 g Reis, Salz, 1 Orange, 2 Lauchzwiebeln,
1 Knoblauchzehe, 1/2 TL Korianderkörner,
75 g Putenschnitzel (oder Hähnchenbrustfilet),
1 TL Öl, 1/2 Tasse Gemüse-Hefebrühe,
1 Messerspitze Chiligewürz (Harissa,
Cayennepfeffer oder Sambal oelek)

1. Den Reis nach Packungsanweisung in Salzwasser kochen; zu viel Flüssigkeit zum Schluss offen verdampfen lassen.
2. Die Orange schälen und klein schneiden, den Saft dabei auffangen. Die Lauchzwiebeln in Ringe schneiden, den Knoblauch hacken, Korianderkörner zerdrücken.
3. Das Fleisch in 3 Stücke teilen, mit Salz würzen und im heißen Öl auf jeder Seite 1/2 Minute anbraten, dann an den Pfannenrand schieben. Gemüse, Knoblauch und Koriander in die Pfannenmitte geben und kurz rühren. Die Brühe mit dem Chiligewürz zugießen.
4. Die Fleischstücke auf einen vorgewärmten Teller legen. Den gekochten Reis und die Orangenstücke zum Gemüse geben, kurz erwärmen und zum Fleisch anrichten.

Tipp: Dazu passen gehackte glatte Petersilie, Kresse oder Korianderblättchen.

Gefüllte Aubergine
14 g Fett

1 große Aubergine, 1 mittelgroße Zwiebel,
1 Knoblauchzehe, 1 kleine Möhre,
1 Zweig Rosmarin, 1 EL Rosinen oder Korinthen,
80 g Beefsteakhack, Salz, je 1 Messerspitze Zimt,
Kreuzkümmel und Rosenpaprika, 3–4 Tomaten,
1/2 Tasse Gemüse-Hefebrühe, 2 TL Olivenöl,
etwas glatte Petersilie, Dill und Minze,
1 Stück Vollkornfladenbrot
(oder 2 Scheiben Weizenvollkornbrot)

1. Die Aubergine in wenig Wasser etwa 15 Minuten garen, herausnehmen, halbieren und etwas abkühlen lassen. Das Fruchtfleisch herauslösen und grob hacken.
2. Für die Füllung Zwiebel und Knoblauch abziehen, die Möhre schälen, alles fein würfeln. Rosmarinnadeln und Rosinen hacken. Eine große Pfanne erhitzen, unter Rühren erst das Hack, dann Auberginenfleisch, Rosmarin, Rosinen und die Gemüsewürfel hineingeben und gut rühren. Mit Salz würzen, die Gewürze und 1/2 Tasse Wasser zugeben und zugedeckt 5 Minuten kochen. Anschließend in eine Schüssel füllen.
3. Inzwischen die Auberginenhälften mit wenig Salz würzen. Die Tomaten würfeln, in die Pfanne geben, die Brühe zugießen. Die Auberginenhälften in die Pfannenmitte setzen, die Füllung hineingeben und zugedeckt weitere 4 Minuten bei starker Hitze kochen.
4. Die Auberginenhälften auf einem Teller anrichten. Tomaten mit Öl verrühren und über die Auberginen gießen. Mit gehackten Kräutern bestreuen. Das Fladenbrot dazu essen.

Tipp: Dieses Gericht lässt sich gut einfrieren.

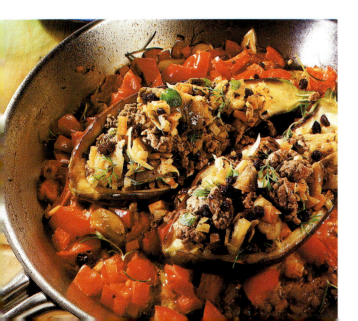

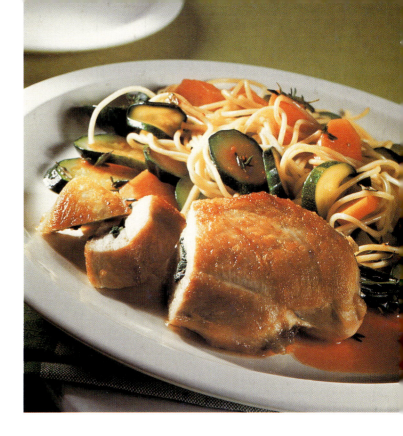

Hähnchenbrustfilet mit Gemüsenudeln
8 g Fett

1 kleine Möhre, 1 kleine Zucchini, 40 g Nudeln,
Salz, 1 kleines Hähnchenbrustfilet
(160 g ohne Knochen),
frisch gemahlener Pfeffer,
etwas glatte Petersilie,
Schnittlauch oder Thymian,
1 TL Olivenöl, 2 TL Tomatenmark,
1 Messerspitze Chiligewürz
(Harissa, Cayennepfeffer oder Sambal oelek),
1 Messerspitze getrockneter Thymian
(oder 1 Zweig frischer)

1. Die Möhre schälen, Zucchini putzen, beides in Scheiben schneiden. Die Nudeln nach Packungsanweisung in Salzwasser kochen, das Gemüse in den letzten 3 Minuten mitkochen. Alles abgießen, dabei 1/2 Tasse Kochwasser auffangen.
2. Inzwischen in das Hähnchenbrustfilet eine Tasche schneiden, die Öffnung mit Salz und Pfeffer würzen, mit gehackten Kräutern füllen und zusammendrücken.
3. Eine beschichtete Pfanne mit 1/2 TL Öl einpinseln. Das Fleisch zugedeckt unter häufigem Wenden 2 Minuten bei starker Hitze braten, dann die Temperatur reduzieren und weitere 8 Minuten garen. Herausnehmen und auf einem Teller warm halten.
4. Das Nudelkochwasser mit Tomatenmark, Chiligewürz, restlichem Olivenöl und Thymianblättchen verrühren. Mit den Gemüsenudeln kurz in der Pfanne erwärmen und zum Fleisch anrichten.

REZEPTE ZUM AUSSUCHEN

FISCH

Seefisch mit Chicorée-Orangen-Gemüse
7 g Fett

45 g Reis, Salz, 150 g Seefischfilet
(Seelachs, Kabeljau oder Lengfisch),
Rosenpaprika, 1 Chicorée,
½ Orange, ½ Tasse Gemüse-Hefebrühe,
2 TL Crème fraîche,
1 TL Senf, etwas Schnittlauch

1. Den Reis nach Packungsanweisung in Salzwasser garen. (Oder ca. 125 g gekochten Reis nehmen und in der Pfanne – siehe 4. – 1 Minute mit erwärmen.)

2. Inzwischen 1 Tasse Salzwasser in einem Topf zum Kochen bringen. Den Fisch mit Salz und Rosenpaprika würzen und in ein Sieb legen. Das Sieb über das kochende Wasser hängen, einen Deckel auflegen und den Fisch etwa 5 Minuten im Dampf garen.

3. Den Chicorée in Streifen schneiden; Orangenfilets auslösen, den Saft dabei auffangen. Eine große Pfanne erhitzen.

4. Brühe, Crème fraîche, Senf und Orangensaft in die Pfanne geben. Chicorée und Orangenstückchen zufügen und ½ Minute erwärmen. Fisch, Gemüse und Reis auf einen vorgewärmten Teller geben und mit Schnittlauchröllchen bestreuen.

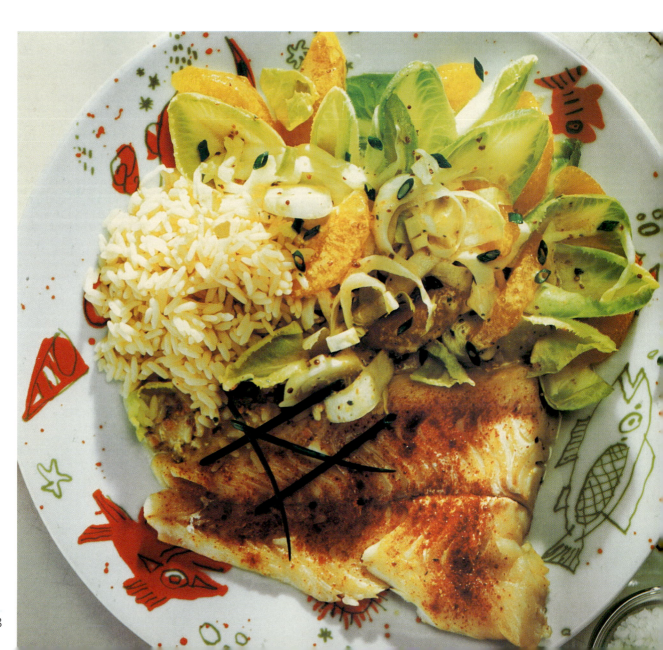

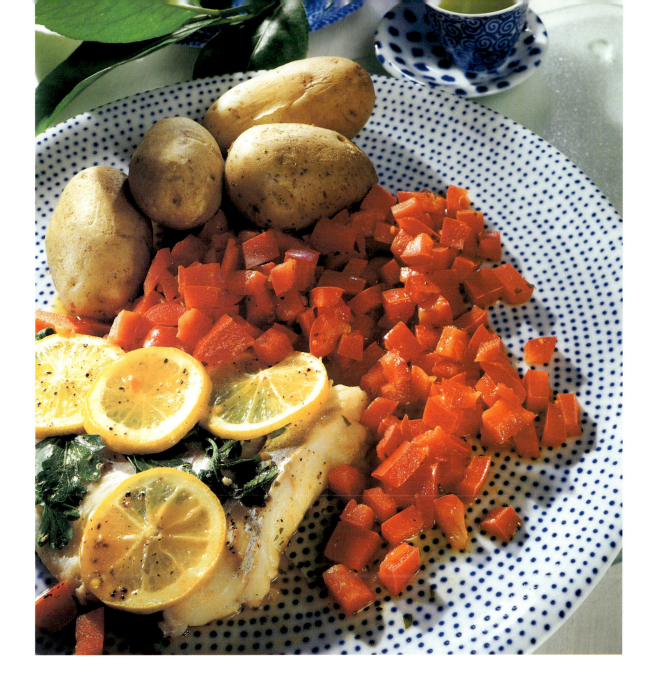

Zitronenfisch
13 g Fett

3–4 Kartoffeln, Salz, 1 große rote Paprikaschote,
1/2 TL Korianderkörner,
1 knappe Tasse Gemüse-Hefebrühe,
etwas glatte Petersilie,
200 g mageres Seefischfilet
(Kabeljau, Seelachs oder Schellfisch),
frisch gemahlener Pfeffer,
1/2 unbehandelte Zitrone, 2 TL Olivenöl

1. Die Kartoffeln in Salzwasser garen und eventuell pellen. (Neue Kartoffeln vor dem Kochen nur abbürsten.)
2. Die Paprikaschote entkernen, in kleine Würfel schneiden und mit den zerdrückten Korianderkörnern in der Brühe 3–4 Minuten bei starker Hitze offen kochen, bis ein Teil der Flüssigkeit verdampft ist.
3. Petersilienblätter abzupfen; die Stiele hacken und zum Gemüse geben. Das Fischfilet abspülen, trockentupfen und mit Salz und Pfeffer würzen. Von der Zitrone 2–3 dünne Scheiben abschneiden und mit den Petersilienblättern auf den Fisch legen. Das Filet in die Brühe zu den Paprikawürfeln geben und zugedeckt 3–4 Minuten bei mittlerer Hitze garen.
4. Alles auf einem Teller anrichten und mit dem Öl beträufeln.

REZEPTE ZUM AUSSUCHEN

FISCH

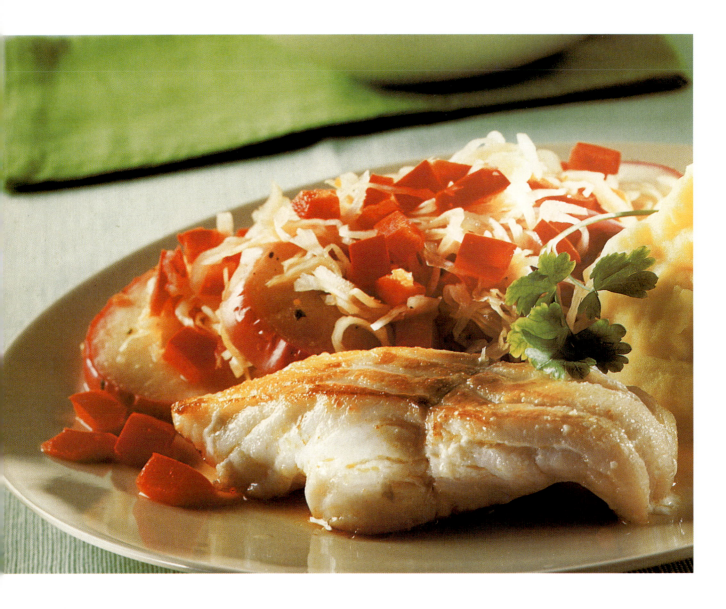

Paprika-Kraut mit Bratfisch
10 g Fett

1 Tasse Gemüse-Hefebrühe,
1 Lorbeerblatt, 1 Messerspitze Rosenpaprika,
1 kleine rote Paprikaschote, 1 Apfel,
200 g Sauerkraut, 125 g mageres Seefischfilet
(Kabeljau oder Seelachs),
Salz, frisch gemahlener Pfeffer, 1/2 TL Öl,
6 EL Kartoffelpüreeflocken mit Milch (Instant),
1 TL Butter oder Margarine

1. Die Brühe mit Lorbeerblatt und Rosenpaprika zum Kochen bringen.
2. Die Paprikaschote entkernen und würfeln; den Apfel klein schneiden. Beides mit dem Sauerkraut in die Brühe geben und zugedeckt bei mittlerer Hitze 10–15 Minuten kochen.
3. Inzwischen das Fischfilet leicht mit Salz und Pfeffer würzen. Eine beschichtete Pfanne mit dem Öl einpinseln und den Fisch auf jeder Seite 1 1/2–2 Minuten braten.
4. Gut 150 ml Salzwasser erhitzen, die Kartoffelpüreeflocken hineinrühren. Alles auf einem großen Teller anrichten und die Butter auf das Kraut geben.

Schollenfiletröllchen auf Spinat
10 g Fett

40 g Reis, Salz, 1 Zwiebel,
1/2 Paket TK-Blattspinat (225 g),
200–250 g Schollenfilet (2–3 Stück),
3 TL Paprikamark, 4 TL Crème fraîche,
frisch gemahlener Pfeffer

1. Den Reis nach Packungsanweisung in Salzwasser kochen.
2. Die Zwiebel abziehen und in einen flachen Topf oder eine große Pfanne hobeln. 75 ml Wasser und den Spinat zufügen. Zugedeckt zum Kochen bringen, zwischendurch umrühren.
3. Inzwischen die Schollenfilets auf beiden Seiten mit Salz würzen und mit Paprikamark und Crème fraîche bestreichen, zusammenklappen oder aufrollen.
4. Nach 5 Minuten Kochzeit den Fisch zum Spinat geben und 5–6 Minuten bei mittlerer Hitze mitgaren.
5. Alles auf einem Teller anrichten und mit Pfeffer würzen, den Spinat zusätzlich mit etwas Salz abschmecken.

Tipp: Sie können dieses Gericht auch mit TK-Fisch zubereiten (Packungsanweisungen beachten). TK-Filets sind oft sehr klein und lassen sich nicht aufrollen. Bestreichen Sie dann die Filets mit Paprikamark und Crème fraîche und legen Sie jeweils 2 aufeinander.

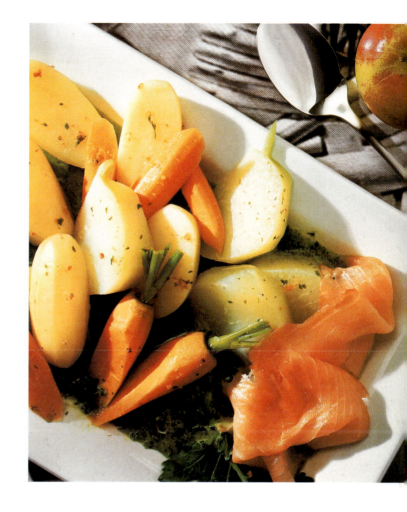

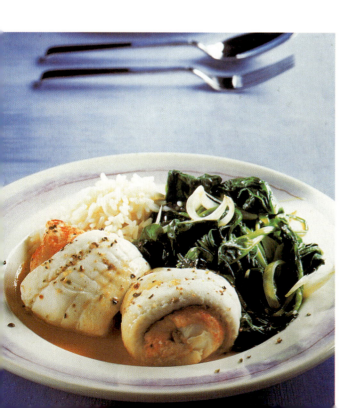

Petersiliengemüse mit Lachs
10 g Fett

1 Tasse Gemüse-Hefebrühe,
3 Kartoffeln, 1 Kohlrabi, 2 Möhren,
1 Bund glatte Petersilie,
frisch gemahlener Pfeffer, Salz,
1 TL Olivenöl, etwas Zitronensaft,
60 g Räucherlachs in Scheiben

1. Die Brühe und 1/2 Tasse Wasser in einem Topf zum Kochen bringen. Kartoffeln, Kohlrabi und Möhren schälen, klein schneiden und in der Brühe weich kochen.
2. Inzwischen die Petersilie abzupfen und in ein Rührgefäß geben. Wenn das Gemüse gar ist, das Kochwasser zur Petersilie gießen. Pfeffer, Salz, Olivenöl und einige Tropfen Zitronensaft zufügen und alles pürieren.
3. Die Soße auf einen großen vorgewärmten Teller gießen. Gemüse und Räucherlachs darauf anrichten.

REZEPTE ZUM AUSSUCHEN

TOFU

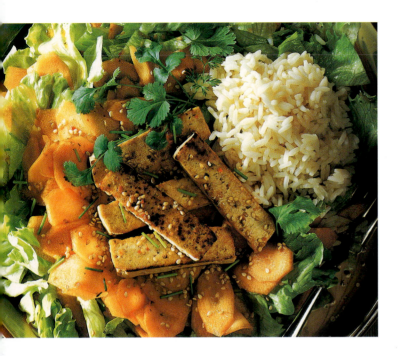

Gewürzter Tofu auf Gemüse ✓
14 g Fett

60 g Reis, Salz, 1/2 Paprikaschote,
1 Lauchzwiebel, 100 g Tofu im Stück,
1 Knoblauchzehe, 1 kleines Stück Chilischote
(oder Cayennepfeffer oder Sambal oelek),
1–2 cm frischer Ingwer,
2 EL helle Sojasoße (➔ Seite 105),
1–2 TL Zitronensaft,
1 TL Sesamöl (oder anderes Öl),
75 g Mungobohnensprossen,
2–3 EL Gemüse-Hefebrühe,
1/2 Bund Koriandergrün, 1 TL Sesamsaat

1. Den Reis nach Packungsanweisung in Salzwasser kochen.
2. Paprikaschote und Lauchzwiebel klein schneiden, den Tofu in schmale Scheiben schneiden. Knoblauch, Chili und Ingwer fein hacken und mit Sojasoße und Zitronensaft in einen Suppenteller geben, alles verrühren.
3. Eine große tiefe Pfanne erhitzen, mit etwas Öl einpinseln und die Tofuscheiben leicht braun braten. Anschließend in der gewürzten Sojasoße marinieren.
4. Das Gemüse und die Sprossen in die Pfanne geben, mit Salz würzen und so lange rühren, bis alles aromatisch duftet. Gemüse-Hefebrühe zugießen und 1/2 Minute zugedeckt garen.
5. Den Tofu mit der Marinade zugeben und 1/2 Minute abgedeckt weitergaren. Restliches Öl zugeben, alles auf einem Teller anrichten und mit Korianderblättchen und Sesam bestreuen. Den Reis dazu essen.

Gebratener Tofu auf marinierten Möhren ✓
11 g Fett

45 g Reis, Salz, 1/2 Orange,
3 EL Gemüse-Hefebrühe,
1 EL helle Sojasoße (➔ Seite 105),
1 Messerspitze Sambal oelek,
1 kleines Stück Ingwer, 3 Möhren,
1 große Portion Blattsalat, 125 g Tofu,
1/2 TL Öl, 1/2 TL Sesamsaat,
etwas Koriandergrün, Petersilie oder Schnittlauch

1. Den Reis nach Packungsanweisung in Salzwasser kochen.
2. Die Orange auspressen und den Saft mit der Brühe, Sojasoße, Sambal oelek und geriebenem Ingwer in einem tiefen Teller verrühren. Die Möhren hineinhobeln und alles durchziehen lassen.
3. Den Salat in dünne Streifen schneiden und auf einen großen Teller legen.
4. Den Tofu in 5-6 Streifen schneiden. Eine heiße Pfanne mit Öl einpinseln und die Streifen darin braten. Inzwischen die Möhrenscheiben aus der Marinade nehmen und auf den Salat geben. Tofu und Reis auf dem Teller anrichten.
5. Die Marinade in der Pfanne einmal aufkochen und über die Möhren geben. Den Sesam kurz in einer heißen Pfanne ohne Fett rösten und mit gehackten Kräutern auf dem Gericht verteilen.

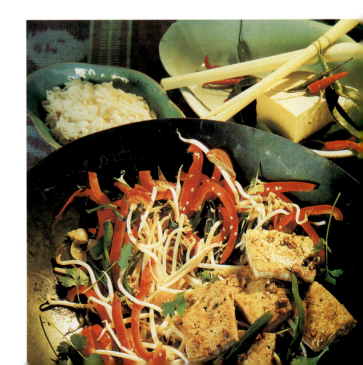

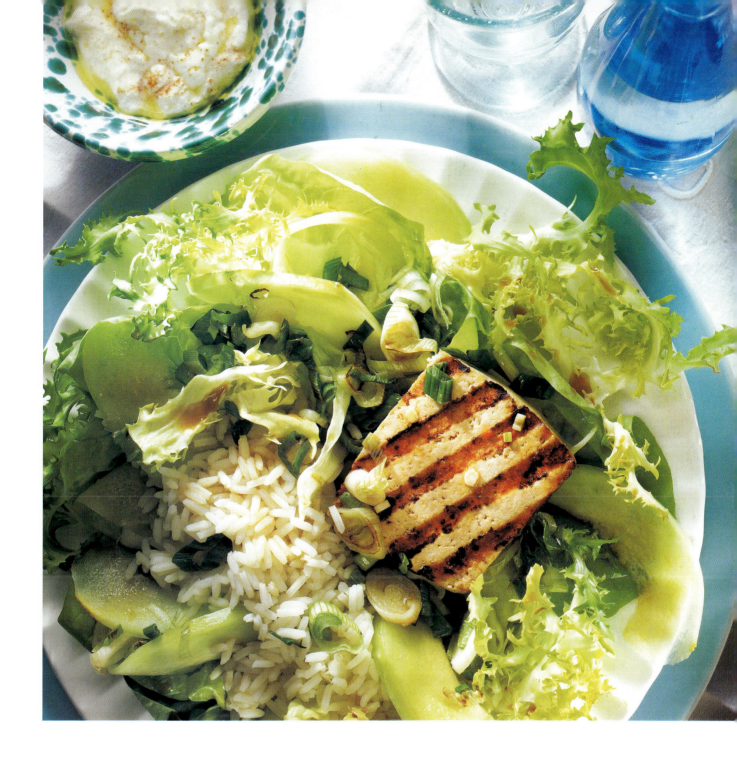

Gebratener Tofu auf Salat ✓
13 g Fett

30 g Reis, Salz, 150 g Melone (ohne Schale),
1 Portion Blattsalat,
75 g fettarmer Joghurt, Cayennepfeffer,
1 TL Olivenöl, 1 Lauchzwiebel,
1 Knoblauchzehe, ½ Orange,
1–2 EL helle Sojasoße, 125 g Tofu

1. Den Reis nach Packungsanweisung in Salzwasser kochen.
2. Inzwischen die Melone klein schneiden, den Salat waschen und trocknen. Melone und Salatblätter auf einem Teller verteilen. Den Joghurt mit wenig Salz, Cayennepfeffer und ½ TL Öl verrühren und im heißen Wasserbad erwärmen.
3. Die Lauchzwiebel in dünne Ringe schneiden, den Knoblauch hacken. Die Orangenhälfte auspressen und den Saft mit etwas Sojasoße, etwas Cayennepfeffer und 2–3 EL Wasser verrühren.
4. Den Tofu im Stück im restlichen Öl rundherum braun braten. Zwiebel und Knoblauch dazugeben, kurz anrösten, Orangensoße zugießen, einmal aufkochen und alles mit dem Reis auf dem Salat anrichten, eventuell mit Sojasoße abschmecken. Die Joghurtsoße

REZEPTE ZUM AUSSUCHEN

SÜSSES

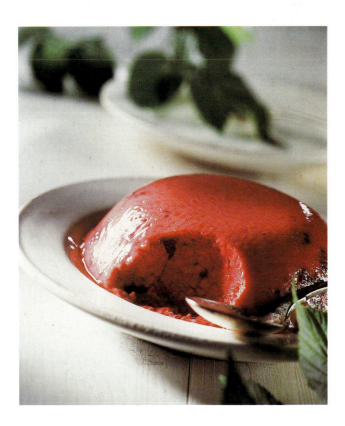

Himbeerquarkspeise
2 g Fett

125 g TK-Himbeeren, 100 g Magerquark,
1 TL Crème fraîche,
2–3 TL Ahornsirup oder Honig,
etwas abgeriebene Zitronen- oder Orangenschale

Die Himbeeren auftauen und abtropfen lassen. Den Saft mit Quark, Crème fraîche, Ahornsirup und Zitrusschale verrühren und in ein Schälchen füllen. Die aufgetauten Beeren darauf geben.

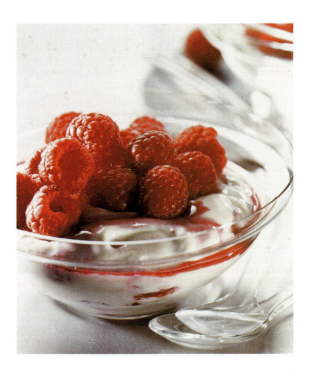

Beerendessert
6 g Fett

125 g TK-Himbeeren,
1 Teebeutel Früchte- oder Malventee,
1 1/2–2 Blatt weiße Gelatine,
1/2 Becher Vollmilchjoghurt (75 g),
3–4 TL Ahornsirup oder Honig,
2 TL Crème fraîche

1. Die Beeren auftauen, einige Früchte beiseite legen, die restlichen mit einer Gabel gut zerdrücken. Den Teebeutel mit 70 ml kochendem Wasser übergießen und 10 Minuten zugedeckt ziehen lassen.
2. Die Gelatine in kaltem Wasser einweichen, abtropfen lassen und in dem warmen Tee auflösen. Die zerdrückten Beeren mit Joghurt, Sirup, Crème fraîche und dem Tee verrühren. Die restlichen Beeren zufügen, alles in ein Glas oder Schälchen füllen und im Kühlschrank fest werden lassen.
3. Vor dem Essen das Gefäß kurz in heißes Wasser tauchen und das Dessert auf einen Teller stürzen.

Tipp: Wenn Sie frische Beeren verwenden, brauchen Sie 2 Blatt Gelatine, damit das Dessert fest wird.

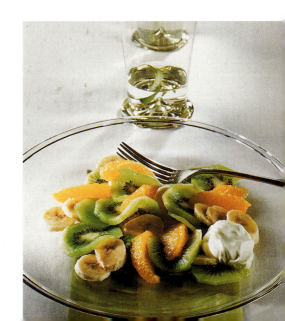

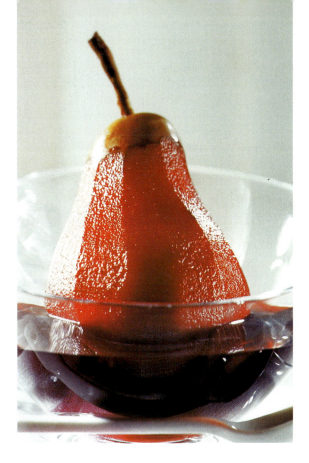

Malvenbirne
1 g Fett

3–4 Teebeutel Malventee,
1 nicht zu weiche Birne, 2 Nelken,
3 TL Ahornsirup oder Honig

1. Den Malventee in $1/2$ l kochendem Wasser 10 Minuten ziehen lassen. Die Birne schälen und mit den Nelken in den Tee geben, aufkochen und zugedeckt bei geringer Hitze 15–20 Minuten garen, öfter wenden.
2. Die Birne herausnehmen, den Sud etwas einkochen, den Ahornsirup zugeben. Alles über die Birne gießen und abkühlen lassen. Schmeckt lauwarm oder kalt.

Obstsalat ✓
4 g Fett

1 Kiwi, 1 Clementine oder $1/2$ Orange,
$1/2$ Banane, etwas Zitronensaft,
2 TL Crème fraîche

Das Obst klein schneiden, mit Zitronensaft mischen und durchziehen lassen. Die Crème fraîche darauf geben.

Tipp: Falls die Früchte nicht reif genug sind, süßen Sie mit etwas Ahornsirup oder Honig.

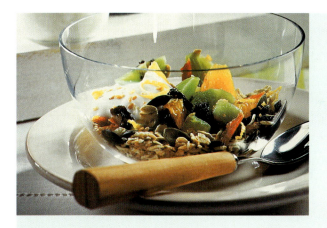

Brigitte-Früchtemüsli ✓

DIESES MÜSLI SOLLTEN SIE IMMER IM HAUSE HABEN. ES SCHMECKT NICHT NUR ZUM FRÜHSTÜCK, SONDERN IST IDEAL, WENN SIE ZWISCHENDURCH HUNGER HABEN. UND ES ERSETZT AUCH MAL EIN MITTAG- ODER ABENDESSEN. MISCHEN SIE ES MIT FETTARMEM JOGHURT, FETTARMER MILCH ODER MIT UNGEZUCKERTEM OBSTSAFT.

ergibt ca. 240 g
(bei 8 Portionen à 30 g/3 EL ca. 4 g Fett pro Portion)

60 g gemischte ungesüßte Trockenfrüchte
(z. B. Apfelringe, Aprikosen, Pflaumen, Kirschen, Rosinen, Mango, Papaya, etc.),
1 unbehandelte Zitrone,
10 gehäufte EL kernige Haferflocken
oder Vierkornflocken (100 g),
4 schwach gehäufte EL Kürbiskerne (40 g),
2 gehäufte EL Leinsamen (20 g; → Seite 22),
$2^{1}/2$ gehäufte EL Weizenkleie (25 g)

1. Die Trockenfrüchte fein würfeln und in eine Schale geben. Die Zitrone heiß abspülen, die Schale mit einem Zestenreißer abziehen (oder dünn abschälen und in feine Streifen schneiden).
2. Eine beschichtete Pfanne erhitzen. Zitronenschale und die Haferflocken unter Rühren kurz anrösten, herausnehmen. Die Kürbiskerne rösten, herausnehmen und grob hacken. Den Leinsamen kurz in die Pfanne geben, einmal umrühren, herausnehmen. Zuletzt die Weizenkleie in der Pfanne anrösten, einmal umrühren.
3. Alles mischen und das Müsli abgekühlt in einem geschlossenen Gefäß aufbewahren. Es hält sich 4–5 Wochen.

REZEPTE ZUM AUSSUCHEN

KUCHEN

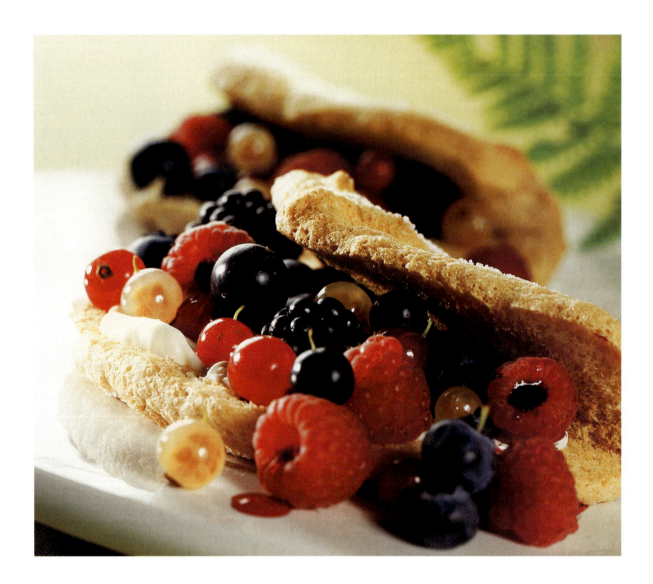

Fruchtomelett
ergibt 4 Stück à 5 g Fett

35 g Mehl (Type 1050), 1 Messerspitze Backpulver, 2 Eier (Gewichtsklasse M),
65 g Zucker, Salz, 4 x 1 TL Crème fraîche,
4 x 100 g Früchte (frische oder TK-Beerenfrüchte; fein gewürfelte Kiwi, Clementine, Banane, Apfel oder Birne)

1. Ein Backblech mit Backtrennpapier auslegen und 4 Kreise (Ø 12–13 cm) aufmalen, dazwischen etwas Abstand lassen. Den Backofen auf 180 Grad/Umluft 160 Grad/Gas Stufe 2–3 vorheizen.
2. Mehl und Backpulver mischen, die Eier trennen. Eigelbe im heißen Wasserbad mit 2 EL heißem Wasser und 30 g Zucker hellgelb schaumig schlagen. Eiweiße mit 1 Prise Salz steif schlagen, dabei zum Schluss 30 g Zucker einrieseln lassen. Den Eischnee zur Eigelbmasse geben, die Mehlmischung darüber sieben und unterheben.
3. Den Teig auf die 4 Kreise verteilen, glatt streichen und etwa 12–14 Minuten backen. Den restlichen Zucker auf ein Küchentuch streuen, Backpapier mit den Omeletts umgekehrt darauf legen. Das Papier mit Wasser bestreichen und abziehen. Die Omeletts noch warm zusammenklappen, auskühlen lassen.
4. Zum sofortigen Verzehr jedes Omelett mit 1 TL Crème fraîche bestreichen und mit 100 g Beerenfrüchten oder anderem Obst füllen. Oder die Omeletts ungefüllt einzeln einfrieren.

Apfelkuchen
ergibt 8 Stücke à 5 g Fett

125 ml fettarme Milch, 1/4 Würfel Hefe,
200 g Mehl (Type 1050), 15 g Zucker, Salz,
abgeriebene Schale von
1/2 unbehandelten Zitrone oder Orange,
1 TL gemahlener Zimt oder Koriander,
30 g flüssige Butter oder Rapsöl,
2 EL Kürbiskerne, 4–5 mittelgroße Äpfel

1. Die Milch lauwarm erhitzen, die Hefe hineinbröckeln und unter Rühren auflösen. Mehl, Zucker, 1 Prise Salz, Zitrusschale und Zimt oder Koriander in einer Schüssel mischen. Hefemilch und Fett zufügen. Alles mit einem Handrührer verkneten und in der Schüssel an einem warmen Ort zugedeckt ca. 30 Minuten gehen lassen.

2. Den Teig noch einmal gut durchkneten, auf ein Stück Backpapier geben, mit Klarsichtfolie abdecken (damit nichts am Nudelholz festklebt) und zu einem Rechteck (etwa 28 x 20 cm) ausrollen.

3. Die Kürbiskerne hacken und auf den Teig streuen. Die Äpfel in Spalten schneiden, Kerngehäuse entfernen. Die Spalten in den Teig drücken. Nochmals 30 Minuten gehen lassen; den Backofen auf 200 Grad/Umluft 180 Grad/Gas Stufe 3 vorheizen.

4. Den Apfelkuchen 20–25 Minuten backen. Etwas abgekühlt in 8 Stücke teilen und eventuell 1 Stück zum sofortigen Verzehr beiseite legen. Die anderen Stücke möglichst noch lauwarm und einzeln verpackt einfrieren.

Tipps: Besonders gut schmeckt der Kuchen, wenn Sie ihn statt mit gemahlenem Koriander mit grob zerdrückten Korianderkörnern zubereiten.

Der Rest des Hefewürfels kann in kleinen Portionen eingefroren werden.

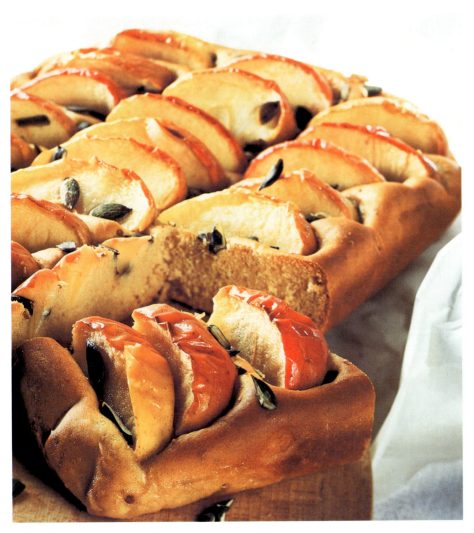

REZEPTE ZUM AUSSUCHEN

GETRÄNKE

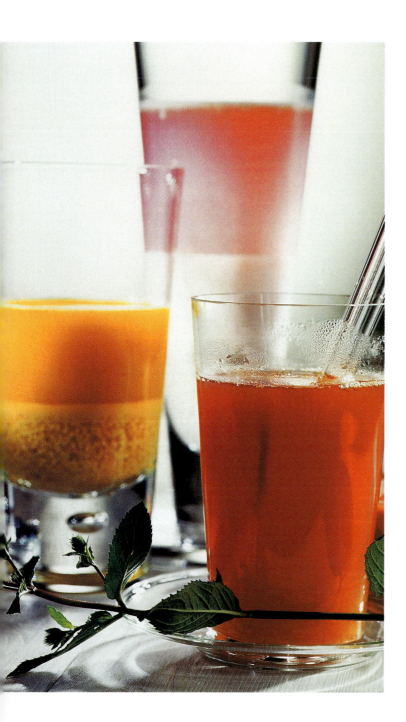

Molketrunk
1 g Fett

30 g Molkenkur mit Fruchtgeschmack,
2 gehäufte EL Schmelzflocken
oder Haferkleieflocken

Beide Zutaten mit etwa 300 ml kaltem Wasser verrühren.

Orangenpunsch
0 g Fett

gemahlener Zimt, 1 Teebeutel Früchtetee,
2 Saftorangen, 2 TL Honig,
evtl. etwas Zitronensaft

Knapp 1 Tasse Wasser mit etwas Zimt in einem kleinen Topf aufkochen, den Teebeutel darin 10 Minuten ziehen lassen. Die Orangen auspressen und den Saft zugießen. Noch einmal leicht erhitzen, aber nicht kochen, und mit dem Honig süßen. Nach Geschmack mit Zitronensaft würzen.

Tipp: Bereiten Sie den Tee auch mal mit frischer Minze zu.

Tomaten- oder Gemüsecocktail
3 g Fett (ohne Foto)

200 ml ballaststoffreicher Tomaten- oder Gemüsesaft (Reformhaus),
1/2 TL Olivenöl,
2 gehäufte EL Schmelzflocken
oder Haferkleieflocken,
etwas Zitronen- oder Limettensaft,
Chiligewürz (Harissa, Sambal oelek oder Cayennepfeffer)

Alle Zutaten miteinander verrühren.

Tipp: Besonders raffiniert wird der Drink mit feinen Schnittlauchröllchen oder Streifen von Basilikumblättern und mit etwas Worcestershiresoße gewürzt.

Ballast-Fruchtsaft
1 g Fett

200 ml Fruchtsaft mit Ballaststoffen (Reformhaus) und 2 gehäufte EL Schmelzflocken oder Haferkleieflocken miteinander verrühren.

Tipp: Der Saft schmeckt aromatischer, wenn er nicht direkt aus dem Kühlschrank kommt.

> *Trinken*
>
> ■ Von den mindestens 2 Litern Flüssigkeit, die Sie täglich brauchen, sollte möglichst 1 Liter (Mineral-) Wasser sein. Dazu kommen Kräutertees, also Getränke, die weder Fett noch Kalorien haben.
>
> ■ Drinks mit Getreideflocken sind Zwischenmahlzeiten und können, wenn Sie die Mengen verdoppeln, auch mal das Frühstück ersetzen. Probieren Sie, ob Sie Ihren Drink lieber breiig oder mit etwas Biss mögen, denn nicht alle Flockensorten lösen sich vollständig auf.

Malzgetränk mit Kaffee und Honig
3 g Fett

200 ml fettarme Milch,
2 leicht gehäufte TL Malzkakaopulver
(z. B. Ovomaltine),
1 Messerspitze Instant-Kaffeepulver,
1 TL Honig

Die Milch erhitzen. Kakao- und Kaffeepulver zugeben und alles mit dem Schneebesen leicht schaumig schlagen. Mit dem Honig süßen.

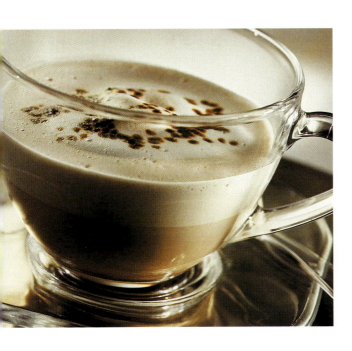

SCHNELL WAS ZWISCHENDURCH
– GEORDNET NACH FETTGEHALT –

4 g Fett

4 Möhren und 4 TL Salatcreme
(20 % Fett)

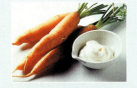

2 g Fett

1 Becher fettarmer Fruchtjoghurt (150 g)

3 Zwiebäcke

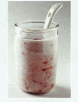

1 g Fett

1 Zwieback mit 1 TL Konfitüre bestrichen

1 große Banane

1 großer Apfel

2 kleine Äpfel

4 Clementinen

175 g Kirschen

1 große Birne

2 Orangen

300 g Weintrauben

bis 0,5 g Fett

1 kleine Banane

1 kleine Birne

2 Clementinen

1 Grapefruit

1 kleiner Apfel

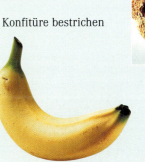
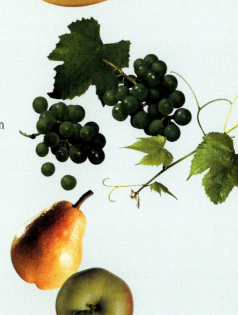

NACH DER DIÄT

GESUND ESSEN

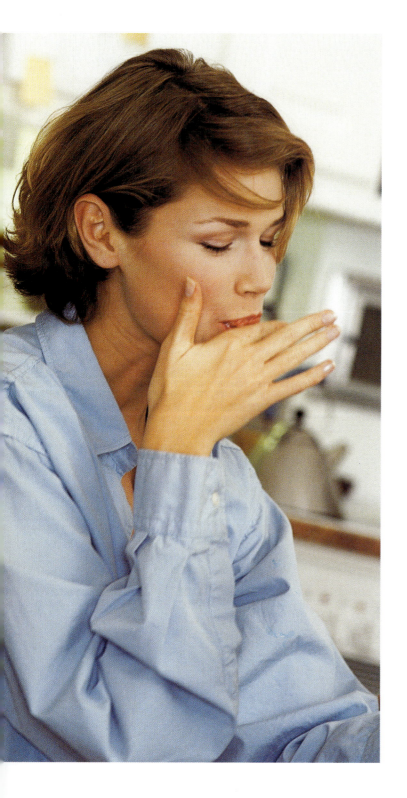

Sie haben abgenommen und sind mit dem Ergebnis zufrieden – wie geht es jetzt weiter? Eins gleich vorweg: Es kommt wenig Neues auf Sie zu, das meiste wissen Sie nämlich schon. Sie haben Ihre Ernährung umgestellt, haben fettarm gegessen mit viel Gemüse und Vollkornprodukten. Sie haben einen Rhythmus gefunden, bei dem Sie sich wohl fühlen, mit drei bis fünf Mahlzeiten am Tag. Und sicherlich haben Sie eine ganze Menge neue Lieblingsrezepte kennen gelernt. Unser Rat: Weiter so! Es wird Ihnen nie wieder so leicht fallen wie jetzt.

Das Wichtigste: Aufs Fett achten!

Behalten Sie alles bei, was Ihnen gut gefallen hat: das Müsli zum Frühstück, das belegte Brot für unterwegs, den Salat fürs Büro, und essen Sie in den kommenden Wochen nach und nach wieder mehr. Sparen sollten Sie aber auch in Zukunft beim Fett: Maximal 60 bis 70 Gramm pro Tag (jedoch nicht weniger als 40 Gramm) sind ideal, um nicht wieder zuzunehmen. Achten Sie bei allen Lebensmitteln auf den Fettgehalt und denken Sie auch an verstecktes Fett in Käse, Wurst und Gebäck.

Zucker allein macht nicht dick

Im Prinzip spielt es keine Rolle, wie viel Zucker Sie essen. Ein Dickmacher ist nur die Zucker-Fett-Kombination, und die findet sich vor allem in Gebäck oder Desserts. Nach einer Diät mögen viele ohnehin nur leicht gesüßte Speisen und Getränke, weil der Eigengeschmack viel stärker zur Geltung kommt. Wenn es auch bei Ihnen so ist, nutzen Sie die Gelegenheit, Ihren Zuckerkonsum insgesamt zu reduzieren. Die Lust aufs Naschen geht dann mit der Zeit ganz von allein zurück.

Verbote schaden nur

Gerade wenn man zum Dickwerden neigt, ist etwas Disziplin beim Essen natürlich nötig. Seien Sie aber nicht zu streng mit sich. Denn Sie wissen ja: Was verboten ist, bekommt automatisch eine riesengroße

UND GENIESSEN

Bedeutung. Sie werden also keine Ruhe finden, bevor Sie nicht Ihr Schokoladeneis oder das Stück Haselnusstorte verdrückt haben, das Sie sich schon so lange verkneifen. Bei vielen folgt das schlechte Gewissen auf dem Fuß; dann fällt die Barriere, und sie hauen richtig rein, denn jetzt ist ja ohnehin alles egal. Damit es gar nicht erst dazu kommt, genießen Sie auch weiterhin, was Ihnen schmeckt – aber in Maßen.

Regeln, die es Ihnen leichter machen

Wahrscheinlich wissen Sie längst, was Ihnen gut tut, und kennen sich mit gesunder Ernährung aus. Doch nach einer Diät fallen viele leicht in alte Gewohnheiten zurück, meist ohne es zu wollen.

Deshalb hier zur Erinnerung die Grundregeln zum Schlankbleiben:

Langsam essen: Das Signal „genug – ich bin satt" braucht etwa zehn Minuten, um das Gehirn zu erreichen, bei Übergewichtigen sogar noch etwas länger. Wer zu schnell isst, isst deshalb leicht zu viel.

Konzentriert essen: Wer in Ruhe isst und nicht nebenbei Zeitung liest, fernsieht oder anstrengende Gespräche führt, kann das Essen besser genießen und behält den Überblick über die Mengen.

Konsequent aufhören: Wenn Sie satt sind, sind Sie satt und essen nicht weiter. Das gilt auch dann, wenn auf dem Teller noch etwas liegt, wenn die Kinder etwas liegen gelassen haben (gerade Mütter und Väter sind oft „Resteverwerter" der Familie) oder wenn der Gastgeber sagt: „Du kannst es dir doch jetzt erlauben, wo du so schön abgenommen hast."

Kein Frust-Essen: Wenn Sie Stress oder Kummer haben, gönnen Sie sich etwas Schönes, das nichts mit Essen zu tun hat – ob Sauna, Kino oder eine neue CD. Hauptsache, Sie gehen nicht in den Supermarkt oder zum Bäcker.

Bewusst einkaufen: Überlegen Sie, was Sie wirklich brauchen und kaufen Sie nur diese Lebensmittel ein. Das fällt leichter, wenn Sie nicht mit leerem Magen einkaufen gehen – sonst sind die Auslagen einfach zu verlockend, und was erst einmal da ist, wird auch verbraucht. Süßigkeiten für die Familie kaufen Sie am besten in kleinen Mengen und nicht auf Vorrat – oder Sie bitten Ihren Partner, sich darum zu kümmern.

Zu guter Letzt: Bleiben Sie in Bewegung!

Wer abgenommen hat, ist beweglicher – und mit unseren beiden Sportprogrammen werden Sie sicher auch Spaß an der Bewegung bekommen. Nutzen Sie das und bleiben Sie dabei! Zahlreiche Studien belegen: Wer nach einer Diät in Bewegung bleibt, hat die besten Chancen, sein Gewicht zu halten. Bei allen anderen ist die Wahrscheinlichkeit groß, dass sie über kurz oder lang doch wieder zunehmen.

Es muss kein schweißtreibendes Training im Fitness-Studio oder auf dem Tennisplatz sein. Schon kleine, vermeintlich banale Veränderungen im Alltag bringen in der Summe wichtige Effekte für Ihre Energiebilanz: Treppen steigen statt Fahrstuhl oder Rolltreppe fahren; so oft wie möglich das Fahrrad nehmen; beim Busfahren eine Station früher aus- oder später einsteigen und zu Fuß gehen. Wer solche Extra-Wege konsequent macht, verbraucht pro Tag zusätzlich 200 Kalorien und hat es später leichter, sein Gewicht zu halten. Das ist wissenschaftlich erwiesen.

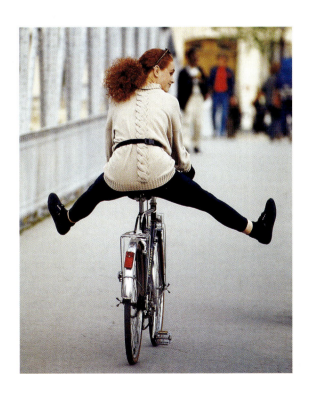

FIT WERDEN

MIT SPORT LÄUFT'S NOCH

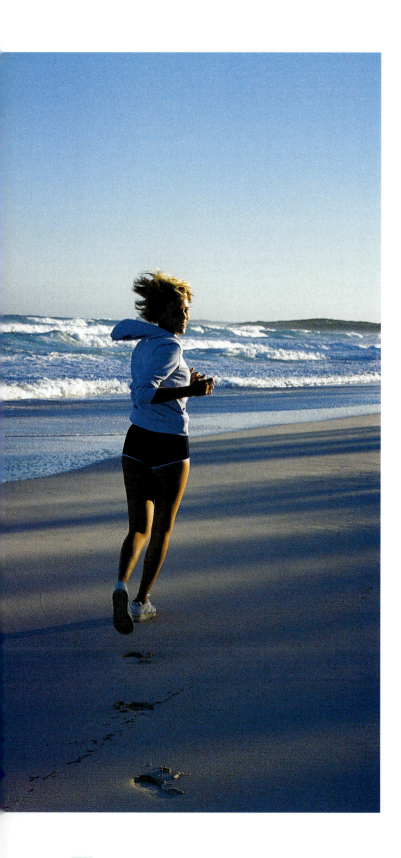

Regelmäßige Bewegung ist ein richtiger „Schlankmacher". Zwar verbrennen wir bei den meisten Sportarten nur wenige Kalorien, doch schon eine halbe Stunde leichtes Training (z. B. Radfahren, Joggen, Schwimmen) erzeugt einen „Nachbrenneffekt". Der Stoffwechsel wird so stark angeregt, dass wir noch über Stunden mehr Energie verbrauchen.
Beim Sport werden außerdem Muskeln aufgebaut, und das hat gleich mehrere Vorteile:

■ Die Fettverbrennung geht schneller, denn Muskeln sind die besten „Fettbrennöfen" im Körper.
Je mehr Sie also davon haben, desto besser.

■ Starke Muskeln halten jung: Ohne Sport verlieren Erwachsene pro Jahr ein halbes bis ein Prozent ihrer Muskelmasse. Dieser altersbedingte Muskelabbau beginnt schon um das
20. Lebensjahr. Muskelaufbau durch Bewegung bremst diesen Vorgang – unabhängig davon, wie alt Sie sind. Es lohnt sich also jederzeit, mit dem Sport wieder anzufangen.

■ Sozusagen als Nebenwirkung stärkt Bewegung die Knochen – und das ist die beste Vorbeugung gegen Osteoporose (Knochenbrüchigkeit) in späteren Lebensjahren.

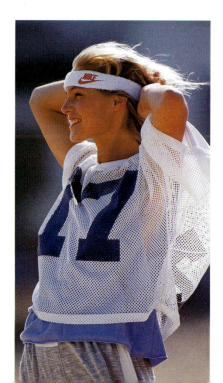

BESSER

Warum Bewegung für Sie jetzt besonders wichtig ist

Deshalb sollten Sie ab sofort eine halbe Stunde Bewegung mindestens an jedem zweiten Tag einplanen und sich die Zeit dann auch nehmen. Damit tun Sie ganz viel für Ihre Gesundheit. Leider geht beim Abnehmen nicht nur Fett verloren, sondern auch Muskelmasse - und die können Sie durch Sport wieder aufbauen.

Bewegung ist außerdem ein gutes Mittel gegen den gefürchteten Jo-Jo-Effekt. Viele Übergewichtige kennen ihn aus Erfahrung - schon kurze Zeit nach einer Diät sind die Pfunde wieder drauf, oft sogar „mit Zinsen". Der Grund: Wenn wir weniger essen, reduziert der Organismus seinen Energieverbrauch ganz von allein, und unser Grundumsatz sinkt. Ist die Diät beendet und wir essen wieder wie früher, hat sich der Körper längst an das sparsame Wirtschaften gewöhnt. Die überschüssige Energie wird in den Fettzellen gelagert, und wir nehmen wieder zu.

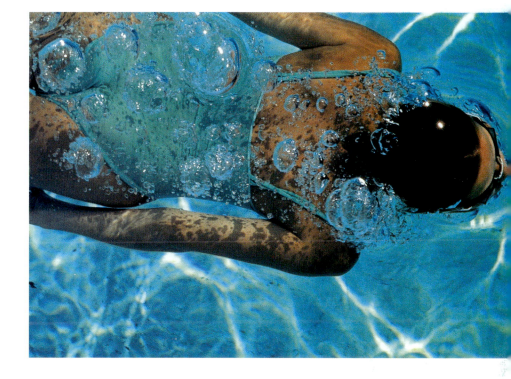

Eine Diät kann also nur dann dauerhaften Erfolg haben, wenn der Körper gar nicht erst auf Sparflamme schaltet. Bewegung hilft dabei: Wenn Sie während der Diät regelmäßig Sport treiben, sinkt Ihr Grundumsatz nur wenig. Der Organismus holt sich die Energie, die er für das Training braucht, aus den Fettdepots - und genau das wollen Sie ja!

So trainieren Sie richtig

Ideal zum Abnehmen sind Ausdauersportarten wie Joggen, Walking/zügiges Gehen, Radfahren oder Inlineskating. Die Erklärung dafür: Um Fett zu verbrennen, braucht der Organismus Sauerstoff, und davon bekommt er bei leichtem Training besonders viel. Das klappt aber nur, wenn Sie immer gut durchatmen können. Überanstrengen Sie sich also nicht, sondern laufen oder fahren Sie immer nur so schnell, dass Sie sich dabei noch unterhalten können. Mit der Zeit werden Sie merken, wie Ihre Belastbarkeit steigt.

Durchhalten lohnt sich: Je besser Sie im Training sind, desto schneller kommt die Fettverbrennung in Gang. Sportarten, bei denen vor allem Schnelligkeit und kurzfristige Kraftanstrengungen gefragt sind (also z. B. Squash oder Krafttraining), verbrauchen viele Kohlenhydrate, bringen für die Fettverbrennung aber wenig. Als Ergänzung zum Ausdauertraining ist Kraftsport dennoch sinnvoll, weil dabei Muskeln aufgebaut werden - und das wiederum kommt der Fettverbrennung beim Joggen oder Walking zugute.

Damit Sie gleich anfangen können, haben wir für Sie zwei Programme zusammengestellt:

Das abwechslungsreiche Jogging-Walking-Programm (Seite 154) dauert anfangs etwa 25 Minuten und steigert sich langsam in Intensität und Dauer. Auch Einsteigerinnen und Untrainierte kommen dabei nicht aus der Puste - für sie sind Geh-Pausen eingeplant.

Das Kurzprogramm für drinnen (Seite 156) kostet Sie lediglich eine Viertelstunde Zeit. Es ersetzt zwar nicht das Krafttraining, bringt aber eine Grundfitness. Die Übungen für Bauch, Taille und Rücken eignen sich auch als Soforthilfe gegen Verspannungen.

FÜR DIE AUSDAUER

DAS JOGGING-WALKING-

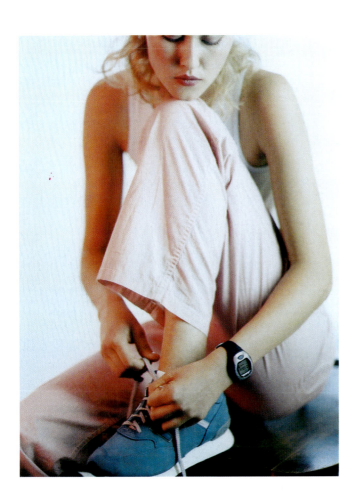

Vor dem Training: Aufwärmen

Lassen Sie Fußgelenke, Knie und Schultern locker kreisen, recken und strecken Sie sich ein bisschen. Dann 1 Minute lang zügig gehen.

1. WOCHE

+ *Dreimal 5 Minuten langsam joggen – dazwischen jeweils 2 Minuten Walking, zum Schluss einmal 5 Minuten schnell walken.*
+ *2 Tage frei.*
+ *Viermal 5 Minuten langsam joggen - dazwischen jeweils 2 Minuten Walking.*
+ *3 Tage frei.*

2. WOCHE

+ *Einmal 7, einmal 5, einmal 7, einmal 5 Minuten langsam joggen - dazwischen jeweils 2 Minuten Walking.*
+ *1 Tag frei.*
+ *Einmal 7, einmal 5, einmal 7, einmal 5 Minuten langsam joggen - dazwischen jeweils 2 Minuten Walking.*
+ *1 Tag frei.*
+ *Zweimal 10 Minuten und einmal 5 Minuten langsam joggen - dazwischen jeweils 2 Minuten Walking.*
+ *2 Tage frei.*

3. WOCHE

+ *Zweimal 12 Minuten und einmal 5 Minuten langsam joggen – dazwischen jeweils 2 Minuten Walking.*
+ *1 Tag frei.*
+ *Zweimal 15 Minuten langsam joggen – dazwischen 2 Minuten Walking.*
+ *1 Tag frei.*
+ *Einmal 20 Minuten und einmal 10 Minuten langsam joggen – dazwischen 2 Minuten Walking.*
+ *2 Tage frei.*

4. WOCHE

+ *25 Minuten so langsam joggen, dass Sie nicht außer Atem kommen. Wenn's doch passiert, walken.*
+ *1 Tag frei.*
+ *30 Minuten langsam joggen. Bevor's zu anstrengend wird, walken.*
+ *1 Tag frei.*
+ *Wenn Sie schon eine gute Kondition haben, laufen Sie länger. Aber nur, wenn der Puls dabei nicht zu hoch geht und Ihnen nichts wehtut. Wichtig: Immer nur so schnell laufen, dass Sie sich dabei problemlos unterhalten können - dann stimmt das Tempo.*

Wer lange keinen Sport gemacht hat, wird nicht in zwei, drei Wochen topfit. Aber auch, wenn Ihnen die Bewegung anfangs schwer fällt, Sie schnell aus der Puste kommen und wenig Spaß dabei haben: Halten Sie durch! Mit der Zeit werden Sie spüren, dass Sie Fortschritte machen und sich besser fühlen. Eine Gruppe von Gleichgesinnten kann helfen, auch dann „am Ball" zu bleiben, wenn Sie mal keine Lust haben. Viele Vereine und Sportcenter bieten Walking-Treffs an; Anfänger können dort die richtige Technik erlernen.

Wichtig ist, sich vor allem am Anfang nicht zu überfordern. Wer mit viel Übergewicht startet und womöglich Knieprobleme hat, sollte sich zunächst auf Schwimmen und Wassergymnastik beschränken.

Sobald Sie etwas abgenommen haben, versuchen Sie es mit zügigem Gehen und Walking - Sie können unser Jogging-Walking-Programm für die 1. Woche entsprechend abwandeln. Entscheiden Sie dann nach Gefühl, wann Sie zum leichten Joggen übergehen wollen, oder ob Sie lieber komplett beim Walking bleiben.

PROGRAMM

Walking: Gewusst wie

→ Setzen Sie den Fuß zuerst mit der Ferse auf, die Fußspitzen zeigen in Gehrichtung (nicht nach außen).
Den Fuß über die ganze Sohle abrollen.

→ Das Knie des vorderen Beines leicht beugen, nicht durchdrücken beim Aufsetzen.

→ Die Arme leicht gebeugt eng am Körper mitschwingen lassen. Die Hände locker lassen.

→ Den Oberkörper aufrecht halten, die Schultern locker lassen, nicht hochziehen, die Schulterblätter leicht nach hinten ziehen.

→ Der Nacken ist entspannt, der Blick nach vorn gerichtet.

So schmilzt das Fett

Bei etwa 65 Prozent der maximalen Herz- bzw. Pulsfrequenz ist die Fettverbrennung optimal. Der ungefähre Richtwert wird so errechnet:

220 – Lebensalter = maximale Herzfrequenz

Dieser Wert wird durch 100 geteilt und mit 65 multipliziert. Das ergibt die Zahl der Pulsschläge pro Minute, bei der das Training fürs Abnehmen am meisten bringt. Einige Beispiele:

Alter	Pulsschläge/Minute
20	130
30	124
40	117
50	111
60	104

Hilfreich bei der Pulskontrolle ist ein Herzfrequenz-Messgerät fürs Handgelenk. Diese Geräte, die wie eine Armbanduhr aussehen, errechnen anhand persönlicher Daten wie Größe, Alter und Gewicht die Herzfrequenzwerte, die im optimalen Trainingsbereich liegen. Wer ganz sicher gehen möchte, kann seine maximale Herzfrequenz beim Arzt bestimmen lassen.

Nach dem Training: Dehnen

Rückseite der Oberschenkel: Ein Bein leicht beugen, den Fuß des anderen – gestreckten – Beins vorn auf die Ferse stellen, und den Oberkörper langsam nach vorne beugen. Der Rücken ist gerade, der Hals lang. Nach 20 Sekunden die Seite wechseln.

Vorderseite der Oberschenkel: In der gleichen Ausgangsposition einen Fuß an den Po ziehen, dabei den Fußknöchel umfassen. Beide Oberschenkel dicht aneinander, Rücken gerade. 20 Sekunden halten, dann Seitenwechsel. Eventuell abstützen (Wand, Baum), dann stehen Sie stabil.

Waden: Ein Bein gestreckt nach hinten stellen, das andere leicht beugen. Den Oberkörper etwas nach vorn neigen – Bein, Rücken und Kopf bilden eine Linie. Die Ferse vorsichtig auf den Boden drücken. Dehnung 20 Sekunden halten. Seitenwechsel.

Po: Den Rücken strecken und an eine Wand lehnen, die Knie leicht beugen. Ein Knie sanft zur Brust ziehen, mit den Händen umfassen. Dehnung 20 Sekunden halten. Seitenwechsel.

Fachliche Beratung: Christina Gottschall, Petra Regelin

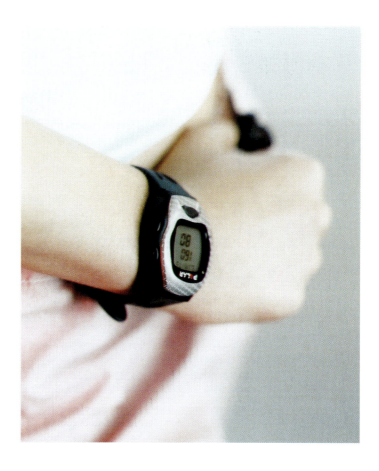

SCHNELL UND EFFEKTIV

DAS MINI-PROGRAMM FÜR

Ergänzend zum Ausdauertraining wie z. B. Schwimmen, Radfahren oder unser Jogging-Walking-Programm (➜ Seiten 154 + 155) können Sie gezielt etwas für den Bereich tun, der bei den meisten von uns zu kurz kommt: die Bauch- und Rückenmuskulatur.

Für unsere sieben Übungen brauchen Sie nur 15 Minuten. Wenn Sie zwei- bis dreimal die Woche trainieren, sehen Sie nach vier Wochen die ersten Erfolge!

Für den Bauch

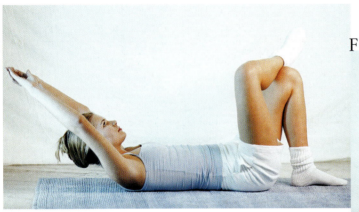

Auf den Rücken legen, die Füße aufstellen und das rechte Bein auf den linken Oberschenkel legen. Die Arme über dem Kopf ausstrecken (bei Nackenproblemen: eine Hand in den Nacken legen, Ellenbogen zeigt zur Seite). Nun langsam mit geradem Oberkörper etwa 10 Zentimeter hochkommen. Die Position kurz halten, dabei ausatmen, dann wieder lösen und einatmen.
Dreimal 8-10 Wiederholungen.
Dazwischen kurze Pausen.

Die Beine so anheben, dass Unter- und Oberschenkel einen rechten Winkel bilden. Beide Hände an den Hinterkopf legen, die Fingerspitzen zeigen zueinander, die Ellenbogen zur Seite. Jetzt mit dem Oberkörper etwas hochkommen und dabei den linken Ellenbogen zum rechten Knie führen, der andere Arm bleibt möglichst weit am Boden. Linken Ellenbogen wieder zurückführen. Beim Anspannen ausatmen, beim Entspannen einatmen.
Dreimal 8-10 Wiederholungen. Seitenwechsel.

Für den Rücken

In Rückenlage die Füße hüftbreit aufstellen, die Arme liegen entspannt neben dem Körper. Den Kopf etwas zur Brust ziehen. Dann Po und Rücken langsam anheben, Oberkörper und Oberschenkel bilden dabei eine Linie. Den Po fest anspannen. 15 Sekunden halten, ruhig weiteratmen und wieder zurück in die Ausgangsposition gehen.
2-3 Wiederholungen.

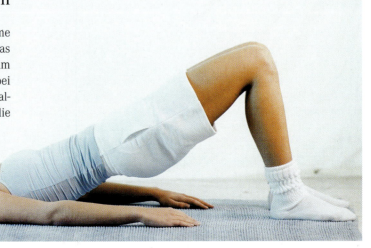

BAUCH, RÜCKEN UND TAILLE

Für die Taille

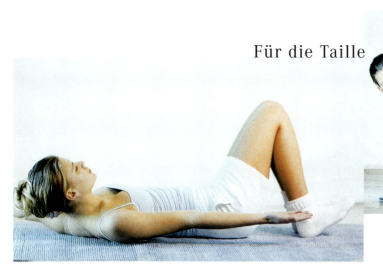

Die Fersen aufstellen, die Fußspitzen anziehen. Die linke Hand stützt den Nacken, der rechte Arm liegt eng neben dem Körper – die Handfläche zeigt nach oben. Jetzt den Oberkörper etwa 5 Zentimeter anheben und den rechten Arm Richtung Fuß schieben.
Dreimal 8-10 Wiederholungen. Seitenwechsel.

Auf die rechte Seite legen, mit dem Unterarm aufstützen, die Fingerspitzen zeigen nach vorn. Die andere Hand liegt auf dem Oberschenkel. Nun die Hüften seitwärts hochdrücken, die Belastung liegt auf dem Vorderfuß des unteren Beins. Die Stellung halten und bis 10 zählen; dabei ruhig weiteratmen. Wer ins Wackeln kommt, kann die Beine leicht anwinkeln und die Knie auf dem Boden lassen.
2-3 Wiederholungen. Seitenwechsel.

Dehnen

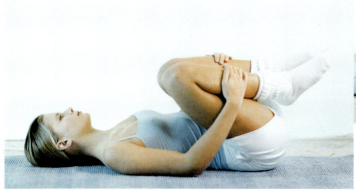

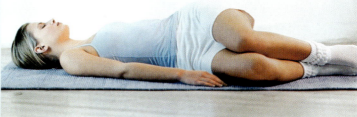

Für den Rücken: Hinlegen, die Oberschenkel an den Bauch ziehen und mit den Händen die Unterschenkel umfassen. Ganz sanft von einer Seite zur anderen schaukeln, dabei die Schultern locker lassen.
Etwa 20 Sekunden lang.

Für Bauch und Taille: Füße nebeneinander aufstellen und die Arme locker ausstrecken. Beide Knie nach rechts sinken lassen, den Kopf dabei nach links drehen, die Schultern am Boden. Die Dehnung 20 Sekunden halten und in die linke Körperseite hineinatmen.
Wieder in die Ausgangsposition kommen und die Beine vorsichtig auf die linke Seite legen, dabei den Kopf nach rechts drehen. 20 Sekunden halten und in die rechte Körperseite hineinatmen.

BRIGITTE-DIÄT

REGISTER

Vegetarische Gerichte (außer Süßspeisen und Drinks) sind mit einem ✓ gekennzeichnet.

FRÜHSTÜCKE
▼

Ananasmüsli✓	22, 98
Apfel-Clementinen-Müsli✓	40, 48
Apfelmüsli✓	19, 74, 105
Bananen-Joghurt-Müsli✓	31
Bananenmüsli✓	17, 63, 91
Birnenmüsli✓	41
Brigitte-Früchtemüsli (Grundmischung)✓	145
Clementinenmüsli✓	38, 70, 93
Corned-Beef- und Konfitürenknäcke	50
Frischkäsebrot✓	29
Frischkäsebrötchen, süß und pikant✓	24
Frischkäseknäcke, süß und pikant✓	21
Fruchtmüsli✓	28
Frühstück mit Ei✓	14
Haferbrei mit Ananas✓	100
Himbeermüsli✓	88
Käse- und Honigbrot✓	47
Käse- und Konfitürenbrot✓	32, 92, 95
Käse- und Konfitürentoast✓	82
Käsebrot und Clementine✓	52
Käseknäcke und Konfitürenzwieback✓	39
Käsetoast und Konfitürenzwieback✓	36, 64, 71, 78
Knäckebrot mit Leinsamen und Konfitüre✓	30
Knäckebrote mit Käse und Konfitüre✓	89
Knäckebrote und Ei✓	86
Knäckebrote und Orange✓	99
Konfitüren- und Käsebrötchen✓	54
Konfitürenbrot✓	18, 106
Konfitürenbrötchen und Käseknäcke✓	44
Kürbiskern-Quark-Brot✓	76
Lachsschinkentoast, Ei und Grapefruit	72
Orangenmüsli✓	53
Orangenporridge✓	66
Quarkbrot, süßes✓	81
Quarkmüsli mit Orange✓	79
Schinken- und Konfitürentoast	27
Schinkenbrot und Konfitürenknäcke	103
Schinkenbrötchen	35
Schmelzkäseknäcke und Zwieback✓	42
Süßes Quarkbrot✓	81
Toast mit Corned-Beef und Konfitürenzwieback	69
Toast mit Ei und Konfitürenzwieback✓	60
Vollkornbrote und Ei✓	96
Zwieback und Pesto-Käseknäcke✓	49

ZWISCHENMAHLZEITEN
▼

Apfeljoghurt✓	35
Apfelkuchen	147
Ballast-Fruchtsaft✓	148
Bananenjoghurt✓	81
Beerendessert	144
Beerenhefekuchen✓	61
Brigitte-Früchtemüsli✓	145
Birnenjoghurt✓	82
Bunter Salat✓	47
Butterzwieback✓	18
Clementinenjoghurt✓	21
Fruchtjoghurt✓	71
Fruchtomelett	146
Grapefruit mit Crème fraîche✓	44
Grapefruit-Apfel-Salat	14
Gurken-Grapefruit-Salat✓	106
Himbeerbiskuit	86
Himbeerquarkspeise	144
Honigbrötchen	44
Joghurt mit Beerenfrüchten✓	63
Käsebrot✓	41, 64
Käseknäckebrot✓	32, 54, 63, 88, 91, 100
Kartoffelsnack	42, 53
Knäckebrot mit Gurke und Möhre✓	30
Knäckebrot mit Salatcreme und Gurken✓	53
Knäckebrot mit Tomatenmark und Salatcreme✓	29
Knäckebrot und Möhren✓	17
Kohlrabisalat mit Knäckebrot✓	50
Konfitürenzwieback✓	24, 35
Lachsschinkentoast	76
Malvenbirne	145
Malzgetränk mit Kaffee und Honig	149
Milchkaffee mit Malzkakao✓	61, 69, 79, 82, 86, 96, 106
Molketrunk	148
Obstsalat✓	24, 36, 96, 145
Orangenbiskuit✓	95
Orangenpunsch	148
Rübencremesuppe✓	54
Sahnezwieback✓	14, 36
Salat, bunter✓	47
Spinatsuppe✓	27
Studentenfutter✓	91
Tomaten- oder Gemüsecocktail	148
Tomatenknäcke✓	21, 22, 38, 52

HAUPTGERICHTE
▼

Asiatischer Fischtopf mit grünem Gemüse	105
Aubergine, gefüllte	137
Basilikum-Käse mit Kartoffeln✓	52
Beefsteak mit marokkanischem Gemüse und Couscous	76
Blumenkohl mit Kartoffeln und scharfer Paprika-Quark-Soße✓	74
Bohneneintopf, süß-scharfer✓	133
Bohnen-Paprika-Gemüse mit Würstchen und Kartoffelpüree	82
Bohnen-Tomaten-Topf, italienischer✓	38
Bohnentopf, spanischer✓	63
Bratkartoffeln mit gekochtem Schinken und Salat	98
Brühkartoffeln mit Ei und Salat✓	28
Chicorée mit Schinken und Käsesoße	30

Chili-Bohnen-Suppe ✓	88
Curry-Kartoffelbrei mit Gemüsepfanne ✓	117
Currynudeln mit Erbsen und Putenbruststreifen	92
Estragonmöhren mit Steak und Hirse	54
Fenchelnudeln mit Krabbenfleisch	53
Fisch, gedünsteter, mit bunter Soße und Kartoffeln	93
Fischfilet auf Tomaten-Lauch	32
Fischfilet mit Gemüsereis	22
Fischtopf, asiatischer, mit grünem Gemüse	105
Forelle mit Dillkartoffeln	42
Gebratener Tofu auf marinierten Möhren ✓	142
Gebratener Tofu auf Salat ✓	143
Gebratener Tofu mit süß-saurem Gemüse ✓	21
Gedünsteter Fisch mit bunter Soße und Kartoffeln	93
Geflügelleber mit Apfel-Lauch und Grünkern	124
Geflügelleber mit italienischem Spinat	64
Gefüllte Aubergine	137
Gemüse, Kräuter-Mais-, mit Sülze und Kartoffelpüree	89
Gemüse, Zucchini-Tomaten-, mit Hirse und Lamm	39
Gemüsecreme mit Schillerlocke	133
Gemüseeintopf mit Käse-Senf-Soße ✓	132
Gemüsepfanne mit Paprika und Birne ✓	99
Gemüse-Rauke-Nudeln	115
Gemüse-Reis-Pfanne ✓	31
Gemüse-Schinken-Nudeln	35
Gemüsesuppe (Grundrezept) ✓	132
Gemüsetopf mit Lachsschinken	78
Gemüsetopf, mexikanischer ✓	18
Geschmortes Hähnchenbrustfilet auf Lauch-Tomaten-Gemüse	50
Gewürzter Tofu auf Gemüse ✓	142
Hackburger mit Gemüsenudeln und Salat	95
Hackröllchen mit Paprika-Dill-Reis	69
Hähnchen, Salbei-, mit Tomaten-Zucchini-Gemüse	27
Hähnchenbrustfilet mit Gemüsenudeln	137
Hähnchenbrustfilet, geschmortes, auf Lauch-Tomaten-Gemüse	50
Hähnchenbrustfilet, provenzalisches, mit Reis	86
Hähnchenkeule mit Aprikosen	136
Hähnchenkeule mit Rotkohl und Apfel	60
Hähnchenleber mit Spinat	24
Hirse-Gemüse-Pfanne ✓	122
Hot Dog mit großem Salat	103
Indisches Linsengericht ✓	48
Indisches Linsengericht mit Reis ✓	121
Italienischer Bohnen-Tomaten-Topf ✓	38
Kartoffelpfanne, provenzalische, mit Salat ✓	117
Kartoffelplinsen mit Himbeeren und Gemüsebrühe ✓	91
Kartoffel-Wurst-Pfanne	119
Kohlrabigemüse und Corned-Beef	49
Kräuterfilet mit Bohnengemüse und Kartoffeln	14
Kräuter-Mais-Gemüse mit Sülze und Kartoffelpüree	89
Lamm mit Couscous und Paprikagemüse	96
Lammkoteletts mit Bulgur	123
Linsengericht, indisches ✓	48
Linsengericht, indisches, mit Reis ✓	121
Linsen mit rotem Salat ✓	79
Matjes mit Kümmelkartoffeln und grünen Bohnen	81
Mexikanischer Gemüsetopf ✓	18
Möhrennudeln in Kürbiskernsoße ✓	113
Möhrenplinsen mit Tomatensoße ✓	41
Möhrenrisotto mit Spargel und Zuckerschoten ✓	120
Nudel-Bohnen-Topf mit Pesto	112
Nudeln à la bolognaise	66
Nudeln mit Blattspinat und Käsesoße ✓	115
Nudeln mit buntem Gemüse und Würstchen	106
Nudeln mit Champignon-Schinken-Soße	114
Nudeln mit Gemüse-Thunfisch-Soße	114
Nudeln mit Spinat und Räucherlachs	70
Nudeln, orientalische	17
Orangen-Lauch-Reis mit Putenschnitzel	136
Orientalische Nudeln	17
Paprika-Kraut mit Bratfisch	140
Pellkartoffeln mit Sülze und Gurkensoße	118
Petersilien-Ananas-Kraut mit Würstchen	19
Petersiliengemüse mit Lachs	141
Pfannkuchen mit Apfel-Beeren-Kompott und türkische Joghurtsuppe ✓	71
Pochiertes Lamm	134
Provenzalische Kartoffelpfanne mit Salat ✓	117
Provenzalisches Hähnchenbrustfilet mit Reis	86
Putenschnitzel auf Feldsalat mit Orangen-Pesto	36
Putenschnitzel mit Ananas und Currysoße	100
Putenschnitzel mit Currygemüse	125
Rindersaftschinken mit Erbsen-Hirse	122
Risotto mit Rauke	47
Rosenkohl mit Frikadelle und Kartoffelbrei	29
Rosmarinkartoffeln mit Hackröllchen	119
Rübensuppe mit Würstchen	44
Salbeihähnchen mit Tomaten-Zucchini-Gemüse	27
Sauerkraut, scharfes, mit Kasseler	72
Schollenfiletröllchen auf Spinat	141
Schweinefilet mit Salbei-Champignon-Nudeln	135
Seefisch mit Chicorée-Orangen-Gemüse	138
Sellerie-Möhren-Gemüse mit Curryreis ✓	120
Spanischer Bohnentopf ✓	63
Spargel mit Kartoffeln und Joghurtpesto ✓	116
Spitzkohlkartoffeln mit Hähnchenleber	135
Sülze mit Pellkartoffeln und Remouladensoße	40
Süß-scharfer Bohneneintopf ✓	133
Thymiankartoffeln mit Ei und Kräutersoße ✓	118
Tofu, gebratener mit süß-saurem Gemüse ✓	21
Tofu, gebratener, auf marinierten Möhren ✓	142
Tofu, gebratener, auf Salat ✓	143
Tofu, gewürzter, auf Gemüse ✓	142
Zitronenfisch	139
Zucchini-Tomaten-Gemüse mit Hirse und Lamm	39

IMBISSE
▼

Asiatischer Krabbensalat	130
Blumenkohl-Kartoffel-Salat ✓	76
Blumenkohlsuppe mit Käse ✓	78

BRIGITTE-DIÄT

REGISTER

Vegetarische Gerichte (außer Süßspeisen und Drinks) sind mit einem ✓ gekennzeichnet.

Bohnensalat ✓	41
Brot mit Bohnensalat	17
Brot mit Ei und Rohkost ✓	105
Brot mit Frikadelle	30
Brot mit Leber und Chicoréesalat	66
Brötchen mit Sülze und Gewürzgurke	89
Brötchen mit Sülze und rote Bete	39
Brötchen mit vegetarischer Pastete ✓	126
Bunter Feldsalat auf Vollkornbrot	14
Bunter Salat und Käsebrot ✓	48
Chili-Bohnen-Mus ✓	64
Chili-Sauerkraut-Salat und Käsebrot ✓	74
Corned-Beef-Brot und Gurken-Möhren-Salat	69
Corned-Beef-Sandwich	126
Couscoussalat mit Orangensoße und Chicorée ✓	79
Curry-Mais-Salat ✓	22
Feldsalat mit Knoblauch-Croûtons ✓	82
Feldsalat mit Radieschen und Feta-Käse ✓	128
Feldsalat, bunter, auf Vollkornbrot ✓	14
Feldsalat, süß-saurer, mit Käseknäcke ✓	35
Fenchel-Orangen-Salat ✓	61
Feta-Käsebrot ✓	127
Frischkäsebrot und Maissalat ✓	19
Gemüsesuppe, scharfe	36
Gurken-Grünkern-Salat ✓	28
Hirsesalat	54
Italienischer Kartoffelsalat	129
Kartoffel-Petersilien-Salat mit Lachsschinken	29
Kartoffelsalat mit Tomatenpaprika ✓	63
Kartoffelsalat, italienischer	129
Kartoffelsalat, würziger ✓	99
Konfitürenbrot, kerniges ✓	126
Käsebrot, Gurken und Brühe ✓	38
Käsebrot, Radieschen und Tomatenbrühe ✓	42
Käsebrot mit Kohlrabisalat ✓	50
Käsebrot mit Staudensellerie ✓	21
Käsebrot, warmes, und Erbsensuppe ✓	106
Käse-Sülze-Sandwich und Radieschen	91
Kerniges Konfitürenbrot ✓	126
Knäckebrote mit Schinken und Konfitüre	127
Kohlrabisalat mit Currysoße ✓	86
Konfitürenbrot, kerniges ✓	126
Krabbensalat, asiatischer	130
Kraut-Dill-Salat ✓	131
Kürbis-Reis-Salat ✓	32
Mais-Reis-Salat in Orangensoße ✓	88
Marinierter Rosenkohl ✓	31
Nudelsalat ✓	18
Nudelsalat, süß-saurer ✓	93
Orangen-Reis-Salat ✓	103
Orientalischer Salat ✓	98
Pizzabrot ✓	96
Pochiertes Ei auf Tomatenbrot ✓	127
Putensandwich, Brühe und Rohkost	92
Radicchio-Birnen-Salat und Käsebrot ✓	72
Rauke-Tomaten-Salat mit Schillerlocke	131
Reissalat mit Kürbis und Chicorée ✓	129
Rote-Bete-Salat mit Corned-Beef-Brot	49
Rote-Bete-Suppe mit Kartoffel- und Möhrenwürfeln ✓	95
Rotkohl-Petersilien-Salat ✓	70
Rübensalat ✓	53
Salat mit geröstetem Knäckebrot	27
Salat, bunter und Käsebrot ✓	48
Salat, orientalischer ✓	98
Sauerkrauteintopf	24
Scharfe Gemüsesuppe	36
Schinkenbrötchen	100
Schinkenbrötchen mit Salat	127
Spiegelei mit Reis und Tomaten	47
Sülze-Knäcke und Möhrensalat	40
Süß-saurer Feldsalat mit Käseknäcke ✓	35
Süß-saurer Nudelsalat ✓	93
Tofusalat ✓	52
Tomaten-Fisch-Salat	130
Tomaten-Käse-Brot ✓	81
Überbackenes Wurstbrot	44
Warmes Käsebrot und Erbsensuppe ✓	106
Wurstbrot, überbackenes	44
Würziger Kartoffelsalat ✓	99
Zucchini-Knoblauch-Nudeln ✓	71

STICHWORT-REGISTER
▼

Body-Mass-Index (BMI)	6–7
Bulgur	123
Couscous	96
Diabetes	9
Fettmenge pro Tag	8–9, 150
Fettverbrennung	152–153, 155
Flüssigkeitsbedarf	11
Grundumsatz	153
Gewürze	73
Grünkern	125
Kartoffelbrei selbst machen	117
Kartoffeln	116
Ketchup	68
Kinder	9
Körperfettanteil	6–7
Kräuter	16
Leinsamen	22
Maße und Gewichte	10
Normalgewicht	9
Nudeln	112
Orangenschale	61
Reis	121
Schwangere	9
Sojasoße	105
Trinken	11, 149
Zucker	11, 150–151